Janet Balaskas

Aktive Geburt

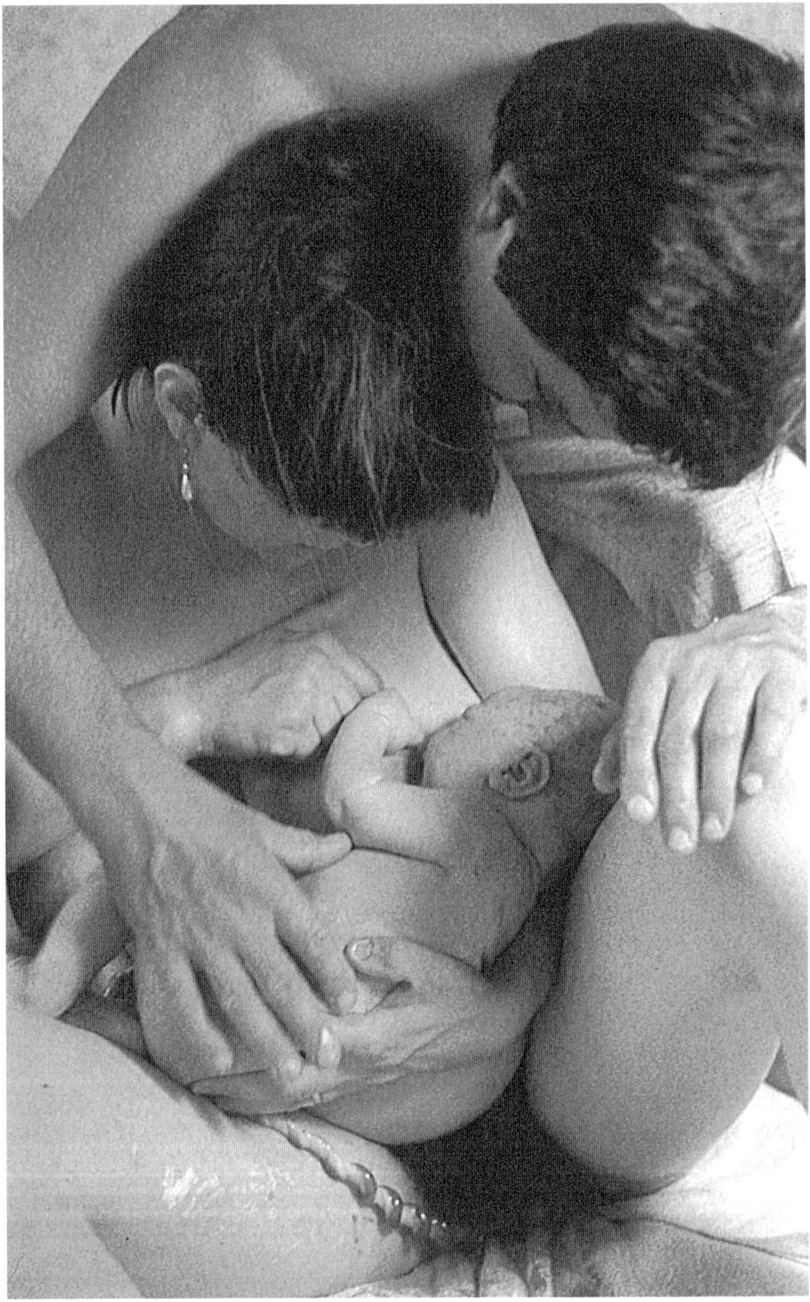

Janet Balaskas

Aktive Geburt

Ein praktischer Ratgeber für junge Eltern

Mit einem Vorwort von Sheila Kitzinger und einem Geleitwort von Michel Odent

Kösel

Übersetzung aus dem Englischen: Inge Olivia Wacker, Magnetsried.
Die Originalausgabe erschien unter dem Titel »New Active Birth. A Concise Guide to Natural Childbirth« bei Unwin Paperbacks, an imprint of Unwin Hyman Limited, London.

ISBN 3-466-34420-4

2., aktualisierte Auflage 2000

Druck und Bindung: Kösel, Kempten.

Umschlag: Kaselow Design, München.
Umschlagfoto: VCL/BAVARIA

2 3 4 · 03 02 01 00

Gedruckt auf umweltfreundlich hergestelltem Werkdruckpapier (säurefrei und chlorfrei gebleicht).

Inhalt

Vorwort

Hier meldet sich eine Frau zu Wort, die etwas über Geburt zu sagen hat. Janet Balaskas spricht Frauen mit wachsendem Selbstbewußtsein an, die ihren Körper bei der Geburt aktiv einsetzen möchten. Janet Balaskas ist dafür bekannt, daß es ihr in ihren Geburtsvorbereitungskursen um Aktivität und nicht um Passivität geht, um Bewegung anstatt um Verharren in einer einzigen Haltung und um das Recht der Frau, während der Eröffnungsphase und der Geburt die Haltung einzunehmen, die für sie richtig ist.

Der Inhalt diese Buches ist revolutionär. Und doch ist er auch uralt. Überall auf der Welt und in der überlieferten Geschichte haben Frauen bei der Geburt aufrechte Haltungen eingenommen, und nur wir in der westlichen Welt hatten den außergewöhnlichen Einfall, daß eine Frau mit den Beinen in der Luft auf dem Rücken liegen muß, um ein Kind zur Welt zu bringen.

Doch daß Frauen aufrechte Gebärhaltungen einnehmen, bedeutet sehr viel mehr, als ihnen zu einer bequemen Haltung zu verhelfen. Es bedeutet, daß aus passiven Patientinnen aktive Gebärende werden. Und das stellt die gesamte Einstellung zur Geburtshilfe in der westlichen Welt in Frage. Diese Einstellung beruht auf der Annahme, daß die Geburt ein medizinisches Ereignis ist, das auf einer Intensivstation stattfinden sollte. Die gesamte Schwangerschaft wird als pathologischer Zustand betrachtet, der erst durch die Entbindung beendet wird. Die moderne Geburtshilfe mit ihrer Apparatemedizin ist gleichbedeutend mit einer Geburtsleitung unter Einsatz der gesamten Technik, von Ultraschall über kontinuierliche Herzton-Wehen-Überwachung bis zum intravenösen Oxytozintropf. Viele Geburtshelfer hatten nie die Gelegenheit, eine wirklich natürliche Geburt mitzuerleben. Wenn der Vorgang, neues Leben auf die Welt zu bringen, so umfunktioniert wird, daß die Frau einfach zu einem Körper auf dem

Entbindungstisch wird, statt aktiv ihr Kind zu gebären, dann bedeutet das eine Herabwürdigung der Rolle der Mutter bei der Geburt.
Wir erkennen allmählich, wie zerstörerisch es sich langfristig auf die Beziehung zwischen der Mutter und ihrem Baby und auf die Familie auswirken kann, wenn Frauen so behandelt werden, als seien sie lediglich Behältnisse, die es zu entleeren gilt, und sich die gesamte Aufmerksamkeit auf einen Hohlmuskel und einen Geburtskanal konzentriert, ohne sich der Person zuzuwenden, deren Körperteile die Gebärmutter und die Vagina sind.
Mutter-Kind-Bindung ist zu einem Modewort geworden. In vielen Kliniken wird dafür extra Zeit reserviert, und es gibt wahrscheinlich nur wenige Hebammen und Geburtshelfer, die nicht behaupten würden, daß sie die Entstehung einer Bindung für wichtig halten. Doch alles, was nach der Geburt geschieht, ergibt sich aus dem, was vorher war. Die Eltern-Kind-Bindung entsteht entweder spontan und leicht oder wird durch die Atmosphäre bei der Geburt und die Behandlung, die die Frau als *Person* und nicht lediglich als »Para I«, späte Erstgebärende oder mütterliches Becken, kontrahierender Uterus oder sich eröffnender Muttermund erfährt, regelrecht unmöglich gemacht.
Die Art, wie wir gebären, ist für uns alle wichtig, denn Gebären hat sehr viel damit zu tun, in welcher Gesellschaft wir leben wollen und welche Bedeutung wir der Geburt eines neuen Menschen, der in diese Welt hineingeboren wird, und damit der Geburt einer Familie beimessen. Wenn wir die Verantwortung für die Wahl zwischen Alternativen aufgrund dessen, was uns als richtig erscheint, abgeben, dann geben wir die Verantwortung für die Qualität der Gesellschaft ab, in der wir und unsere Kinder leben.

Sheila Kitzinger

Geleitwort

In der historischen Entwicklung stellt der Begriff *Aktive Geburt* einen Markstein dar. Diese zwei einfachen Worte miteinander zu verbinden, ist allein schon ein Geniestreich: *Aktive Geburt* umfaßt ein ganzes Bedeutungsspektrum auf unterschiedlichen, sich ergänzenden Ebenen.

Die erste Ebene könnten wir als die muskuläre bezeichnen. Wenn Sie sich einmal ein paar Fotos von einer aktiven Geburt anschauen, werden Sie feststellen, daß am Ende der Eröffnungsphase, wenn das Baby kommt, viele Frauen sich in einer vertikalen Haltung befinden, sich an jemanden oder etwas hängen, sich vorbeugen, in der abgestützen Hocke sind oder knien.

Auf der zweiten Ebene dringen wir tiefer in den physiologischen Ablauf der Geburt ein. Geburt ist zuerst einmal ein Vorgang im Gehirn. Wenn eine Frau bei der Geburt in Ruhe gelassen wird, ist der aktive Teil ihres Gehirns das Stammhirn. Das ist der Gehirnbereich, den wir mit allen Säugetieren gemeinsam haben, der Bereich, der die nötigen Hormone ausschüttet. Eine Frau bringt ihr Baby aktiv zur Welt, wenn sie ihre eigenen Hormone ausschütten kann, oder, anders ausgedrückt, wenn sie keine künstlichen Hormone aus einem Wehentropf oder andere medizinische Eingriffe braucht. Die Aktivität des primitiven Gehirnbereichs führt zu einer Verminderung der Hemmungen, die vom »neuen« Gehirn, dem Neocortex kommen. Die Faktoren, die auf diesen Gehirnvorgang, diesen veränderten Bewußtseinszustand, störend wirken können – und das sind Lärm, grelles Licht und die Anwesenheit fremder Personen –, lassen sich in einer modernen Entbindungsstation nur schwer ausschalten. Die ideale Umgebung für eine aktive Geburt bietet der Mutter Ungestörtheit, gedämpftes Licht, Ruhe und gleichzeitig die Nähe einer erfahrenen Helferin.

Auf der dritten Ebene bezieht sich Aktive Geburt auf die Einstellung der gesamten Gesellschaft zur Geburt. In unserer Gesellschaft unterliegt die

Geburt völlig der Kontrolle und Verantwortung medizinischer Einrichtungen. Schwangere und Gebärende werden als »Patientinnen« bezeichnet. Moderne Hebammen, die in Kliniken ausgebildet werden, sind nicht einfach Mütter, die anderen Müttern helfen. Wenn ein Neugeborenes nicht gesund ist, wird die medizinische Einrichtung dafür verantwortlich gemacht.

Der Begriff Aktive Geburt ist von Frauen geprägt worden, die sich die Kontrolle und Verantwortung zurückerobern wollen. Sie betrachten medizinische Einrichtungen als eine Zuflucht, auf die sie in ganz bestimmten Situationen zurückgreifen können. Eine provokative Herausforderung zu einer Zeit, in der die negativen Nebeneffekte der medizinischen Geburtshilfe immer bekannter werden!

Der Tag, als Janet den Ausdruck Aktive Geburt einführte, gehört vielleicht zu den wichtigsten in der historischen Entwicklung der Geburt in Europa, seit der französische Arzt Mauriceau die Kontrolle über die Geburt für sich beanspruchte, indem er Gebärende auf den Rücken legte.

Michel Odent

Einleitung

Nina, meine erste Tochter, wurde 1970 geboren. Ich hatte einen Geburtsvorbereitungskurs besucht und mich auf eine natürliche Geburt eingestellt. Ich ging umher, bis die wirklich heftigen Wehen begannen, doch dann lag ich die letzten drei Stunden passiv in der abgestützten Rückenlage im Bett. Glücklicherweise gab es keine Komplikationen, und es gelang mir mit enormer Anstrengung und mit Hilfe eines unnötigen Dammschnitts, mein Kind spontan zur Welt zu bringen.

Was aktive Geburt bedeutet, wurde mir bei der Geburt von Kim, meiner zweiten Tochter, deutlich. Während der Schwangerschaft hatte ich mit Yoga begonnen. Es machte mir großen Spaß, die verschiedenen Haltungen einzunehmen, von denen ich manche besonders wohltuend empfand, je weiter die Schwangerschaft voranschritt. Eine Untersuchung über historische Aspekte der Geburt ergab, daß einige der Yogastellungen, vor allem die Hocke, ganz ähnlich jenen Gebärhaltungen sind, die Frauen schon immer eingenommen haben. Eine anatomische Studie über das weibliche Becken machte deutlich, daß diese Haltungen den Geburtskanal entspannen und »öffnen« und ideale Bewegungen beim Hinausschieben des Babys darstellen.

Als dann die Geburt begann, richtete ich mich nach den üblichen Anweisungen, die wir im Geburtsvorbereitungskurs bekommen hatten, und machte es mir in der halbliegenden Haltung bequem, wobei ich mich auf die Atemtechniken konzentrierte. Die Geburt ging langsam voran; die Atemtechniken bewirkten zwar, daß ich ruhig und gesammelt war, doch schienen sie mich von der eigentlichen Geburt abzulenken. Irgendwann entschloß ich mich, aufzustehen und einige der Yogahaltungen auszuprobieren, die ich in der Schwangerschaft gelernt hatte. Plötzlich ging die Geburt sehr schnell voran, und zum ersten Mal wurde mir klar, daß eine Frau in Bewegung sein können und sich im Einklang mit der Schwerkraft befinden muß, damit sich ihr Körper mit den Wehen öffnen kann. Ich erkannte damals, daß die Hocke in allen ihren Variationen für jede Frau die logische Position für die Geburt ist und deshalb die wichtigste Haltung, die sie in der Schwangerschaft üben sollte. In diesem Moment beschloß ich, bis zur Geburt meines nächsten Kindes meine Hockhaltung zu verbessern.

Während der Hausgeburt meines Sohnes Iasonas blieb ich in Bewegung: ich ging umher, hockte und kniete mich hin und brachte ihn im Vierfüßlerstand zur Welt. Es war ein wunderbares Erlebnis. Ich verspürte das ganz neue Gefühl, Einfluß auf die Geburt zu haben und wußte ganz instinktiv, was ich tun wollte. Wenige Stunden nach der Geburt war ich wieder auf den Beinen und wurde weder von Schmerzen noch von sonstigen Beschwerden gepeinigt (die ich nach meinen bisherigen Geburten noch wochenlang gehabt hatte), und das trotz der Tatsache, daß das Baby fast 4,5 kg wog. Ich war erstaunt darüber, wie fit und gut ich mich nach der Geburt fühlte und litt in den darauffolgenden Monaten weder unter Erschöpfungszuständen noch unter Depressionen.

1988 kam mein viertes Kind ebenfalls zu Hause zur Welt. Theo wog über 4,5 kg, und diesmal stand ein transportables Wasserbecken, das mein Mann Keith für mich entworfen hatte, im Schlafzimmer. Die Wehen waren sehr intensiv, und sobald mein Muttermund 5 cm eröffnet war, stieg ich ins Wasser. Durch den Auftrieb des Wassers fiel es mir sehr viel leichter, mich zu entspannen. Ich wurde dazu ermuntert, alle Hemmungen fallen zu lassen, und ich erinnere mich, daß ich sehr laut wurde und dann sehr bald vollständig eröffnet war.

Michel Odent, der mich betreute, schlug vor, daß ich zur Geburt wieder aus dem Becken herausgehen solle. Da Theo so groß war, kamen wir zu dem Schluß, daß ich die Hilfe der Schwerkraft benötige, um ihn zur Welt zu bringen, deshalb ging ich in die stehende Hocke. Trotz seiner Größe kam er mit zwei Wehen zur Welt, und wie durch ein Wunder hatte ich keinen Riß. Nach schulmedizinischen Gesichtspunkten hätte ich sicherlich als »Risikoschwangere« gegolten: Ich war 42, Rhesus-negativ und vor drei Jahren an der Gebärmutter operiert worden. Aus diesen Gründen wollte ich das Kind zu Hause zur Welt bringen, wo die Bedingungen für eine normale Geburt ideal sind.

Meine Geburtserfahrungen sind nichts Ungewöhnliches. Seit 1978 gebe ich Yogaunterricht für Schwangere, und mehr als 80 Prozent der Teilnehmerinnen haben ihre Babys natürlich und aktiv zur Welt gebracht. Die meisten von ihnen hatten bis dahin noch keine Erfahrungen mit Yoga, ihr Alter betrug zwischen 19 und 49. Es war eine Freude zu sehen, wie bereitwillig ihre Körper auf Yoga reagierten. Mit zunehmender Beweglichkeit verbesserte sich auch ihr Gesundheitszustand, und ihre Lebensfreude wuchs. Am Ende der Schwangerschaft hatten die meisten sich gut auf die Geburt und das Mutterwerden eingestimmt und konnten dem Geburtsbeginn zuversichtlich entgegensehen. Die Erfahrungen dieser Frauen haben mich in meinen persönlichen Überzeugungen bestärkt, und den Frauen haben sie die Unterstützung durch ihre Hebammen und Geburtshelfer eingebracht.

Viele Frauen genießen die Vorteile von Yoga so sehr, daß sie zwei, drei Wochen später bei den Übungen für Mutter und Baby wieder dabei sind. Das ist nicht nur bei den Müttern der Fall, deren Geburt normal und problemlos verlief, sondern manchmal auch bei denen, die eine Zangengeburt oder einen Kaiserschnitt hatten.

Im Laufe der Jahre konnte ich beobachten, daß es für die meisten Frauen die sicherste, angenehmste, effektivste und vernünftigste Art ist, ein Kind zu gebären, wenn sie in der Eröffnungsphase aktiv bleiben und natürliche, aufrechte oder hockende Gebärhaltungen einnehmen: Der normale Geburtsablauf wird nicht unterbrochen, das hormonelle Gleichgewicht nicht gestört, Wochenbettdepressionen sind selten, Stillprobleme oder Probleme im Umgang mit dem Baby gibt es kaum.

Die meisten Geburten verlaufen unter günstigen Bedingungen unkompliziert. Es sind keine speziellen Geräte notwendig; die Geburt kann unter den einfachsten Bedingungen oder in einem nach dem neuesten Stand der Technik ausgestatteten Geburtszimmer einer Klinik stattfinden. Eine aktive Geburt verläuft ganz natürlich und instinktiv, denn so verhält sich eine Frau bei der Geburt, wenn sie in Ruhe gelassen wird. Wenn ich eine Frau auf die aktive Geburt vorbereite, ist es mein Ziel, sie mit ihrem eigenen Geburtsinstinkt in Verbindung zu bringen.

Geburt ist ihrem Wesen nach ein natürlicher körperlicher Vorgang, der ganz spontan und ohne willentlichen Einfluß am Ende der Schwangerschaft

in Gang kommt. Geburt gehört zu einem Kontinuum, das damit beginnt, daß zwei Menschen sich lieben und es zur Empfängnis kommt, und das damit endet, daß das Kind im ersten Lebensjahr immer unabhängiger von seiner Mutter wird. Der gesamte Vorgang der Empfängnis, der Schwangerschaft, der Geburt und des Mutterseins ist Bestandteil des sexuellen und spirituellen Lebens einer Frau und beruht im wesentlichen darauf, daß sich eine Abfolge physiologischer Ereignisse natürlich und ohne Eingriffe entfalten kann. Am besten kann sich eine Frau auf das Muttersein vorbereiten, indem sie sich ihrem eigenen Körper zuwendet.
Die von mir empfohlenen Yogaübungen sind keine unnatürlichen Bewegungen, die dem Körper aufgezwungen werden. Es sind vielmehr instinktive, ganz simple Bewegungen, die wir alle mühelos ausführen können. Was ich lehre, ist eher ein körperliches »Erinnern« als ein Übungssystem. Viele der Übungen in diesem Buch gehen auf Bewegungen zurück, die ich an meinen Kindern beobachtet habe, als sie noch sehr klein waren. Als ich ihnen zuschaute, fiel mir auf, wie steif wir als Erwachsene geworden sind, wie wir völlig den Kontakt zu einer Bewegungsvielfalt verloren haben, die uns von Natur aus gegeben ist. Ein Kind im Laufleralter kann lange in der Hocke bleiben, wobei seine Füße am Boden stehen und der Rücken gerade ist, und es kann sich aus dieser Haltung mühelos aufrichten, um zu laufen.
Es ist allgemein bekannt, daß wir unsere natürlichen Gewohnheiten mehr und mehr vergessen, je zivilisierter wir werden. Wir sind heutzutage in der Lage, im Fall von Komplikationen für alle Frauen eine verläßliche medizinische Versorgung zu gewährleisten, und die Sterblichkeitsrate konnte durch die lebensrettenden Techniken der modernen Geburtshilfe gesenkt werden. Doch weiß ich aus eigener Anschauung nur zu gut, wie sehr die verbreitete routinemäßige Anwendung der geburtshilflichen Apparatemedizin, wenn sie bei einer ganz normalen Geburt eingesetzt wird, den natürlichen Geburtsvorgang stört und viele der Probleme verursacht, die sie eigentlich verhindern sollte. In manchen Kliniken bedeutet Geburt die fließbandmäßige Entfernung des Babys aus dem Bauch oder aus der Scheide. Die Folge ist, daß die meisten Frauen völlig die Verbindung zu ihrer eigenen instinktiven Fähigkeit, ein Kind zu gebären, verloren haben, und daß die Geburtshelfer allmählich ihre intuitiven Fähigkeiten einbüßen,

da sie sich mehr und mehr auf die moderne Technologie verlassen. Viele Frauen haben noch nie eine Geburt gesehen und noch nie ein Baby im Arm gehalten, wenn sie selbst Mutter werden. Das natürliche Wissen über Geburt und Muttersein wird nicht mehr von einer Frau an die andere weitergegeben, von einer Generation zur nächsten. Wir können uns jedoch wieder mit unserem weiblichen Erbe verbinden, indem wir unseren Körper die Gewohnheiten, Bewegungen und Haltungen lernen lassen, die für die Gebärende etwas Instinktives sind. Die Schwangerschaft, eine Zeit größter körperlicher Vitalität und Gesundheit, ist eine einmalige Gelegenheit für die Frau, etwas für sich selbst zu tun.
Dieses Buch beschäftigt sich hauptsächlich mit der normalen Geburt und den üblichen Abweichungen vom Normalen, mit denen die Frau und ihre Hebamme gewöhnlich ohne geburtshilfliche Eingriffe zurechtkommen. Frauen, die sich auf eine aktive Geburt vorbereiten und dann plötzlich mit einer unerwarteten Komplikation konfrontiert sind oder Schmerzmittel brauchen, finden oft Möglichkeiten, die aktive Geburt erfolgreich mit den geburtshilflichen Maßnahmen zu verbinden.
Ich hoffe, daß dieses Buch dazu beiträgt, den einfachen, gesunden Menschenverstand bei der Geburt, der durch die Fortschritte der modernen Geburtshilfe in den Hintergrund gerückt ist, offensichtlich werden zu lassen, und daß es Frauen eine Hilfe dabei ist, ihre eigenen inneren Kraftquellen für die Geburt ihres Babys wiederzuentdecken.

Die Bewegung für Aktive Geburt

Ende der siebziger Jahre versuchte eine Gruppe von Frauen, die die Vorteile der aktiven Geburt erkannt hatten, in einer Klinik im Norden Londons in aufrechter Haltung zu gebären. Einige von ihnen hatten Erfolg und wurden von ihrem Geburtshelfer, Yehudi Gordon, und dessen Team dabei unterstützt, während andere auf heftigen Widerstand stießen. Auf der Entbindungsstation kam es zu einem Konflikt, in dessen Folge die aktive Geburt »verboten« wurde. Einige Mütter, deren Geburt kurz bevorstand, waren sehr besorgt deswegen und riefen mich an, um sich auszusprechen. Ich sah es als meine Verantwortung an, sie mit den der

aktiven Geburt zugrundeliegenden Überzeugungen vertraut zu machen. Mir erschien es vollkommen unpassend, daß diese Frauen sich während der Geburt in einer Situation befinden würden, in der sie für ihr Recht kämpfen müßten, sich von ihren Instinkten leiten zu lassen.
Daraus ist die Bewegung für Aktive Geburt (*The Active Birth Movement*) hervorgegangen, die ein Manifest für Aktive Geburt (s. S. 303ff.) verfaßte. Aus Anlaß dieser Gründung fand am Sonntag, den 11. April 1982, eine Demonstration statt, die wir die »Birthrights Rally«, die Geburtsrechtsdemo, nannten. Ursprünglich hatten wir vor, in der Eingangshalle der Klinik ein »Squat-in« abzuhalten, also den Raum zu besetzen. Innerhalb von drei Wochen hatten uns jedoch so viele Menschen ihre Unterstützung zugesagt, daß schließlich in Hampstead Heath sechstausend Menschen zusammenkamen. Die Demo war ein Protest gegen Kliniken, die Frauen das Recht verweigerten, sich in der Eröffnungsphase frei zu bewegen und in aufrechter Haltung, in der Hocke oder im Knien zu gebären, obwohl es immer mehr Beweise für die Vorteile dieser Haltungen gab.
Michel Odent, dessen Bemühungen, Frauen in Frankreich die instinktive Geburt zu ermöglichen, im gleichen Jahr im britischen Fernsehen vorgestellt worden waren, sprach auf dieser Demo, ebenso die bekannte Autorin Sheila Kitzinger und andere Befürworter der aktiven Geburt. Es war eine denkwürdige Veranstaltung, und sie bewirkte, daß sich die Einstellung in der Klinik veränderte. Sie unterstützt seitdem immer wieder Frauen, die eine aktive Geburt wünschen. Erfreulicherweise war es nicht notwendig, zu weiteren Demonstrationen aufzurufen, da die Kliniken in ganz London und im Umkreis sich allmählich der veränderten Situation angepaßt haben. Unsere Hauptaufgabe besteht seitdem in Öffentlichkeitsarbeit und Fortbildungen: Wir veranstalten Konferenzen, Vorträge und Workshops für Eltern und Fachleute und bieten eine Ausbildung für die Vorbereitung auf die aktive Geburt an. Außerdem unterhalten wir in unserem Londoner Zentrum einen kostenlosen Beratungsdienst (s. »Adressen«).
In den letzten zehn Jahren haben sich in vielen Ländern gleichzeitig vielversprechende Veränderungen in der Schwangerenbetreuung und Geburtsvorbereitung vollzogen. Die Bewegung für Aktive Geburt ist jetzt international; in vielen Teilen der Welt gibt es Kontaktstellen, von denen viele sehr erfolgreich Veränderungen in die Wege leiten. Es gibt zwar in

Deutschland noch keine Kontaktstelle für Aktive Geburt, doch setzt sich die alternative Geburtsbewegung seit langem für Bewegungsfreiheit und die Geburt in der Hocke ein. In den letzten Jahren haben die meisten Kliniken dem Druck der Gebärenden nachgegeben, haben Geburtszimmer eingerichtet und Gebärhocker, Gymnastikbälle, Seile an der Decke und die immer populärer werdenden vielseitigen Geburtsbetten angeschafft. Diese Betten lassen sich so verstellen, daß sie den Frauen in vielen verschiedenen Positionen Halt bieten. Obwohl Geburtsbetten heute in den meisten Kliniken zur Standardausstattung gehören, ist es von Klinik zu Klinik unterschiedlich, wie häufig sie genutzt werden, um die Frauen in der aufrechten Haltung zu unterstützen. In den Kliniken, in denen sich das Personal und die Patientinnen auf die Periduralanästhesie verlassen, ist das Interesse an der aktiven Geburt gering. In anderen Kliniken und Geburtszentren dagegen sind die Hebammen und Ärzte mit der aktiven Geburt vertraut und fördern sie. Auch die Geburtsvorbereitungskurse sind sehr unterschiedlich. Die Grundlagen der aktiven Geburt werden sich allmählich in der Praxis immer mehr durchsetzen, je mehr das Wissen über die Physiologie der normalen Geburt zunimmt und darüber, wie sich die routinemäßig angewandten Geburtspraktiken störend darauf auswirken können. Es wird jedoch nur einen Fortschritt geben, wenn Frauen sich den herkömmlichen Routinemaßnahmen verweigern und ihrem eigenen Körper Vertrauen schenken.

Die Bewegung für Aktive Geburt besteht ausschließlich aus Frauen wie mir, die die aktive Geburt durch eigene Erfahrungen wiederentdeckt haben. Diese Frauen hatten sich entschlossen, den Entbindungstisch zu verlassen und bei der Geburt ihren eigenen Impulsen zu folgen. Sie wollen das Gelernte an andere weitergeben. Mit ihrer Arbeit schaffen sie eine neue Tradition weiblichen Wissens, indem sie Frauen auf der ganzen Welt helfen, sich ihre Autonomie als Gebärende zurückzuerobern. Viele von ihnen haben mir ihre Geburtsgeschichte erzählt, Auszüge daraus sind im sechsten, siebten und achten Kapitel enthalten.

Diesen Frauen ist mein Buch gewidmet.

1 Was ist aktive Geburt?

Im Laufe der stürmischen Entwicklung der modernen Geburtshilfe innerhalb der letzten 300 Jahre haben Frauen den Kontakt zu ihrer Kraft als Gebärende verloren. Wir haben beinahe vergessen, wie eine natürliche, physiologische Geburt verläuft.

Aktive Geburt ist nichts Neues. Es ist einfach ein passender Begriff, um den normalen Geburtsverlauf und das Verhalten einer Frau zu beschreiben, die ihren eigenen Instinkten und der physiologischen Logik ihres Körpers folgt. Mit diesem Begriff läßt sich ausdrücken, daß sie während des Geburtsvorgangs Einfluß auf ihren Körper behält und nicht die passive Empfängerin einer Geburtsleitung seitens des Geburtshilfeteams ist.

Wenn Sie sich für eine aktive Geburt entscheiden, erobern Sie sich damit Ihre grundlegende Kraft als Gebärende, Mutter und auch als Frau zurück. Sie ermöglichen Ihrem Baby damit gleichzeitig den bestmöglichen Start ins Leben und einen sicheren Übergang vom Mutterleib in die Welt. Sollte es zu außergewöhnlichen Schwierigkeiten oder Komplikationen kommen, steht es Ihnen frei, sich des Sicherheitsnetzes der modernen Geburtshilfe zu bedienen, doch gleichzeitig wissen Sie, daß Sie Ihr Bestes getan haben und daß es Ihre Entscheidung war, ob wirklich eine Notwendigkeit für den Eingriff bestand. So kann selbst eine äußerst schwierige Geburt eine positive Erfahrung sein.

Wenn Sie sich während der Schwangerschaft auf eine aktive Geburt vorbereiten, verringern Sie damit die Wahrscheinlichkeit von Komplikationen. Außerdem sorgen Sie für einen guten Gesundheitszustand, so daß Sie sich nachher auch besser und schneller erholen.

Bei der aktiven Geburt gehen Sie dem Bedürfnis nach, sich während der Eröffnungsphase frei bewegen zu können, wobei Sie bequeme, aufrechte Haltungen einnehmen, zum Beispiel Stehen, Umhergehen, Sitzen, Knien oder Hocken. In den Wehenpausen finden Sie Möglichkeiten, sich in diesen Haltungen, bequem durch Kissen abgestützt, auszuruhen. Auch in der Austreibungsphase, wenn Ihr Kind geboren wird, bleiben Sie weiterhin aufrecht und nehmen dabei die Haltungen ein, die Ihnen am bequemsten oder am besten geeignet erscheinen. Gegen Ende, wenn das Baby zur Welt kommt, nehmen Sie eine natürliche Gebärhaltung ein, zum Beispiel die Hocke oder die kniende Haltung (meist von Helfern abgestützt).

Eine aktive Geburt ist etwas Instinktives. Es geht dabei darum, daß Sie Ihr Kind ganz natürlich und spontan aufgrund Ihrer eigenen Bereitschaft und Entschlußkraft zur Welt bringen, wobei Sie Ihren Körper in vollkommener Bewegungsfreiheit einsetzen und seinen Impulsen folgen. Aktive Geburt hat mit Einstellung, mit geistiger Haltung zu tun. Dazu gehört, daß Sie die natürliche Funktion des Geburtsvorgangs akzeptieren, der willentlich nicht zu beeinflussen ist, und daß Sie diesem Vorgang vertrauen. Und es geht dabei auch um die Einstellung zu Ihrem Körper oder eine entsprechende Körperhaltung. Es geht nicht lediglich um eine vaginale Entbindung, bei der die Geburtshelfer die Kontrolle übernehmen und Sie eine passive Patientin sind. Eine aktive Geburt ist angenehmer, sicherer und wirksamer als eine passive Entbindung. Das wird von vielen wissenschaftlichen Untersuchungen belegt, bei denen Vergleiche zwischen Frauen, die die Geburt aktiv erleben, und solchen, die in einer passiven Haltung auf dem Rücken liegen, angestellt werden (s. S. 35).

Wenn sie sich selbst überlassen sind, wissen manche Frauen instinktiv, wie sie sich am besten verhalten, doch die meisten von uns, die dabei keinem Vorbild folgen können, müssen sich erst bewußt machen, welche Möglichkeiten es für die unterschiedlichen aufrechten Haltungen gibt, damit wir unsere Instinkte entdecken können. Das läßt sich am einfachsten bewerkstelligen, indem Sie die Gebärhaltungen und Bewegungen üben, die Ihnen in der Schwangerschaft am besten geeignet und am bequemsten erscheinen. Die auf Yoga basierenden Übungen in diesem Buch bringen Sie besser mit Ihrem instinktiven Verhalten während der Wehen und der Geburt in Kontakt, während Sie gleichzeitig natürliche Körpergewohnheiten entwickeln können, um sich in der Schwangerschaft bester Gesundheit zu erfreuen.

Die Frage der Gebärhaltung

Immer mehr Frauen, Hebammen, Krankenschwestern, Geburtshelfer und Geburtsvorbereiterinnen stellen die modernen Geburtshilfepraktiken und die passive Rolle als Patientin, die von Gebärenden auf modernen Entbindungsstationen erwartet wird, in Frage. Kritisiert wird vor allem die fast ausschließliche Empfehlung liegender Haltungen bei der Geburt. Es gibt ausreichend Beweise dafür, daß aufrechte Gebärhaltungen wie Knien, Sitzen, Stehen oder Hocken sowohl für die Mutter als auch das Kind viel mehr Vorteile haben.
Die Haltungen und Bewegungen während der Geburt stellen einen äußerst wichtigen Bereich dar, der in der Vergangenheit von den Geburtshelfern bei der Geburtsleitung und somit auch bei der Geburtsvorbereitung fast völlig vernachlässigt wurde. Die Einstellung zur Gebärhaltung hat einen bestimmenden Einfluß auf die Ausbildung von Hebammen und Ärzten. Davon werden auch deren Einstellung und die Umgebung bestimmt, in der die Frauen die Eröffnungsphase und die Geburt erleben, und dadurch kann auch bestimmt werden, wie die Geburt verläuft und welche Art der Erfahrung die Geburt für die Mutter und auch das Kind darstellt.

Moderne Geburtshilfe

In der modernen westlichen Welt gilt Geburtshilfe meist als medizinischer, wenn nicht sogar als chirurgischer Vorgang. Häufig besteht noch heute das normale Vorgehen in den meisten Kliniken darin, die Frau nach dem Geburtsbeginn auf dem Rücken liegend ins Bett zu stecken. Im besten Fall wird sie von Kissen in einer halbsitzenden Haltung abgestützt, so daß ein CTG (Herzton-Wehen-Schreiber), ein Tropf oder auch Betäubungsmittel bequem verabreicht werden können. Später, kurz vor der Austreibungsphase, wird sie vielleicht in den Kreißsaal gebracht und auf den Entbindungstisch gelegt, wo eine Geburt mit Hilfe der Zange oder der Saugglocke, ein Dammschnitt oder ein Kaiserschnitt ausgeführt wer-

den können oder günstigstenfalls ihr Baby von den Geburtshelfern »entbunden« werden kann.
In vielen Kliniken ist die Wahl der Gebärhaltung schon durch die Einstellung zur Vorsorge und die Routinemaßnahmen in der Klinik vorherbestimmt. Gewöhnlich wird bei der Ausbildung der Ärzte und Hebammen die liegende Haltung bei bestimmten geburtshilflichen Maßnahmen vorausgesetzt:

- ☐ Praktiziert werden eine kontinuierliche Herzton-Wehen-Aufzeichnung und die Messung anderer körperlicher Anzeichen während der Wehen durch die Verwendung von CTG-Geräten, die zur Anwendung im Liegen entwickelt wurden. Paradoxerweise bewirken diese oft, indem sie die liegende Haltung voraussetzen, gerade erst den schlechten Zustand des Babys, den sie erkennen sollen.[1]
- ☐ In ihrer Ausbildung lernen Hebammen, die auf dem Rücken liegende Mutter in bestimmten Zeitabständen immer wieder zu untersuchen. Wenn die Geburt aktiv ihren Lauf nehmen kann, sind vaginale Untersuchungen nicht so häufig nötig, weil sich der Fortgang der Geburt gewöhnlich am Verhalten der Frau erkennen läßt. Wenn eine vaginale Untersuchung als notwendig erachtet wird, kann das meist auch relativ bequem bei aufrechter Haltung der Mutter gemacht werden.
- ☐ Es werden Beruhigungsmittel, Oxytozin, Schmerz- und Betäubungsmittel während der Eröffnungs- und Austreibungsphase verabreicht. Wenn die Mutter jedoch nicht liegt, ist die Wahrscheinlichkeit, daß sie Schmerzmittel oder eine Geburtseinleitung benötigt, wesentlich geringer.
- ☐ Die Anwendung der Zange und/oder ein Dammschnitt bei der Geburt oder die Notwendigkeit, daß die Hebamme routinemäßig den Geburtsvorgang kontrolliert oder den Damm »schützt«, kommen häufig vor. Keine dieser Maßnahmen ist bei einer aktiven Geburt gewöhnlich nötig.

Wenn solche Praktiken routinemäßig angewandt werden, gelten die Eröffnungsphase und die Geburt von Anfang an als pathologische Zustände, und hierbei haben dann die Geburtshelfer und die Apparatemedizin die

Kontrolle und nicht die Frau mit ihrem instinktiven Verhalten und den biologischen Funktionen ihres Körpers.
Niemand wird die beträchtlichen Vorteile des Sicherheitsnetzes der modernen Geburtshilfe bei Problemen, die eine Gefahr für das Leben der Mutter oder des Babys oder von beiden darstellen, in Zweifel ziehen. Die große Mehrzahl aller Geburten verläuft jedoch unkompliziert, und es wird deutlich, daß gesunder Menschenverstand bei der Betreuung einer Geburt völlig in den Hintergrund getreten ist gegenüber der routinemäßigen Anwendung geburtshilflicher Eingriffe bei normalen Geburten, was zu einer erheblichen Zunahme von Zangengeburten und Kaiserschnitten führt.
In vielen Ländern der westlichen Welt werden in der Klinik die meisten Babys mit der Zange geholt, die Geburt wird eingeleitet oder beides, und die Kaiserschnittrate kann bis zu 30 Prozent betragen. In den USA endet etwa jede vierte Geburt mit einem Kaiserschnitt (25 Prozent), das bedeutet einen Anstieg von 400 Prozent in den letzten 20 Jahren.[2] In machen Kliniken wird bei einer von drei Geburten ein Kaiserschnitt gemacht, und in einigen großen Kliniken mit Lehrbetrieb tendiert die Häufigkeit hin zu 60 Prozent.
Daß darauf bestanden wird, Frauen hätten sich während der Geburt in der Rückenlage zu befinden, trägt neben anderen Gründen erheblich zu diesen Zahlen bei. Es scheint ein Teufelskreis zu werden, sobald in den natürlichen Vorgang eingegriffen wird: Die Wahrscheinlichkeit von Komplikationen erhöht sich, und die Notwendigkeit von Eingriffen und Schmerzmitteln nimmt zu. Wenn eine Gebärende zu Bewegungslosigkeit und zur Rückenlage verurteilt ist, wird der natürliche Vorgang grundlegend gestört, und die Wahrscheinlichkeit, daß es zu Problemen kommt, erhöht sich.

Was stimmt nicht mit der interventiven Geburtsleitung?

Ein Kind zu gebären kann mit stundenlangen intensiven Wehen und vielen Schmerzen, mit Anstrengung und Ausdauer verbunden sein. Diese Aussicht ist natürlich beängstigend, und wahrscheinlich sehen Sie der Geburt Ihres Kindes mit gewissen Ängsten und mit Besorgnis entgegen.

Vielen Frauen erscheint die Aussicht auf eine schmerzlose, mühelose, vom Geburtshilfeteam geleitete Geburt auf den ersten Blick als ein attraktives Angebot. Warum, so fragen Sie sich vielleicht, sollte ich unnötig leiden, wenn Medikamente und moderne Technik zu Verfügung stehen, damit die Geburt leichter, schneller und weniger schmerzhaft verläuft?

Leider ist es nicht so einfach. Jeder geburtshilfliche Eingriff hat bekannte Nebenwirkungen für Mutter und Kind, wobei viele kaum merkliche oder erst später sich herausstellende Auswirkungen noch gar nicht nachweisbar sind. Wenn Hilfe wirklich benötigt wird, können die Vorteile des Eingriffs die Risiken sehr wohl aufwiegen. Doch die routinemäßige Anwendung geburtshilflicher Eingriffe führt oft zu unnötigen Komplikationen.

Doris Haire hat einen sehr treffenden Bericht über die Geburtshilfe in den USA geschrieben, wo hochtechnisierte Geburtshilfe die Norm ist und sich dort hartnäckiger behauptet als anderswo. Jetzt dient diese sogar als Vorbild für Länder der Dritten Welt, in denen die traditionelle Geburtshilfe allmählich von der Bildfläche verschwindet. Haire weist darauf hin, daß die Säuglingssterblichkeit in den USA zu den höchsten der Welt gehört. Beunruhigend ist auch die Häufigkeit neurologischer Behinderungen bei amerikanischen Kindern, die ihrer Meinung nach zum großen Teil auf die »unphysiologischen Praktiken zurückzuführen sind, die in Amerika zum Bestandteil der Geburtshilfe geworden sind«[3]. Sie führt eine lange Liste wissenschaftlicher Literatur und Forschungsergebnisse an, um ihre Darstellung zu belegen.

Seit 1960 wissen wir, daß alle in der Geburtshilfe verabreichten Medikamente, sei es zur Bekämpfung von Übelkeit, zur Geburtseinleitung, zur Schmerzlinderung oder Betäubung, die Plazentaschranke passieren und das Gebärmuttermilieu für das Baby verändern, denn sie gehen innerhalb von Sekunden oder Minuten in den Kreislauf des Babys und damit in sein Gehirn über. Im Gegensatz zu dem, was den meisten Frauen gesagt wird, trifft das auch auf örtliche Betäubungsmittel wie die Periduralanästhesie (PDA) zu. Diese Medikamente gehen in kleinen Dosen auf das Kind über und bewirken geringe, aber meßbare neurologische Veränderungen.[4]

Gegen Ende der Schwangerschaft, während der Geburt und in der Neugeborenenperiode bildet sich das Zentralnervensystem des Babys sehr schnell aus und ist daher äußerst empfindlich gegenüber der Wirkung von Medikamenten, die während der Geburt und danach verabreicht werden. Wir brauchen uns nur an die Contergan-Katastrophe zu erinnern, um uns vor Augen zu führen, daß die Überprüfung der Sicherheit dieser Medikamente oft völlig unzureichend ist. Natürlich ist es auch wichtig, sich klarzumachen, daß Babys unterschiedlich empfindlich auf die Wirkung dieser Medikamente reagieren und im Fall einer wirklichen Notwendigkeit die gerechtfertigte Anwendung von Medikamenten in möglichst geringen Dosen meist erfolgreich ist. Doch während der Vorsorge wissen die Frauen meist nichts über die Gefahren und Nebeneffekte solcher Medikamente und werden zu der Annahme verleitet, daß sie völlig ungefährlich seien.

Schauen wir uns einige der bei der Geburt am häufigsten verwendeten Medikamente und ihre möglichen Nebenwirkungen einmal an. Ich habe die schwereren und selteneren Komplikationen bewußt ausgelassen; Leserinnen, die sich dafür interessieren, können in den Untersuchungsergebnissen (S. 300, 5) nachlesen.

Das Versprechen von Schmerzlosigkeit

Dolantin

Das ist ein narkotisch wirkendes Analgetikum, das den Schmerzen »die Spitze nehmen« soll. Gewöhnlich wird es intramuskulär gespritzt. Manche Frauen können die Wehen dadurch besser ertragen, andere finden, daß sie dadurch orientierungslos werden. Mögliche Nebenwirkungen für die Mutter sind Übelkeit und Benommenheit, die Atmung verlangsamt sich, und das führt zu einer verringerten Sauerstoffzufuhr zum Fötus. Häufig wird Dolantin mit Beruhigungsmitteln kombiniert, um die Übelkeit zu verringern, aber auch sie führen zu Schläfrigkeit und gelangen in den Kreislauf des Babys.

Es ist jetzt allgemein bekannt, daß Dolantin sich dämpfend auf die Atemorgane des Babys auswirkt und den Beginn der Atmung nach der Geburt gefährden kann.[5] Obwohl das medizinische Personal versucht, Atmungsproblemen vorzubeugen, indem die Dosis so frühzeitig verabreicht wird, daß sie zum Zeitpunkt der Geburt hinreichend abgebaut ist, und indem andere Medikamente bereitgehalten werden, die den narkotischen Effekt aufheben, muß das Neugeborene manchmal wiederbelebt werden.

Manchmal sind nach der Geburt noch Spuren des Medikaments im Blut des Babys enthalten, so daß dessen Körperfunktionen zusätzlich zu der Umstellung auf das Leben außerhalb der Gebärmutter auch noch mit der Entgiftung belastet sind.[6] Dolantin kann außerdem den Saugreflex des Babys dämpfen, und da die Spuren mehrere Wochen im Kreislauf des Kindes bleiben, kann es den Stillbeginn und die Entstehung einer Bindung zwischen der Mutter und ihrem Baby beeinträchtigen.[7]

Periduralanästhesie (PDA)

Das ist eine örtliche Betäubung, die in den Epiduralraum zwischen zwei Lendenwirbeln im unteren Wirbelsäulenbereich injiziert wird. Wenn sie richtig wirkt, werden Schmerzimpulse blockiert, der Körper ist von der Taille abwärts taub.

Die Wirkung der bei der PDA verwendeten Medikamente auf das Baby sind zwar nicht die gleichen wie bei Dolantin, doch wissen wir, daß sie innerhalb von Minuten in den Kreislauf und das Gehirngewebe des Babys gelangen.[8] Der unmittelbare Effekt und die Langzeitwirkung auf die neurologische Entwicklung des Babys sind relativ unbekannt und völlig unzureichend erforscht – trotz der weitverbreiteten Verwendung dieses Schmerzmittels.

Manchmal kann es zu Nebenwirkungen bei der Mutter wie heftigen Kopfschmerzen nach der Geburt (hervorgerufen beim versehentlichen

Kontakt der Injektionsnadel mit der Membran, die das Rückenmark umgibt) und einem Absinken des Blutdrucks kommen.

Eine PDA erhöht auf jeden Fall die Notwendigkeit geburtshilflicher Eingriffe. Die Mutter ist natürlich in ihrer Bewegungsfreiheit völlig eingeengt und liegt, so daß die Wehen meist weniger wirksam sind, die Geburt oft viel länger dauert und nötigenfalls mit einem Wehentropf beschleunigt werden muß.

All diese Faktoren tragen zu einem verminderten Plazentakreislauf bei, wodurch ein schlechter Zustand des Babys (Sauerstoffmangel) sehr viel wahrscheinlicher wird. Manchmal werden die Beckenmuskeln taub und können das Baby dann nicht bei der Drehung unterstützen (zusätzlich besteht der Nachteil, daß die Schwerkraft nicht mithilft).

Eine PDA kann sich auch hemmend auf die Fähigkeit der Mutter auswirken, ihr Baby spontan hinauszuschieben, und das Risiko einer Zangengeburt oder eines Kaiserschnitts erhöht sich auf jeden Fall.

Wenn Frauen ihr Kind mit Hilfe der Hebamme aktiv gebären, steigt die Rate von Zangengeburten selten über 5 Prozent, und Medikamente werden nur verwendet, wenn ein Erschöpfungszustand nicht behoben werden kann oder wenn eine lebensgefährliche Situationen besteht. Dagegen kann in Ländern wie den USA die Rate der Zangengeburten laut Doris Haire in einigen Kliniken bis zu 65 Prozent betragen.[9] Eine nicht notwendige Zangengeburt kann sowohl für die Mutter als auch für das Baby traumatisch sein und manchmal zu einer Verletzung und Schädigung des Kindes führen.[10]

In bestimmten Fällen kann zwar die völlige Schmerzfreiheit, die eine PDA verspricht, unverzichtbar sein, doch für den erfolgreichen Geburtsverlauf ist es wichtig, die Vorteile gegenüber den damit verbundenen Risiken, die beträchtlich sind, abzuwägen. Manchmal ist der Preis für einige Stunden Erleichterung ein geschädigtes Baby oder sehr wahrscheinlich auch eine komplizierte Geburt.[11]

Ist es deshalb auf lange Sicht nicht besser, daß Sie lernen, wie Sie Ihren Körper loslassen, die Geburtsschmerzen verringern und umwandeln können und daß Ihnen eine Badewanne, ein Bassin mit warmem Wasser oder eine Dusche zur Verfügung stehen – eine sehr wirksame und völlig unschädliche Art der Schmerzlinderung? Wenn eine PDA wirklich notwendig ist, dann kann die Anwendung auf ein Minimum reduziert werden, und auf diese Weise können die damit verbunden Risiken so gering wie möglich gehalten werden.

Wehenverstärkende Mittel

Oxytozin

Ein Wehentropf kann zur Geburtseinleitung oder zur Geburtsbeschleunigung verwendet werden, nachdem die Wehen eingesetzt haben. Meistens geschieht das durch einen intravenösen Tropf in der Armvene der Frau, der Oxytozin, ein sehr wirksames synthetisches Hormon, enthält.
Wenn sich die Gebärmutter zusammenzieht, sind die Blutgefäße, die das Blut zur Plazenta transportieren, zeitweise geschlossen. In den Wehenpausen wird das Blut in der Plazenta gespeichert, um eine ständige Versorgung des Babys während der Wehen zu gewährleisten. Durch Oxytozin ausgelöste Wehen sind meist länger, stärker und folgen dichter aufeinander, als bei normaler Wehentätigkeit. Die Zeiten, in denen die Blutgefäße verschlossen sind, sind deshalb länger als normalerweise, so daß die Sauerstoffversorgung des Babys insgesamt geringer ist und ein schlechter Zustand des Babys wahrscheinlicher wird. Doris Haire beschreibt die Situation folgendermaßen: Es ist, wie wenn »ein Baby unter Wasser gehalten wird und nur zum Luftschnappen auftauchen darf, nicht aber zum Atmen«[12].
Es wird angenommen, daß die Häufigkeit von Neugeborenengelbsucht bei der Verabreichung eines Wehentropfs höher ist.[13]
Außerdem kommt es meist zu heftigen Wehen, sobald der Tropf zu wirken beginnt, so daß die Intensität der Geburtswehen nicht wie bei einer normalen Geburt allmählich zunimmt. Das bedeutet häufig, daß die Frau mit den Schmerzen durch die heftigeren Wehen nicht umgehen kann und Schmerzmittel braucht, das Baby also am Ende sowohl der Wirkung der wehenverstärkenden Mittel als auch der Schmerzmittel ausgesetzt ist.
Natürlich wird bei all diesen Risiken eine kontinuierliche Herzton-Wehen-Überwachung notwendig sein, und so setzt sich der Schneeballeffekt fort, wobei ein Eingriff den nächsten nach sich zieht.

Untersuchungen haben gezeigt, daß es keine Hinweise auf etwaige Vorteile durch eine routinemäßige Geburtseinleitung bei »Übertragung« gibt, wenn also der errechnete Termin überschritten ist, und eine unwirksame Einleitung führt häufig zu einem Kaiserschnitt.[14]
Wäre es nicht besser, sich diese Möglichkeit als letztes Mittel vorzubehalten und statt dessen herauszufinden, wie durch Haltungsveränderungen die Wehentätigkeit angeregt werden kann, oder wie sich die Geburtsumgebung verbessern läßt, damit die Frau ihre eigenen natürlichen Hormone produzieren kann? Das wirksamste Mittel, um zu gewährleisten, daß die Frau ihre eigenen Hormone bildet, besteht darin, sie ungestört ihre normale Physiologie entfalten zu lassen.

Geburtspraktiken vor der Geburtshilfe durch Ärzte

Geschichtliche Untersuchungen ergaben, daß in früheren Zeiten die aufrechten Haltungen überwogen, also kniende, hockende, stehende oder sitzende Positionen, und daß es bei den Methoden der Unterstützung ebenso viele Variationen gab.
Es gibt überlieferte Zeugnisse von Körperhaltungen bei der Geburt, die mehrere tausend Jahre alt sind. Der Kopf einer Silbernadel aus Luristan im Iran aus dem ersten Jahrtausend v. Chr. zeigt eine hockende Mutter. Die Überreste einer Lehmstatue aus dem Jahr 5750 v. Chr. aus einem Schrein in Catal Hüyük, einer Stadt des Bronzezeitalters (Chalcolithikum) in der Türkei, zeigt eine Göttin, die in der gleichen Haltung gebiert. Ebenso veranschaulicht dies eine ca. 20 cm große aztekische Fruchtbarkeitsfigur aus Stein, die aus Mexiko stammt. Ein Relikt der Mound Builders im Osten von Arkansas, einer präkolumbianischen Kultur unbestimmter Datierung, zeigt eine hockende Frau, die Hände an den Hüften. Der ägyptische Hyroglyph mit der Bedeutung »gebären« zeigt eine Mutter in der Hocke. Ein Relief in einem Tempel von Kom Ombo, einer Stadt am Nil in Oberägypten, zeigt eine Frau, die im Knien gebiert. Eine Geburt in der gleichen Position ist durch eine Marmorfigur aus Sparta (ca. 500 v. Chr.) überliefert. Im alten China und Japan brachten Frauen ihre Kinder

im Knien auf einer Strohmatte zur Welt. In all diesen Szenen wird natürlich nur der letzte Moment der Geburt abgebildet, doch auch Haltungen während der übrigen Zeit der Geburt lassen sich bis weit in die Vergangenheit zurückverfolgen.
Auf einer korinthischen Vase ist eine Frau in den Wehen abgebildet, die auf einem Geburtsschemel sitzt. Ein frühes griechisches Relief zeigt ebenso wie ein aus der Römerzeit stammendes Bodenrelief eine Frau, die auf einem Schemel, von zwei Helferinnen abgestützt, gebiert. Der Geburtsschemel wurde für komplikationslose Geburten auch von Soranus Anfang des 2. Jahrhunderts v. Chr. und zahlreichen Autoren nach ihm empfohlen. Er wurde damals beschrieben als eine Art Baderstuhl, doch mit einer halbmondförmigen Öffnung im Sitz, durch die das Kind hindurchfallen konnte. Die ersten Gebärstühle sind vielleicht Felsen oder Baumstämme gewesen, die mit der Zeit zu für diesen Zweck angefertigten, verstellbaren Stühlen mit vielen verschiedenen Vorrichtungen weiterentwickelt wurden.
Es gibt auch etliche Beispiele von Frauen, die keinen Schemel benutzten, sondern eine Vielzahl aufrechter Haltungen einnahmen und immer von einer oder mehreren Helferinnen gestützt wurden, während die Hebamme das Baby in Empfang nahm.

Vom Gebärstuhl zum Bett und zum Entbindungstisch

Im Westen gehörte der Geburtsschemel oder -stuhl bis in die Mitte des 18. Jahrhunderts zur unverzichtbaren Ausrüstung der meisten Hebammen. Jeder reiche Haushalt besaß seinen eigenen Stuhl, wogegen bei den Armen dieser Stuhl von Haus zu Haus weitergegeben wurde. Die Gebärstühle des Adels waren geschnitzt und mit Edelsteinen verziert. Holländische, deutsche und französische Gemälde aus dem 16. Jahrhundert zeigen die weite Verbreitung des Gebärstuhls, ebenso chinesische Zeichnungen der gleichen Epoche. Selbst heute wird von einigen ägyptischen Frauen noch ein Gebärstuhl verwendet.

Der erste uns bekannte Befürworter der liegenden Gebärhaltung war Aristoteles. Bereits um 350 v. Chr. war er der Überzeugung, eine vor der Entbindung stehende Frau habe so im Bett zu liegen, daß Kopf und Brust leicht erhöht sind und sie damit eine Position zwischen Liegen und Sitzen einnimmt.[15] Andere klassische Autoren empfahlen jedoch die aufrechte Haltung.
Das erste Zeugnis einer Frau, die im Liegen gebiert, ist eine Beschreibung der Madame de Montespan, der Mätresse Ludwigs XIV. Sie befand sich bei der Geburt in der Rückenlage, so daß der König hinter einem Vorhang versteckt die Geburt beobachten konnte. Mitte des 17. Jahrhunderts wurde dann in Frankreich von zwei Brüdern namens Chamberlain die Geburtszange erfunden. Die beste Position für eine Zangengeburt ist die Rückenlage der Frau. Die Brüder Chamberlain, die Geburten in schwarze Gewänder gehüllt ausführten, hüteten ihre Erfindung eifersüchtig. Doch die bei den Damen der höheren Kreise in Mode gekommene Geburt im Liegen setzte sich immer mehr durch, und die Ärzte verdrängten die Hebammen aus den Gebärzimmern. Im selben Jahrhundert wurde François Mauriceau die führende Persönlichkeit der Geburtshilfe in Frankreich. Er hatte für die Verwendung des Gebärstuhls nur Geringschätzung übrig und setzte sich für die Geburt im Bett in der Rückenlage ein. Die Zange wurde immer populärer, und gleichzeitig sank der Gebärstuhl in der Gunst der Geburtshelfer, so daß er gegen Ende des 18. Jahrhunderts fast in Vergessenheit geraten war.
Im 19. Jahrhundert war Königin Victoria die erste Frau in England, die bei der Geburt Chloroform bekam. Die Geburt unter Narkose führte dazu, daß sich die Rücken- oder Seitenlage noch mehr durchsetzte. Gebärhaltungen, die für die Geburtshelfer bequemer waren, wurden zur einzigen Möglichkeit, und schließlich setzte sich die Praxis, die Frau während der meisten Zeit der Geburt ins Bett zu stecken und erst zur Geburt auf den Entbindungstisch zu verlegen, in der ganzen westlichen Welt durch. Dieses Vorgehen war so verbreitet, daß sich das englische Wort »confinement«, Bettlägrigkeit, als ein Begriff für Niederkunft bis heute behauptet hat.
Der Gebärstuhl mußte also dem Bett und dem Entbindungstisch des 19. und 20. Jahrhunderts weichen. Die Frauen hatten von nun an flach auf

dem Rücken zu liegen, eine Haltung, die sie passiv und kontrollierbar machte. Diese Position bot den Geburtshelfern zwar eine ausgezeichnete Sicht, doch schloß sie völlig die aktive Unterstützung durch die Schwerkraft aus. Auch machte sie dem freudigen Gefühl von Unabhängigkeit ein Ende, das sich ganz natürlich und instinktiv beim aktiven Gebären einstellt, bei dem die Frau buchstäblich auf eigenen Füßen steht.

Ethnologische Zeugnisse

In primitiven Kulturen wurden aufgrund der Stammesgebräuche und – wichtiger noch – ganz instinktiv unterschiedliche Geburtspositionen eingenommen. Etwa 40 verschiedene Haltungen sind dokumentiert, und ihre relativen Vorzüge sind viel diskutiert worden. Frauen unterschiedlicher Stämme hocken, knien, stehen oder liegen auf dem Bauch; auch wechseln sie ihre Haltungen in den verschiedenen Geburtsphasen und bei schwierigen Geburten.

Dr. G.J. Englemann hat 1883 als erster die verschiedenen Haltungen untersucht, die von Frauen der Frühzeit während der Eröffnungsphase und der Geburt eingenommen wurden. Er stellte fest, daß die vier Hauptpositionen, die Hocke, das Knien (einschließlich des Vierfüßlerstands und der Knie-Ellenbogen-Haltung), das Stehen und die halb liegende Haltung waren.[16] Ethnologen bestätigen die Zeugnisse der Historiker. Welche Rassen oder Stämme auch beobachtet wurden, Afrikanerinnen, Amerikanerinnen, Asiatinnen usw., es wurden immer die gleichen aufrechten Haltungen bevorzugt, wobei man sich sehr unterschiedlicher Unterstützung bediente. Die Daten ergeben, daß auf der ganzen Welt die meisten Frauen immer noch in den gleichen aufrechten oder hockenden Positionen gebären und gewöhnlich stützenden Halt haben. Diese Geburtshaltungen sind jedoch durch den Verlust von Tradition und die Einführung moderner Medizin in den Entwicklungsländern stark rückläufig.

Neuere Untersuchungen

Die Desillusionierung hinsichtlich der routinemäßigen Anwendung hochtechnisierter Geburtshilfe hat im Zuge dieser Entwicklung während der letzten Jahrzehnte zugenommen, und Wissenschaftler auf der ganzen Welt haben begonnen, sich mit der Untersuchung der normalen physiologischen Geburt zu beschäftigen. Seit über 50 Jahren existieren Belege für die physiologischen Vorteile einer Geburt in aufrechten, hockenden Positionen. Auch sind bestimmte physikalische Gesetze bei der Geburt wirksam; diese werden vernachlässigt oder negiert, wenn eine Frau im Liegen gebiert. Die erleichternden Einflüsse der Hocke wurden in den dreißiger Jahren radiografisch (röntgenologisch) bestätigt. Es wurde gezeigt, daß der Querschnitt des äußeren Geburtskanals sich um bis zu 30 Prozent vergrößern kann, wenn sich eine Frau von der Rückenlage in die Hocke begibt.[17] Und es ist knapp 20 Jahre her, seit Scott und Kerr die Nachteile durch das Gewicht der Gebärmutter, die im Liegen Druck auf den Rücken ausübt, nachgewiesen haben. In der Rückenlage verringert das Gewicht der kontrahierenden Gebärmutter die Durchblutung der Plazenta, indem sie die große Herzarterie (die absteigende Aorta) und die großen Blutgefäße, die zum Herzen hinführen (Vena cava inferior) zusammendrückt. Das ist eine unumstößliche klinische Tatsache, die keiner, der mit Geburt zu tun hat, vernachlässigen sollte.[18]

Neueste Untersuchungen geben Aufschluß über die eindeutigen Vorteile für eine Frau, wenn sie während der Geburt umhergeht und aufrechte Haltungen einnimmt. Die wenigen und das ist eine kleine Minderheit – die keine meßbaren Vorteile feststellen konnten, kommen alle zu dem Ergebnis, daß es jedenfalls kein Nachteil ist, während der Geburt aktiv zu sein und aufrechte Haltungen einzunehmen.

Die meisten Untersuchungen sind an einer Kontrollgruppe und einer Experimentalgruppe durchgeführt worden. Gewöhnlich war dabei erforderlich, daß die Kontrollgruppe in der Rückenlage oder in halb liegender Haltung im Bett blieb und daß die Experimentalgruppe eine aufrechte Haltung einnahm, saß, hockte, kniete oder umherging. Bei anderen Untersuchungen dagegen, die überzeugender zu sein scheinen, haben die Frauen ihre eigene Kontrollgruppe gestellt, indem sie aufgefordert wurden,

während der Eröffnungsphase und der Austreibungsphase alle 30 Minuten zwischen zwei Haltungen zu wechseln, zwischen der horizontalen und der aufrechten. Beide alternativen Ansätze zur Untersuchung des Einflusses der Haltung während der Geburt liefern gleichermaßen positive Ergebnisse für die aktive, aufrechte Haltung in der Eröffnungs- und der Austreibungsphase.
In den siebziger Jahren sind in verschiedenen Teilen der Welt viele Untersuchungen durchgeführt worden. 1977 wurde bei einer Untersuchung im Birmingham Maternity Hospital (England) eine Gruppe von Frauen, die während der Geburt umhergingen, mit einer Gruppe von Gebärenden verglichen, die während der meisten Zeit auf dem Rücken lagen. Das Ergebnis zeigte, daß die Geburt sehr viel schneller voranging, weniger Schmerzmittel gebraucht wurden und die Häufigkeit unregelmäßiger Herztöne wesentlich geringer war in der beweglichen Gruppe gegenüber den liegenden Frauen. Frauen, die umhergingen, hatten zudem weniger Schmerzen während der Wehen und fühlten sich in der aufrechten Haltung wohler. Sie kamen zu dem überzeugenden Ergebnis, daß das Umhergehen während der Geburt, vor allem in der frühen Phase, in den Kliniken unterstützt werden sollte.[19]
In Lateinamerika hat Dr. Roberto Caldeyro-Barcia eine Gemeinschaftsstudie zweier Entbindungskliniken organisiert. Untersucht wurden aufrechte Gebärhaltungen (Sitzen und Stehen) und liegende Haltungen (Seiten- und Rückenlage). Die Auswirkungen auf die Wehen und den Zustand des Babys wurden untersucht.[20] 1972 verglich Dr. Isaac N. Mitre aus Indiana Frauen in der Austreibungsphase, von denen die Hälfte lag und die andere Hälfte saß.[21] Dr. Yuen Chou Lui leitete eine Untersuchung über 60 gebärende Frauen in zwei Kliniken.[22]
Dies ist eine Auswahl zahlreicher Untersuchungen, die positive Ergebnisse hinsichtlich des Umhergehens und aufrechter Haltungen in der Eröffnungs- und der Austreibungsphase liefern. Die meisten Untersuchungen bestätigten, daß die Wehen stärker und wirksamer bei der Eröffnung des Muttermundes waren. Und obwohl diese Untersuchungen unter verbesserungsbedürftigen äußeren Bedingungen durchgeführt wurden, ergaben sich bereits beeindruckende Ergebnisse, wenn lediglich die Einstellung zur Gebärposition verändert wurde.

Zusammenfassung der Forschungsergebnisse

Die meisten Untersuchungen ergaben, daß die aufrechte Haltung und das Umhergehen folgende Vorteile mit sich brachte:

- ☐ Die Intensität (Stärke) der Wehen war größer.
- ☐ Die Wehen waren häufiger und regelmäßiger.
- ☐ Der Muttermund weitete sich besser.
- ☐ Die Entspannung zwischen den Wehen war intensiver.
- ☐ Der Druck des kindlichen Kopfes auf den Muttermund während der Ruhepause zwischen den Wehen war durchgehend höher.
- ☐ Die Eröffnungs- und die Austreibungsphase waren kürzer (einige Vergleichsstudien zeigten, daß sie in der aufrechten Gruppe über 40 Prozent kürzer waren).
- ☐ Die Frauen fühlten sich wohler und hatten weniger Belastungen und Schmerzen und somit einen geringeren Bedarf an Schmerzmitteln.
- ☐ Ein schlechter Zustand des Kindes (fötales Distreß-Syndrom) während der Wehen war seltener und das Befinden des Neugeborenen generell besser.
- ☐ Die Frauen hatten das Gefühl, selbst ihren Beitrag zur Geburt zu leisten und waren erleichtert, nicht dem zermürbenden und degradierenden Umstand ausgesetzt zu sein, an Apparate angeschlossen auf dem Rücken liegen zu müssen.

Warum ist eine aktive Geburt vorteilhafter?

Wodurch erklärt sich die Tatsache, daß Frauen eine leichtere Geburt haben, wenn sie in Bewegung bleiben und aufrechte Haltungen einnehmen? Vernünftige Überlegung und neueste Untersuchungsergebnisse legen folgende Vorteile für Mutter und Baby bei einer Geburt in aufrechter Haltung nahe:

1. Die Schwerkraft unterstützt die Gebärmutterkontraktionen und die Preßbemühungen. Für jeden Gegenstand ist es leichter, nach unten zur

Erdoberfläche zu fallen, als sich parallel zu ihr zu bewegen (Newtonsches Fallgesetz). Es ist also mechanisch vorteilhafter, ein Baby in Richtung Boden hinauszuschieben als in horizontale Richtung. In aufrechten Haltungen, wie z.B. im Stehen, in der Hocke oder im Knien, ist der Körper der Mutter im Einklang mit der Schwerkraft. Wenn sie liegt, wird ihr unwillkürlicher Drang, das Baby spontan hinauszuschieben, behindert; es erfordert deshalb mehr Anstrengungen, das Baby »bergauf« hinauszupressen, und eine Zangengeburt wird wahrscheinlicher. Dr. Peter Dunn, Facharzt für Kinderheilkunde und Dozent am Southmead Hospital in Bristol (England), schrieb über die Rückenlage: »Keine Tierart nimmt während einem so wichtigen und entscheidenden Ereignis eine so ungünstige Haltung ein«.[23]

2. Der Winkel zwischen der Längsachse der Wirbelsäule des Babys und der Längsachse der mütterlichen Wirbelsäule ist in aufrechter Haltung geringer, so daß die Gebärmutter weniger Kraft aufwenden muß. Die Gebärmutter neigt sich nach vorn, wenn sie sich zusammenzieht. In aufrechter Haltung kann sich die Frau vorbeugen und so ihre Gebärmutter dabei unterstützen, gegen möglichst wenig Widerstand wirksam zu werden. Wenn sie dagegen liegt oder sich zurücklehnt, muß die Gebärmutter mehr Kraft gegen die nach unten gerichtete Schwerkraft aufwenden (s. S. 158). Ein Muskel, der gegen die Schwerkraft wirken muß, ermüdet und schmerzt leichter, deshalb ist die vornübergebeugte Haltung eine wirksame Möglichkeit, Schmerzen und damit das Bedürfnis nach Schmerzmitteln zu reduzieren.

3. Der Eintritt des kindlichen Kopfes bzw. des voranliegenden Teils des Babys in den Beckeneingang ist leichter, und die direkte Einwirkung auf den Muttermund wird unterstützt, weil der Beckeneingang nach vorn und der Beckenausgang abwärts gerichtet sind und somit einen der Schwerkraft entsprechenden, sehr günstigen Austrittswinkel bilden. Bei jeder Wehe bewegt sich das Baby nach unten in Richtung Muttermund.

4. In den Wehenpausen wird durch den größeren Druck der Bauchdecke, des Zwerchfells und des kindlichen Kopfes jeweils eine Zunahme des Drucks auf den Muttermund bewirkt, der dadurch schneller erweitert wird.

5. Durch den besseren Plazentakreislauf wird das Baby ausreichend mit Sauerstoff versorgt. Die Rückenlage führt dagegen zu Druck auf die

großen Blutgefäße, die entlang der Wirbelsäule verlaufen. Druck auf die große Herzarterie (absteigende Aorta) kann zu einer großen Belastung des Babys führen, weil die Blutzirkulation durch die Gebärmutter und die Plazenta behindert ist. Durch Druck auf die großen Venen, die zum Herzen führen (Vena cava inferior), wird der Rückfluß des Blutes blockiert, was bei der Mutter zu niedrigem Blutdruck und dem Risiko starker Blutungen beiträgt.

6. Es wird weniger Druck auf die von der unteren Wirbelsäule und vom Kreuzbein ausgehenden Beckennerven ausgeübt. Die Gebärmutter kann wegen des geringeren Widerstands wirksamer arbeiten, so daß weniger Schmerzen auftreten.

7. Durch die Hormonwirkung während der Schwangerschaft, die zu einer Erweichung der Bänder führt, werden die Beckengelenke beweglicher. In aufrechter Haltung können sich die Beckengelenke ungehindert dehnen und bewegen und sich der Form des immer tiefer tretenden Kopfes im Verlauf der Eröffnungs- und Austreibungsphase anpassen. Wenn sich das Kreuzbein frei bewegen kann (d.h. in der Hocke), erweitert sich dadurch der Beckenausgang um 30 Prozent mehr gegenüber einer Haltung, bei der das Gewicht der Frau direkt auf dem Kreuzbein ruht und die somit jede Bewegung unmöglich macht (d.h. in der abgestützten Rückenlage). Das Gelenk zwischen Kreuzbein und Steißbein wird ebenfalls erweicht und tritt zurück, um den Beckenausgang zu vergrößern, wenn das Baby ihn passiert. Das ist jedoch unmöglich, wenn die Mutter auf ihrem Steißbein sitzt (d.h. in halb sitzender Haltung).

☐ In der Hocke ist das Steißbein frei beweglich und weicht zurück, so daß der Beckenausgang größer wird.

☐ In der halb sitzenden Haltung ruht das Gewicht der Mutter auf dem Steißbein, der Beckenraum wird kleiner.

☐ In der abgestützten Rückenlage ist das Kreuzbein unbeweglich, der Beckenausgang wird enger.

8. Ist die Mutter aufrecht, wird weniger Druck auf die Halswirbelsäule des Babys ausgeübt, wenn dessen Kopf in der Austreibungsphase unter dem Schambein hindurchgleitet und der Hals sich nach hinten streckt (s.

Abb. auf S. 54). Bisher sind zwar noch keine Untersuchungen darüber durchgeführt worden, doch läßt sich beobachten, daß Babys bereits direkt nach einer aktiven Geburt ihren Kopf besser bewegen können. Dadurch kann der »Suchreflex« (nach der nährenden Brust) besser wirksam werden, und die motorische Entwicklung unmittelbar nach der Geburt wird gefördert.

9. Die aufrechte Haltung erleichtert eine spontane Plazentalösung und verringert die Notwendigkeit eines Zugs an der Nabelschnur sowie das Risiko von Wochenbettinfektionen und Blutungen.[24]

10. Es besteht ein geringeres Infektionsrisiko, da in aufrechter Haltung die Flüssigkeit besser abfließen kann und es zu keinem Stau in der Gebärmutter kommt.

11. In aufrechter Haltung kann sich das Dammgewebe gleichmäßig dehnen, so daß ein geringeres Risiko für einen Riß besteht. In der abgestützten Rückenlage oder der halb sitzenden Haltung trifft der Kopf des Babys direkt auf den Damm, der sich in einer immobilen Position befindet und sich nicht entsprechend dehnen kann. Diese Situation wird noch verschlimmert, wenn die Frau mit den Beinen in Beinhaltern auf dem Rücken liegt. Dadurch werden die Beine sehr viel weiter gespreizt als gewöhnlich, was zu einer Dehnung des Damms führt und die Notwendigkeit eines Dammschnitts erhöht. Bei einer aktiven Geburt ist ein Dammschnitt selten nötig; er wird meist nur im Notfall ausgeführt.

Folgerungen aus den Untersuchungsergebnissen

Aufgrund von Forschungsergebnissen, zahlreichen neueren Untersuchungen und von Generation zu Generation weitergegebenem instinktivem Wissen läßt sich vorhersehen, daß weitreichende Änderungen in der Einstellung zur Geburt und Gebärhaltung in der Geburtshilfe und der Geburtsvorbereitung unvermeidlich sind.[25]

Da das Wechseln der Haltung dazu beiträgt, Intensität und Wirksamkeit der Wehen zu steigern, scheint es vernünftig und ratsam zu sein, Frauen zu ermöglichen, in der Eröffnungsphase eine aufrechte Haltung einzuneh-

men und umherzugehen, vor allem dann, wenn es keine Komplikationen gibt. Die eigenen Instinkte drängen die Frau dazu, sich zu bewegen. Stehen, Umhergehen und das Einnehmen unterschiedlicher Haltungen wie Sitzen, Knien und Hocken, wobei sie entsprechend abgestützt sein sollte, führen dazu, daß die Gebärmutter mehr Druck auf den Fötus und damit auf den Muttermund ausübt. Frauen sollten sich mehr von ihren eigenen Gefühlen leiten lassen, von ihrem Wohlbefinden und ihren Bedürfnissen statt vom Klinikablauf und den geburtshilflichen Routinemaßnahmen. Bewegungsfreiheit ist nötig, um die Haltungen zu finden, die von jeher geholfen haben, die Wehen und die Geburt zu erleichtern, Haltungen, die der Frau zu größtmöglichem Wohlbefinden, Entspannung, Gelassenheit und Einflußnahme verhelfen.
Es gibt unendlich viele mögliche Haltungen und keine feststehende chronologische Reihenfolge. Das Wichtigste ist, die günstigste, wirksamste und bequemste Haltung zu finden. Das häufige Bedürfnis der Frauen, ganz instinktiv immer wieder andere Haltungen einzunehmen, wird eines Tages zu einer allgemein anerkannten Selbstverständlichkeit gehören müssen. Das erfordert aber eine andere Einstellung zur Geburtsleitung, zur Vorsorge allgemein und zur Geburtsvorbereitung.
Eine werdende Mutter muß nicht nur über die Schwangerschaft, die Wehen, die Geburt, das Wachstum und die Entwicklung des Babys Bescheid wissen, sondern benötigt auch entsprechende körperliche Vorbereitung, was die Wirkung verschiedener aufrechter Haltungen und die Beibehaltung von Gelassenheit und Wohlbefinden in diesen Haltungen anbelangt, damit sie sich selbst während der Geburt aktiv und wirkungsvoll helfen kann. Das Hauptgewicht während der Schwangerschaft sollte auf der Entwicklung von Vertrauen in ihren Körper und Zuversicht liegen und darauf, daß sie lernt, ihre instinktiven Fähigkeiten zum Gebären und Muttersein kennenzulernen. Ihre emotionale und körperliche Bereitschaft für die Geburt und ihr Zuwachs an Kraft während der Schwangerschaft gewinnt ebensoviel an Bedeutung wie gute medizinische Versorgung bei der Vorsorge.

Gibt es eine ideale Gebärhaltung?

Bewegungsfreiheit, um immer wieder die Haltung zu wechseln ist wichtiger als eine einzige, optimale oder beste Haltung während der Eröffnungsphase. Es ist sehr unwahrscheinlich, daß eine Frau sich für eine einzige Haltung während der ganzen Geburt entscheiden wird. Hocken kommt jedoch den Naturgesetzen am nächsten und gilt als die physiologische Haltung. Ein Haltung wirkt sich körperlich günstig aus, wenn
1. kein Druck auf die Vena cava und die Aorta ausgeübt wird und
2. das Becken volle Bewegungsfreiheit hat.
Die abgestützte Hocke scheint am Ende der Austreibungsphase besonders günstig zu sein, also wenn das Baby geboren wird. Die Hocke bewirkt folgendes:

- ☐ maximaler Druck im Becken
- ☐ minimale Muskelanstrengung
- ☐ optimale Entspannung des Damms
- ☐ optimale fötale Sauerstoffversorgung
- ☐ optimaler Austrittswinkel im Verhältnis zur Schwerkraft

Die abgestützte Hocke ist bei Steißlagen sehr wichtig, denn dadurch wird die Zeit zwischen Geburt des Nabels und des Kopfes verringert.
Sehr günstig ist auch der Vierfüßlerstand. Der vorangehende Teil vollzieht die Drehung im Becken leichter, wenn die Frau sich in dieser Haltung befindet. Der Vierfüßlerstand kann besonders vorteilhaft sein, wenn sich das Baby in der hinteren Hinterhauptslage befindet oder die Geburt sehr schnell verläuft.
Keine der Frauen in all den Untersuchungen hatte eine Vorbereitung gehabt, wie sie es sich in der Hocke, im Knien, kauernd oder auf allen Vieren am angenehmsten und bequemsten machen könnte. Wieviel besser wäre es den Frauen in der aufrechten Gruppe gegangen, wenn sie zusätzlich in den Genuß einer körperlichen Vorbereitung gekommen wären! Eine kontrollierte Untersuchung unter diesen Voraussetzungen ist bisher noch nicht durchgeführt worden.

Ideale Geburtsbetreuung

In der Entbindungsstation des Allgemeinkrankenhauses in Pithiviers in Frankreich haben Michel Odent und sein Team Voraussetzungen geschaffen, die Frauen eine aktive Geburt ermöglichen. Seit 1960 genießen Frauen in den Wehen die Freiheit, ihren instinktiven Eingebungen zu folgen, umherzugehen und die ihnen entsprechenden, geburtsfördernden Haltungen zu finden. Dr. Odent, die Hebammen und die werdenden Mütter haben viele Möglichkeiten körperlicher Unterstützung während der Wehen und der Geburt entdeckt, die sich im Lauf der Jahre als äußerst vorteilhaft erwiesen haben, die Eröffnungsphase und vor allem die Geburt zu erleichtern.

Das Ziel in Pithiviers war es, Schwangerschaft und Geburt nicht länger als einen medizinisch zu behandelnden Vorgang anzusehen. Es wurden insgesamt nur vier Vorsorgeuntersuchungen durchgeführt, entsprechend der von der französischen Gesundheitsgesetzgebung vorgeschriebenen Mindestanzahl. Die Mütter und ihre Familien waren jedoch eingeladen, an den regelmäßigen offenen Singgruppen teilzunehmen, damit sie sich schon lange vor der Geburt mit der Klinik und den Hebammen vertraut machen konnten. Außerdem wurde in der Klinik Yoga für Schwangere angeboten.

Odents Einstellung zur Geburtshilfe, den normalen physiologischen Vorgang nicht zu stören, unterschied sich grundlegend von der herkömmlichen Praxis, die auf Kontrolle abzielt. Auch die äußere Umgebung und die zwischenmenschliche Atmosphäre waren außergewöhnlich: Das Gebärzimmer erinnerte eher an ein Wohnzimmer als an eine Klinik. Es war sehr einfach eingerichtet, bei den Farben dominierten Erdtöne, das Mobiliar schrieb keine bestimmten Haltungen vor.

Auf dieser Station wurden pro Jahr etwa 1000 Kinder geboren. Die Verantwortung für die Betreuung dieser Geburten oblag Michel Odent und sechs Hebammen. Die Hebammen arbeiteten zu zweit und hatten 48 Stunden lang Dienst, anschließend hatten sie vier Tage frei. Jede Frau hatte während ihres Aufenthalts in der Klinik ein eigenes Zimmer zur Verfügung, und es gab nur wenige Vorschriften zu beachten. Bei fort-

schreitenden Wehen begab sie sich in das Gebärzimmer, in dem es ein Podest mit vielen Kissen und einen Gebärhocker aus Holz gab. Hier wurde sie dazu ermuntert, aktiv zu bleiben und ihre Haltung so oft zu ändern, wie sie wollte. Sie konnte umhergehen, auf dem Gebärstuhl sitzen, in den Vierfüßlerstand gehen, sich hinhocken oder sich auf ihren Mann oder die Hebamme stützen. Auf Wunsch konnte sie auch ein Bad nehmen oder sich in einem kleinen Schwimmbecken entspannen, denn Wasser galt als ein wichtiges Hilfsmittel in der Eröffnungsphase.
Während der Eröffnungsphase wurden Medikamente wie Oxytozin oder Dolantin nur in ganz seltenen Fällen angewandt, ebenso geburtshilfliche Eingriffe wie Kaiserschnitt, Dammschnitt und die Verwendung der Saugglocke. Die Fruchtblase wurde nicht künstlich gesprengt. Eine Herzton-Wehen-Überwachung mit dem CTG (Cardiotokograph) wurde überhaupt nicht durchgeführt, vaginale Untersuchungen waren auf ein Minimum beschränkt.
Die meisten Frauen nahmen während der Austreibungsphase eine aufrechte Haltung ein, meist die abgestützte Hocke. Manche brachten ihr Kind auf dem Gebärhocker oder auf dem Podest zur Welt, bei einigen fand die Geburt im Wasser statt. Durch die sehr günstige abgestützte Hockhaltung und dadurch, daß der Preßdrang möglichst wenig gestört wurde, gab es keine unnötigen Dammrisse. Dammschnitte wurden sehr selten gemacht.
Nach der Geburt, wenn das Kind gebadet worden und die Plazenta geboren war, ging die Mutter mit ihrem Mann und dem Neugeborenen in ihr eigenes Zimmer zurück.
Die Frauen, die auf der Entbindungsstation in Pithiviers ihr Kind zur Welt brachten, wurden keiner Auswahl unterzogen. Einige kamen sogar extra deshalb, weil sie als »Risikoschwangere« eingestuft worden waren – sie hatten vorher zum Beispiel einen Kaiserschnitt oder eine Steißgeburt gehabt – und aus diesem Grund in anderen Kliniken für eine normale Geburt nicht angenommen wurden.
Dennoch lag die Säuglingssterblichkeitsrate von 1962 bis 1982 jedes Jahr unter dem französischen Gesamtdurchschnitt, und trotz der geringen Zahl von Eingriffen gab es keinen Todesfall bei den Müttern.[26] Die allgemeine Statistik von Pithiviers zeigt sowohl 1983 als auch zum gegenwärtigen

Zeitpunkt im Vergleich zu herkömmlichen Kliniken sehr positive Ergebnisse.

Statistische Angaben über 1815 Geburten in Pithiviers, 1982 – 1983

	N	%
Frauen, die vorher einen Kaiserschnitt hatten	66	3,6
Vaginale Geburten nach früheren Kaiserschnitten	36	2,0
Kaiserschnitte	125	6,9
Todesfälle bei Säuglingen (a)	14	0,8
Verwendung der Saugglocke (b)	89	4,9
Dammschnitte	106	5,8
Manuelle Entfernung der Plazenta	16	0,9
Überweisung in die Säuglingsintensivstation	27	1,5

Quelle: Michel Odent[26]
(a) Alle Todesfälle nach dem 6. Schwangerschaftsmonat und vor dem 7. Tag nach der Geburt
(b) Es wurden keine Zangengeburten durchgeführt.

Odent meint, daß die Entbindungsstation in Pithiviers deshalb solche Erfolge aufweisen kann, weil sich das Geburtshilfeteam bemühte, den natürlichen physiologischen Geburtsvorgang nicht zu stören und ihn nach Möglichkeit zu fördern. Die Situation auf dieser Entbindungsstation läßt sich als nahezu ideal bezeichnen. Sie bot die Sicherheit einer Klinikgeburt, doch stand auch ein bequemes Gebärzimmer mit häuslicher Atmosphäre zur Verfügung, und die Stimmung war entspannt. Die störenden Vorschriften und Einschränkungen, die in den meisten Kliniken den Frauen das Leben schwer machen, gab es hier nicht, denn das Personal verstand und respektierte die instinktiven Verhaltensweisen von Frauen bei der Geburt. Das Team war den Frauen vertraut und stand ihnen während der ganzen Geburt zur Seite. Väter, die an dieser Erfahrung teilhaben wollten,

halfen mit, ihre Partnerin zu stützen. Die Frauen hatten völlige Bewegungsfreiheit und konnten jede Haltung einnehmen, die ihnen bequem erschien, so daß Medikamente und Eingriffe selten nötig waren.
Michel Odent lebt jetzt in London und begleitet Frauen bei der Hausgeburt. Er behauptet heute, daß die eigenen vier Wände der einzige Ort sind, wo Frauen wirklich so ungestört sind, daß die physiologischen und hormonellen Vorgänge völlig ungehindert ihren Lauf nehmen können.[27] Doch das Beispiel von Pithiviers hat viele Nachahmer gefunden, und es sind in der ganzen Welt vergleichbare Entbindungsstationen entstanden, die weiterhin erstaunlich gute Ergebnisse im Vergleich zu Kliniken erzielen, in denen medizinische Geburtsleitung an der Tagesordnung ist.
Eine dieser bahnbrechenden Entbindungskliniken ist das Garden Hospital im Norden Londons, mit dem ich eng zusammenarbeite. Seit nunmehr über zehn Jahren praktiziert diese kleine Entbindungsstation in der Klinik die aktive Geburt in einer gemütlichen Atmosphäre wie zu Hause. Die Schwangeren bereiten sich nach der in diesem Buch beschriebenen Methode vor und nehmen an Yogastunden bei meiner Kollegin Lolly Stirk und mir teil, außerdem besuchen sie die wöchentlichen Zusammentreffen mit den Hebammen und Ärzten. Bei jeder Vorsorgeuntersuchung in der Klinik können sie sich mit der Entbindungsstation vertraut machen. Während der Geburt haben die Frauen volle Bewegungsfreiheit, können ihren instinktiven Eingebungen nachgehen und sich dabei auf ein ausgezeichnetes Hebammenteam verlassen, das sie schon kennen. Den Frauen, die Schmerzmittel möchten, werden sie nicht vorenthalten, doch die meisten Mütter bringen ihre Babys aktiv auf ganz natürliche Weise zur Welt. Es steht ein tiefes Wasserbassin zur Verfügung, das die Frauen während der Eröffnungsphase und bei der Geburt benutzen können.
Eine neuere Geburtenstatistik des Garden Hospitals weist eine sehr geringe Zahl geburtshilflicher Eingriffe auf (s. Tabelle).
Wenn es in Pithiviers und im Garden Hospital in London möglich ist, daß Frauen eine sichere natürliche, aktive Geburt erleben können, warum geht das nicht auch anderswo?

Statistische Angaben über 316 Geburten im Garden Hospital, London, 1990

	N	%
Erstgebärende	142	44,9
Aktive Geburten (a)	228	91,1
Wassergeburten	67	21,2
Frauen mit vorherigem Kaiserschnitt (b)	18	5,7
Vaginale Geburten nach Kaiserschnitt	9	2,8
Steißlagen (c)	11	3,5
Säuglingssterblichkeit	1	0,3
Frauen, die das Wasserbassin benutzten	194	61,4
Eingeleitete Geburten (mit Oxytozin) (d)	11	3,5
Verstärkung der Wehen (mit Oxytozin)	23	7,3
Dolantin zur Schmerzlinderung	1	0,3
Periduralanästhesie (e)	55	17,4
Vollnarkose	14	4,4
Kaiserschnitt	43	13,6
Zangengeburten (f)	20	6,3
Dammschnitte	22	7,0
Manuelle Entfernung der Plazenta	1	0,3

(a) Diese Frauen waren in Bewegung und nahmen aufrechte Haltungen ein, bekamen keine Medikamente und hatten keine geburtshilflichen Eingriffe. In den Zahlen sind die Wassergeburten enthalten.
(b) Von diesen Frauen brachten neun ihr Kind vaginal auf die Welt, neun durch Kaiserschnitt (zum Teil geplant).
(c) Bei sieben dieser Geburten kamen die Kinder vaginal, ohne Zange oder andere

Eingriffe auf die Welt, vier Geburten endeten mit Kaiserschnitt. Zwei Steißlagen waren Zwillinge, beide wurden aktiv geboren.
(d) Eine Geburt wurde eingeleitet, nachdem der Tod des Kindes festgestellt worden war.
(e) Die meisten dieser Frauen waren in der Eröffnungsphase bis zur Verabreichung der PDA aktiv gewesen; sie wurden dabei unterstützt, ihr Kind in aufrechter Haltung zur Welt zu bringen.
(f) Die Saugglocke wurde nicht angewendet.

Ihre Verantwortung

Wenn Sie Bewegungsfreiheit und aufrechte Haltungen für sinnvoll halten und Sie aktiv gebären möchten, jedoch in Ihrer Nähe keine Entbindungsstation wie in Pithiviers besteht, was können Sie dann unternehmen? Sie müssen sich selbst für die Möglichkeiten zu einer aktiven Geburt einsetzen. Das heißt, Sie müssen sich körperlich so vorbereiten, daß Sie sich in aufrechten Haltungen wohlfühlen und entspannt sein können, außerdem müssen Sie (egal, ob Sie Ihr Kind zu Hause oder in der Klinik zur Welt bringen) eine Hebamme, einen Arzt oder Geburtshelfer finden, die sie dabei unterstützen, aktiv ohne die üblichen Eingriffe zu gebären.
In Teilen Großbritanniens, Europas, Nord- und Südamerikas, Australiens, Neuseelands und anderswo wird die Zahl der Frauen, Ärzte, Hebammen und Geburtsvorbereiterinnen, die die Idee der aktiven Geburt verbreiten und praktizieren, immer größer. Überall entstehen kleine Gruppen, die ihre Informationen über Mundpropaganda verbreiten (s. S. 15ff. zur Bewegung für Aktive Geburt). Die Frauen, die diesen Gruppen angehören, haben eine aktive Geburt ohne Medikamente, ohne Dammschnitt und ohne Risse erlebt. Frauen, die sich diesen Gruppen anschließen, bereiten sich auf eine aktive Geburt vor, indem sie Kontakt zu Geburtsvorbereiterinnen aufnehmen, die sie bei ihrem Vorhaben unterstützen, und Ärzte und Hebammen, Geburtskliniken und Pflegepersonal ausfindig machen, die ihnen dabei behilflich sind, sich frei zu bewegen und aufrechte Haltungen einzunehmen.
Eine solche Gruppe kann Ihnen dabei helfen, aufgeschlossene Geburts-

helfer zu finden. Vielleicht gibt es jedoch dort, wo Sie wohnen, keine Geburtshelfer, die Erfahrung mit der aktiven Geburt haben. In diesem Fall müssen Sie Ihre Sache selbst in die Hand nehmen und Ihre Geburtshelfer mit der aktiven Geburt vertraut machen. Indem Sie versichern, daß Sie sich bei Geburtsproblemen helfen lassen und bei Bedarf um Unterstützung bitten werden, können Sie Ihre Geburtshelfer vielleicht davon überzeugen, Ihnen die Verantwortung zu überlassen, wenn Sie zur Geburt in die Klinik kommen. Sie sollten dann wirklich sehr gut vorbereitet sein. Befolgen Sie die Vorschläge in diesem Buch, lesen Sie weitere Bücher (s. »Literatur«), suchen Sie sich den besten Geburtsvorbereitungskurs in Ihrer Gegend aus, und tun Sie auch sonst alles, um während der Schwangerschaft Selbstvertrauen und Stärke zu entwickeln. Ihr Partner kann Ihnen eine große Hilfe sein, oder Sie nehmen eine Freundin oder eine Verwandte zur Geburt mit. Üben Sie die verschiedenen Gebärhaltungen gemeinsam, dann sind Sie gut aufeinander eingestimmt und können sich voller Zuversicht und gut vorbereitet auf die Geburt einlassen.
Vielen Frauen in England ist es auf diese eindrucksvolle Weise gelungen, ihr Geburtshilfeteam zu überzeugen und Veränderungen in der Geburtshilfe zu bewirken. Gleichzeitig konnten sie sich dabei ganz ihrer Geburtserfahrung überlassen und bei Bedarf auf die Sicherheit der Geburtshilfemedizin zurückgreifen. Allmählich kann sich auf diese Weise das Machtungleichgewicht verlagern, und irgendwann bietet sich allen Frauen die Möglichkeit völliger Entscheidungsfreiheit. Es ist gar nicht einfach, in einer Zeit, in der so grundlegende Veränderungen in der Geburtshilfepraxis stattfinden, ein Baby zu bekommen, doch stellt es eine aufregende Möglichkeit dar, die Verantwortung für die Geburt Ihres eigenen Kindes zu übernehmen – und vielleicht machen Sie die Erfahrung, daß Ihre Geburtshelfer bereit sind, Ihnen aufmerksam zuzuschauen und aus Ihrem Beispiel zu lernen.
Am besten sprechen Sie schon sehr früh in der Schwangerschaft mit Ihrem Arzt oder Ihrer Hebamme über die in diesem Buch vertretenen Vorstellungen. Schreiben Sie sich beim Lesen wichtige Themen auf, damit Sie diese mit Ihren Geburtshelfern besprechen können. Nehmen Sie dann eine Liste der wichtigen Punkte mit in die Klinik, damit die Hebammen und die Ärzte während der Geburt darauf Bezug nehmen können. Es kann bei

Geburtsbeginn eine große Hilfe für Sie sein, eine Hebamme an Ihrer Seite zu haben, die von der aktiven Geburt überzeugt ist und bereits Erfahrung mit aufrechten Haltungen bei der Geburt gemacht hat.

2 Ihr Körper in der Schwangerschaft

Die Unterleibsorgane

Ihre Gebärmutter ist tief in die Bauchhöhle zwischen der vorn liegenden Blase und dem hinten liegenden Darm eingebettet. Die Bauchhöhle erstreckt sich vom Zwerchfell unterhalb der Lungen bis zu den Beckenbodenmuskeln.

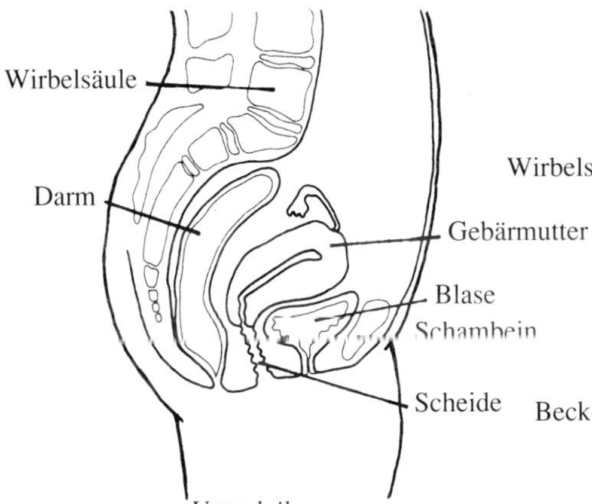

Unterleibsorgane

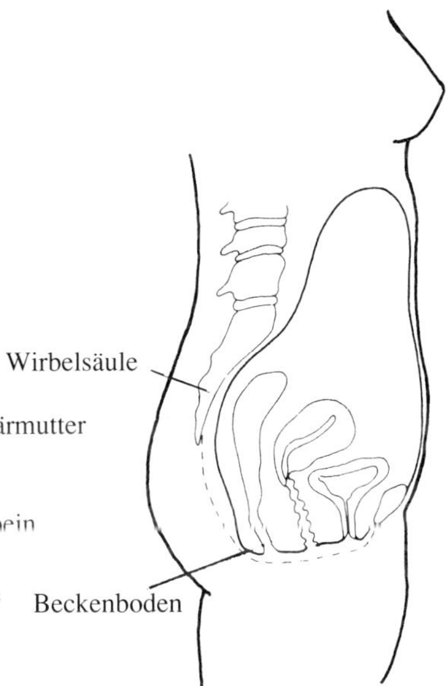

Bauchhöhle

Vor der Schwangerschaft ist Ihre Gebärmutter ein kleiner Hohlmuskel, der die Form einer Birne hat, ihre Größe beträgt etwa 7,5 x 5 x 2,5 cm. Vom oberen Teil, dem *Fundus*, erstrecken sich seitlich zwei Arme, die Eileiter. Diese enden in fingerähnlichen Ausläufern, den *Fimbrien*, von denen die Eierstöcke auf beiden Seiten umgeben sind und die das reife Ei nach dem Eisprung nach oben befördern. Der untere Teil der Gebärmutter, der Muttermund, reicht in die Scheide hinein und öffnet sich während der Wehen, damit Ihr Kind geboren werden kann. Während der Schwangerschaft ist der Muttermund verschlossen, und die enge Öffnung ist durch einen Schleimpfropf geschützt. Der Gebärmutterhals ist etwa 4 cm lang.

Die Gebärmutter ist das wichtigste Organ für die Schwangerschaft und die Geburt. Sie empfangen Ihr Kind in einem der beiden Eileiter. Es nistet sich in der Gebärmutterhöhle ein und wird zum rechten Zeitpunkt von der Gebärmutter durch die Scheide hinausgeschoben.

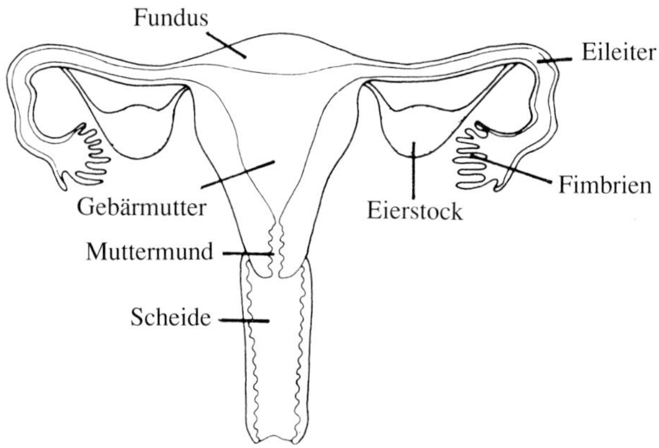

Fortpflanzungsorgane

Die durchschnittliche Länge der Schwangerschaft beträgt 40 Wochen vom ersten Tag Ihrer letzten Periode an gerechnet. Innerhalb dieses Zeitraums erreicht die Gebärmutter eine Größe von etwa 30,5 x 23 x 23 cm. Das Gewicht erhöht sich von 100 g auf 1000 g am Ende der Schwangerschaft, die Flüssigkeitsmenge in der Gebärmutter steigt von einem viertel Teelöffel voll auf etwa einen Liter.

In den ersten 16 Schwangerschaftswochen ist die Ausdehnung der Gebärmutter fast ausschließlich auf das von den Hormonen angeregte Gewebewachstum zurückzuführen. Die Gebärmutterwände werden dicker, die Gebärmutter selbst nimmt eine runde Form an und wird von den

Beckenknochen nach außen hin geschützt. Etwa um diese Zeit spüren Sie die ersten Bewegungen des Kindes.
Von der 20. Woche an hört das Wachstum fast ganz auf, und die Gebärmutter dehnt sich aus, weil die Muskelfasern durch das wachsende Kind gedehnt werden. Am Ende der Schwangerschaft ist das untere Gebärmuttersegment am stärksten gedehnt. Die Gebärmutterwände werden nun durch die Dehnung dünner, und deshalb können Sie in der zweiten Schwangerschaftshälfte den Körper Ihres Kindes von außen leicht fühlen. Ihre Gebärmutter nimmt eine ovale Form an und reicht innerhalb des Bauchraums immer weiter nach oben, je mehr Ihr Kind wächst.
Mit zunehmender Größe verändert die Gebärmutter auch ihre Lage. In der 16. Woche befindet sich der Fundus etwas oberhalb des Beckeneingangs. In der 20. Woche reicht der obere Teil schon bis zur Mitte zwischen Schambein und Nabel, den er in der 24. Woche erreicht. In der 36. Woche befindet sich der obere Teil der Gebärmutter unterhalb des Zwerchfells auf der Höhe des unteren Brustbeinendes. Während der letzten Wochen, wenn das Baby sich auf die Geburt einstellt, sinkt der Fundus wieder etwas tiefer.

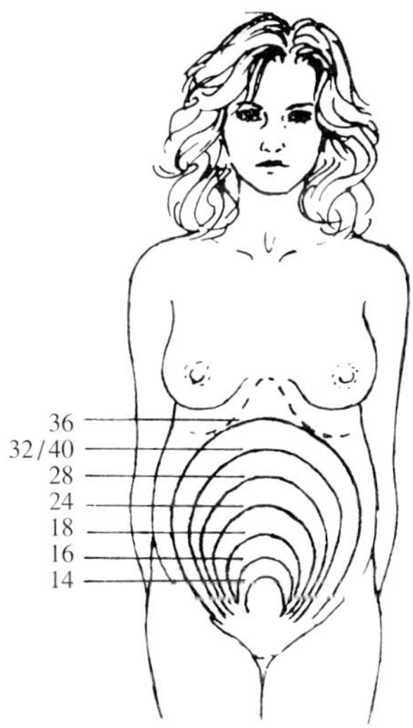

Ihre Gebärmutter ist ein beutelförmiger Muskel, der aus einem Netzwerk von Muskelfasern besteht, die längs, schräg und rundherum verlaufen. Während der Schwangerschaft ist Ihr Kind in der Gebärmutter durch die Nabelschnur an seinem Bauch mit der Plazenta verbunden, die wiederum fest mit der Gebärmutterwand verbunden ist. Die Nabelschnur besteht aus drei umeinander gewundenen Blutgefäßen, aus einer Vene, die das sauerstoffreiche Blut von der Plazenta zum Baby hintransportiert, und zwei Arterien, die sauerstoffarmes Blut vom Baby zur Plazenta befördern. Die Plazenta erhält die Nahrung für Ihr Kind aus Ihrem Blutkreislauf und gibt gleichzeitig alle Abfallstoffe an Ihren Blutkreislauf ab. Gewöhnlich pflanzt sich die Plazenta im oberen Gebärmuttersegment an der Rückseite ein, manchmal auch an der Vorderseite oder weiter unten in der Gebärmutter. Solange die Plazenta nicht vor dem Muttermund liegt, macht das nichts aus.

Ihr Baby hat einen eigenen Blutkreislauf, der seinen ganzen Körper mit Blut versorgt. Das Blut fließt über die Nabelschnur von der Plazenta zum Kind und von ihm wieder zurück. Nach der Geburt, wenn das Baby selbständig atmet, wird die Plazenta nicht mehr benötigt und löst sich von der Gebärmutterwand, um dann durch den Muttermund nach draußen befördert zu werden. Ihre Größe beträgt etwa ein Sechstel der Größe Ihres Babys. Sie ist von den Eihäuten überzogen und sieht wie ein großes Stück Leber aus. Wenn sie ausgebreitet und untersucht wird, läßt sich das Netzwerk der Blutgefäße erkennen, von denen sie wie von den Wurzeln eines Baumes durchzogen ist.

Ihr Baby und die Nabelschnur sind von der Fruchtblase umgeben. Sie enthält etwa einen Liter Fruchtwasser, in dem der Fötus schwimmt. Das Fruchtwasser bietet Ihrem Kind Schutz gegen Stöße und Infektionen. Es wird ständig erneuert.

Wenn das Baby geburtsreif ist, besteht die Hauptaufgabe Ihrer Gebärmutter darin, das Kind hinauszuschieben. Während der Wehen zieht sie sich regelmäßig zusammen und öffnet sich ganz allmählich am unteren Teil (am Muttermund), damit das Baby geboren werden kann. Wenn der Muttermund eröffnet ist, entstehen kraftvolle Kontraktionen, um das Kind und anschließend die Plazenta und die Fruchtblase, also den gesamten Inhalt der Gebärmutter, hinauszuschieben. (Die Plazenta und die Eihäute werden auch als »Nachgeburt« bezeichnet.) In den ersten Wochen nach der Geburt zieht sich die Gebärmutter durch die Hormonwirkung weiterhin rhythmisch zusammen. Diese Hormone werden durch das Saugen Ihres Babys beim Stillen freigesetzt. Die Gebärmutter bildet sich allmählich zu ihrer ursprünglichen Form und Größe zurück und stößt die gesamte blutreiche Auskleidung der Gebärmutter aus, die der Ernährung Ihres Kindes gedient hat. Gegen Ende der sechsten Woche nach der Geburt hat die Gebärmutter ihre Arbeit beendet und wieder ihren Normalzustand erreicht.

Die Beckenknochen

Ihr Becken ist unmittelbar am Geburtsgeschehen beteiligt. Es bildet das knöcherne Tor, durch das Ihr Baby bei der Geburt hindurchgleitet. Während der Schwangerschaft bildet Ihr Körper Hormone, durch die sich die Gelenke erweichen, damit sie beweglicher werden, um die Geburt des Kindes zu erleichtern. Wenn Sie regelmäßig die im nächsten Kapitel empfohlenen Übungen ausführen, machen Sie sich diese Beweglichkeit am besten zunutze und sind für die Geburt körperlich gut vorbereitet.

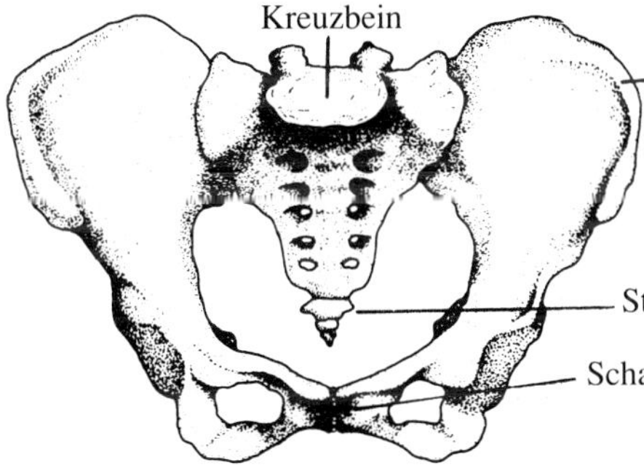

weibliches Becken (von oben)

Probieren Sie folgendes:

1. Knien Sie sich hin, und tasten Sie Ihr Becken von außen ab. Stützen Sie die Hände in die Hüften, und finden Sie den Beckenkamm – zwei knöcherne Vorsprünge auf beiden Seiten. Folgen Sie dann dem ge

schwungenen Bogen mit Ihren Daumen, bis Sie hinten im Rücken angekommen sind. Ertasten Sie vorn Ihr Schambein und im Rücken Ihr Kreuzbein (den hinteren Knochen Ihres Beckens) und tief unten das Steißbein.

2. Setzen Sie sich auf Ihre Hände, und spüren Sie ihre beiden Sitzbeinknochen.
3. Knien Sie, stellen Sie dann einen Fuß auf. Ertasten Sie Ihr Schambein. Spüren Sie, wie der Bogen sich von Ihren Sitzbeinknochen unterhalb Ihres Schambeins aus erstreckt. Ihr Baby wird durch diesen Schambeinbogen hindurch geboren.

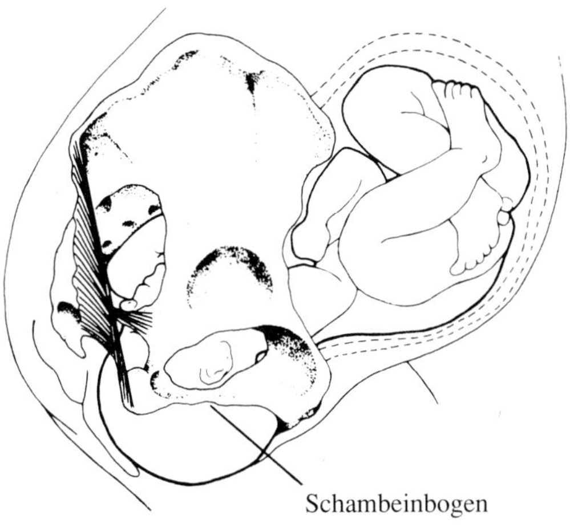

Innerlich ist Ihr Becken wie ein gekrümmter Trichter geformt – es hat genau die richtige Form, um den Kopf Ihres Babys aufzunehmen, wenn er sich im Lauf der Geburt seinen Weg bahnt. Wenn Sie sich den Bau des Beckens einmal vor Augen führen, sehen Sie von oben den Beckeneingang, in den sich der kindliche Kopf einstellt, wenn die Geburt kurz bevorsteht, und von unten den Beckenausgang, den es beim Austritt aus dem Geburtskanal passiert.

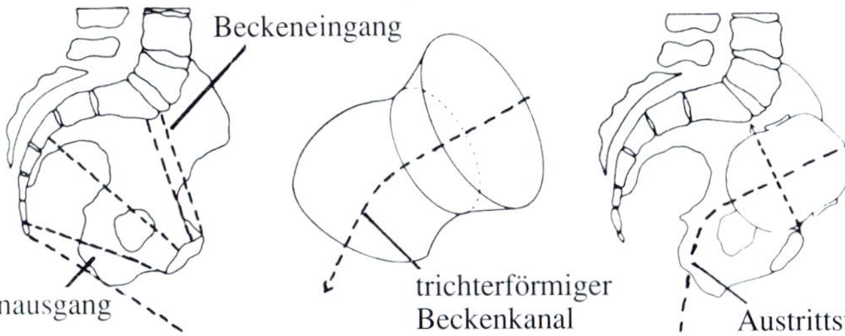

Geburtskanal

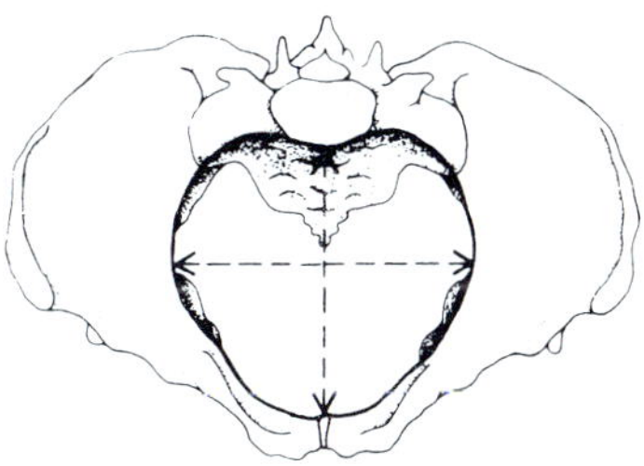

Beckeneingang (links)

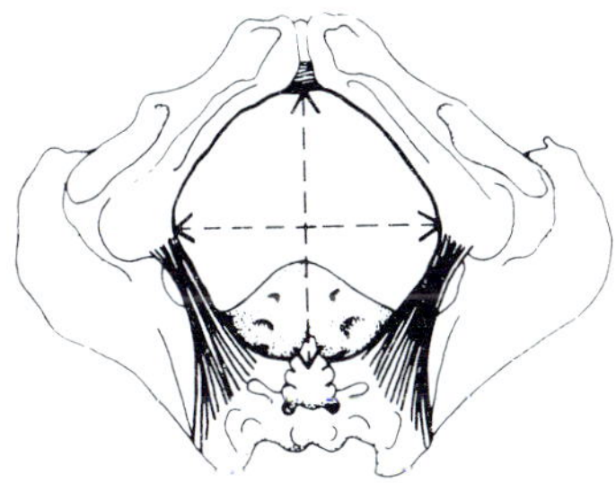

Beckenausgang (rechts)

Ihr Becken hat vier Hauptgelenke: die Schambeinfuge, die beiden Kreuzbein-Darmbein-Gelenke und das Gelenk zwischen Kreuzbein und Steißbein.

Die Schambeinfuge kann sich während der Geburt bis zu einem Zentimeter weit dehnen, um Platz für den Kopf Ihres Babys zu schaffen.

Die beiden Kreuzbein-Darmbein-Gelenke hinten im Becken dehnen sich seitlich und können sich auch um eine Drehachse bewegen, so daß sich das Becken weiten und sich dem tiefer rutschenden Kopf des Babys anpassen kann.

Das Gelenk zwischen Kreuzbein und Steißbein wird während der Schwangerschaft weicher, damit das Steißbein zurückweichen kann, wenn das Kind geboren wird. Wenn Sie sich in der Hocke oder im Vierfüßlerstand vorbeugen, bewegen sich Kreuzbein und Schambein aufwärts, und der Beckenausgang wird weiter. Wenn Sie sich zurücklehnen oder in Schräglage begeben, wird der Beckenausgang um bis zu 30 Prozent kleiner. Das ist einer der Gründe, weshalb die nach hinten gelehnte Haltung bei der Geburt am ungünstigsten ist.

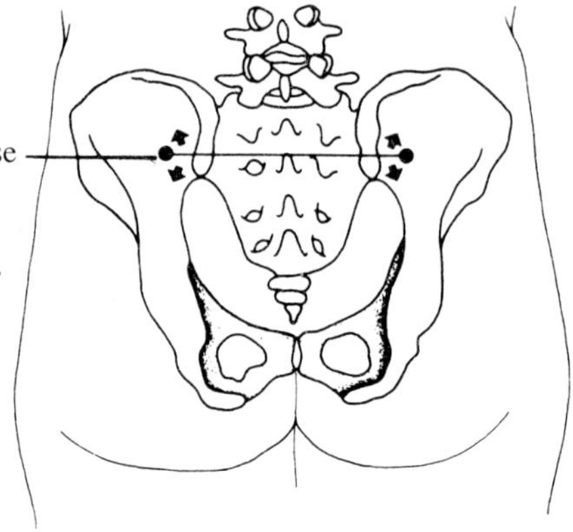

Kreuzbein-Darmbein-Gelenke

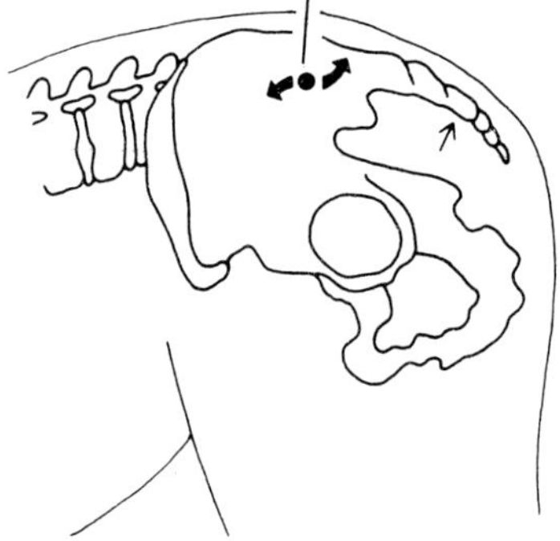

Vornübergebeugt im Knien hebt sich das Kreuzbein, der Beckenausgang weitet sich.

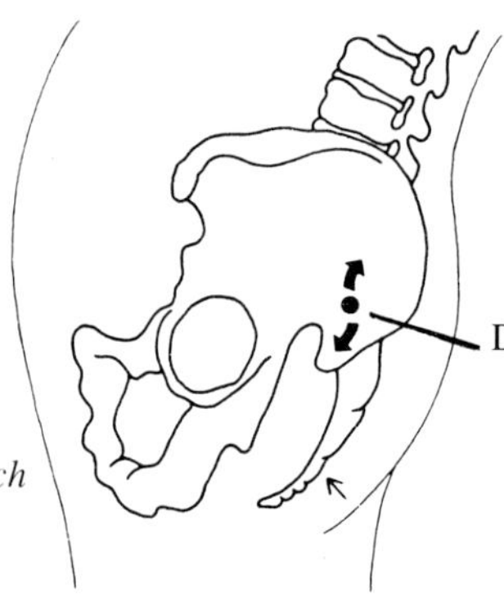

Beim Zurückbeugen richtet sich das Kreuzbein einwärts, der Beckenausgang wird enger.

Die Bänder und Muskeln des Beckens

Die Beckengelenke werden durch Bänder zusammengehalten, die aus starken Bindegewebsfasern bestehen.

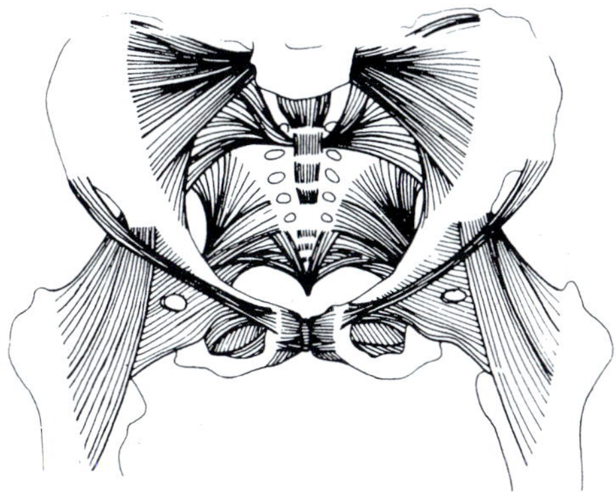

Beckenbänder

In diesem Körperbereich kommt die Kraft aus den Muskeln, die mit den Knochen verbunden sind und an den Gelenken durch Zusammenziehen und Entspannen Bewegung erzeugen. Zu den Beckenmuskeln gehören die Gesäßmuskeln, die den Hüften, der Wirbelsäule und dem Unterkörper Halt und Kraft geben und in der Schwangerschaft besonders wichtig sind. Im unteren Bereich des Beckens befindet sich eine Muskelgruppe, die den Beckenboden bildet. Diese Muskeln verlaufen um den After, die Scheide und den Blasenausgang in Form einer Doppelacht und stützen die inneren Organe. Ihr Baby nimmt bei der Geburt seinen Weg durch diese Muskeln hindurch.

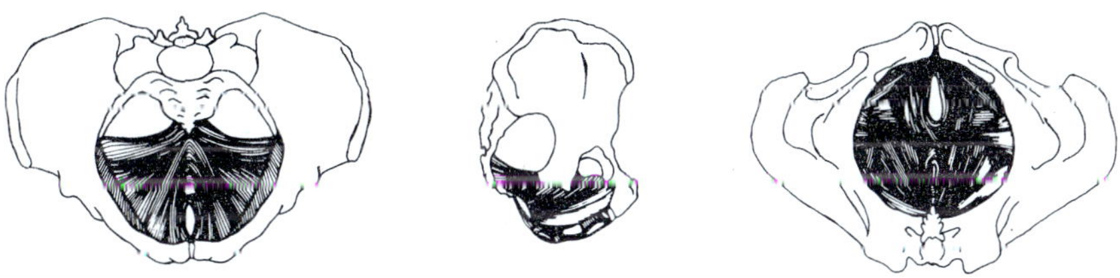

Beckenboden von oben (links), von der Seite (Mitte), von unten (rechts)

Die Gebärmutter ist ein kräftiger Muskel. Sie ist durch starke Bänder mit den Beckenknochen verbunden und wird von unten durch die Beckenbodenmuskulatur abgestützt.

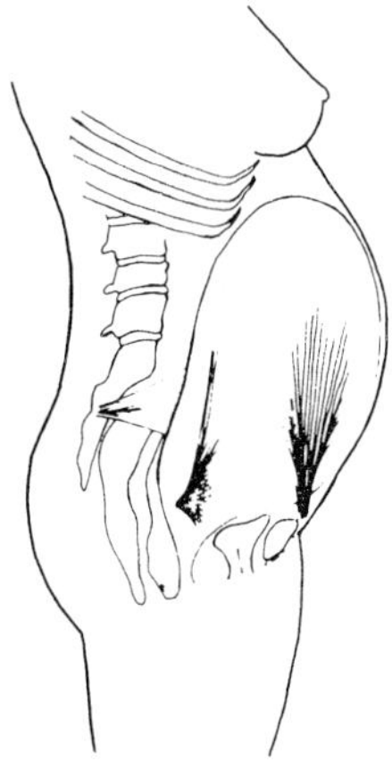

Gebärmutter am Ende der Schwangerschaft

Weitere Muskeln, die mit dem Becken verbunden sind, sind die Bauch-, Rücken- und Beinmuskeln. Ihr Becken trägt und verteilt das Gewicht Ihres Oberkörpers und schützt und stützt Ihre Gebärmutter und das darin heranwachsende Baby.

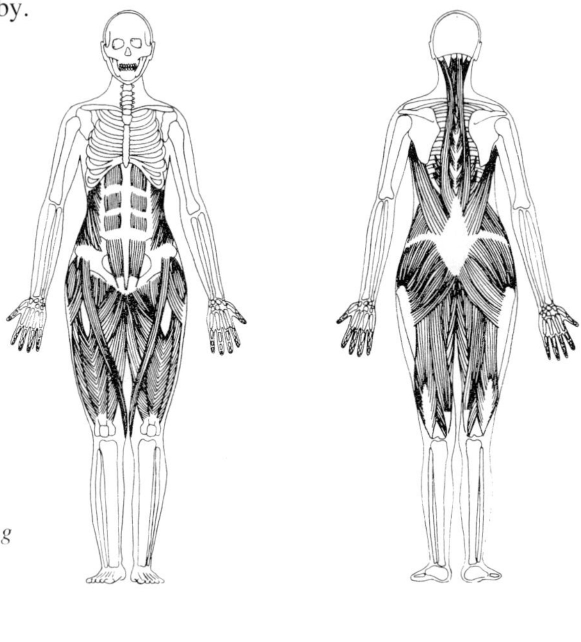

Muskeln, die Verbindung zum Becken haben

Die richtige Beckenhaltung ist während der Schwangerschaft entscheidend für eine gute Haltung, damit das Kind sicher im Becken geborgen und eine gute Geburt gewährleistet ist. Die Schwangerschaftsübungen haben das Becken zum Mittelpunkt und beziehen alle wichtigen Gelenke des Körpers mit ein.

Die Wirbelsäule

Ihre Wirbelsäule erstreckt sich vom Steißbein ganz unten über die miteinander verbundenen Wirbel des Kreuzbeins, das die Rückwand des Beckens bildet, umfaßt das Rückgrat, das mit dem ersten Lendenwirbel im unteren Rücken beginnt, und geht weiter bis zu den kleineren Halswirbeln, die Ihren Kopf tragen. In den Gelenken zwischen den Wirbeln befinden sich elastische Scheiben, die als Stoßdämpfer dienen und die Beweglichkeit der Wirbelsäule ermöglichen.
Durch ihre natürlichen Wölbungen ist die Wirbelsäule vielseitig beweglich. Eine gesunde Wirbelsäule läßt sich vor und zurückbeugen, kann sich drehen und seitlich bewegen; außerdem kann sie mehrere dieser Bewegungen zu einer einzigen kombinieren. Die Wirbelsäule ist die Hauptachse Ihres Skeletts; sie stützt Ihre inneren Organe, Ihre Rippen und Ihre Lunge und auch Ihren Kopf. Sie enthält das Rückenmark und bildet so die Stützstruktur des autonomen Nervensystems. Sie dient der Bewegungskontrolle und hält den Körper im Gleichgewicht. Ihre Wirbelsäule ist ständig tätig, auch im Schlaf.
Während der Schwangerschaft hat Ihre Wirbelsäule die zusätzliche Aufgabe, das Gewicht Ihrer immer größer werdenden Gebärmutter und deren Inhalt zu tragen. Je größer Ihr Baby wird, um so mehr richten sich die natürlichen Krümmungen Ihrer Wirbelsäule nach dem zusätzlichen Gewicht an der Vorderseite Ihres Körpers aus. Den größten Teil der Belastungen übernimmt der untere Rücken, wo das Gewicht Ihres Oberkörpers über Ihr Becken nach unten zu Ihren Beinen und Füßen übertragen wird. Nach der Geburt Ihres Kindes nimmt die Wirbelsäule wieder ihre normale Form an und stellt sich auf die vielen Stunden ein, in denen Sie Ihr Baby umhertragen, bis es Laufen lernt.

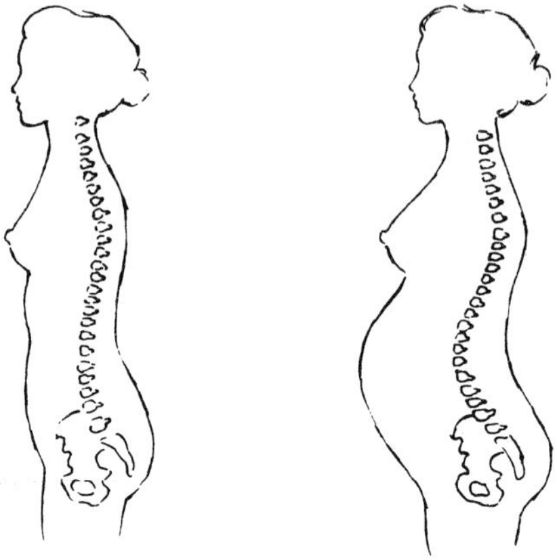

Veränderung der Wirbelsäule bei zunehmendem Gewicht der Gebärmutter

Eine gesunde Wirbelsäule stellt sich wahrscheinlich mühelos auf die zusätzliche Belastung durch die Schwangerschaft und die viele Arbeit als Mutter ein. Oft merken wir jedoch gar nicht, wenn unsere Wirbelsäule im Ungleichgewicht oder in ihrer Bewegung eingeschränkt ist, und dann kann die zusätzliche Belastung durch die Schwangerschaft zu einer schlechten Haltung und zu Rückenschmerzen führen. Wenn Sie regelmäßig die Übungen im nächsten Kapitel machen, hilft Ihnen das, Rückenschmerzen zu lindern oder zu reduzieren. Sie kräftigen damit Ihren Rücken und sorgen dafür, daß er beweglich bleibt.

Herz und Lungen

Während der Schwangerschaft nehmen Flüssigkeits- und Blutvolumen des Körpers beträchtlich zu, um sicherzustellen, daß genügend Blut zur Gebärmutter und Plazenta hin- und von ihnen weggepumpt werden kann und der übrige Körper ausreichend versorgt ist. Ihr Herz leistet mehr, auch Ihre Atmung verändert sich. Damit Ihr Baby gut versorgt ist und gut getragen wird, arbeitet Ihr gesamter Körper intensiver.
Mit fortschreitender Schwangerschaft führt das zusätzliche Gewicht wahrscheinlich dazu, daß es schwieriger für Sie wird, sich in gewohnter Weise

sportlich zu betätigen und Anstrengungen auszuhalten. Doch in Anbetracht der bevorstehenden Geburt ist es wichtig, daß Sie Ihre Beweglichkeit und Kraft aufrechterhalten oder sogar noch fördern. Entsprechende nicht belastende Übungen helfen Ihnen, Ihren Kreislauf in Form zu halten und gewährleisten, daß Sie gut atmen und daß das Blut, das in Ihrem Körper kreist, ausreichend mit Sauerstoff angereichert ist.
Betreiben Sie auch weiterhin die Sportarten, die Sie gewöhnlich machen, vorausgesetzt, es tut Ihnen gut. Von Squash ist allerdings abzuraten, denn der harte Ball könnte beim Aufprallen auf Ihren Bauch dem Baby Schaden zufügen. Spazierengehen, Tanzen und Radfahren sind gut geeignet, Schwimmen ist besonders vorteilhaft. Versuchen Sie beim Brustschwimmen, die tiefe Atmung anzuwenden (s. 4. Kapitel).
Genießen Sie in der Schwangerschaft das Liebesspiel und Ihre Orgasmen genauso wie sonst auch; Sie schaden dem Baby damit nicht. Versuchen Sie es mit verschiedenen Haltungen, z.B. auf allen Vieren, vornübergebeugt im Knien und hintereinander liegend, damit Ihr Bauch nicht belastet wird. Diese Zeit ist bestens dafür geeignet, alles Mögliche auszuprobieren!

Eine gesunde Schwangerschaft

Da Ihr Körper bestens dafür geeignet ist, sich auf die körperlichen und emotionalen Veränderungen durch die Schwangerschaft einzustellen, werden Sie sich in dieser Zeit wahrscheinlich besonders guter Gesundheit und Vitalität erfreuen. Wenn Sie sich ausgewogen und vielseitig ernähren, regelmäßig geeignete Übungen machen und in Verbindung mit Ihren Gefühlen bleiben, hilft Ihnen das, Ihr körperliches und emotionales Wohlbefinden aufrechtzuerhalten.
Beschwerden wie Rückenschmerzen, Krämpfe, Verstopfung, Schlafstörungen und Sodbrennen treten in der Schwangerschaft häufig auf. Sie lassen sich gewöhnlich durch Selbsthilfemaßnahmen – Übungen oder alternative Behandlungsweisen – beheben, bevor sich ernstere Probleme daraus ergeben. In meinem Buch *Natürliche Schwangerschaft* (s. »Literatur«) finden sich praktische Hinweise zur Erhaltung Ihrer Gesundheit

und zum Umgang mit den emotionalen Veränderungen während dieser Zeit, wobei der ganzheitliche Ansatz dazu dient, sich mehr und mehr auf sich selbst zu verlassen. Das Buch beschreibt alternative Behandlungsmethoden wie Homöopathie, Heilkräuterkunde und Akupunktur, Verfahren, die ohne Bedenken in der Schwangerschaft angewendet werden können, um die natürlichen Selbstheilungskräfte des Körpers zu unterstützen. Es enthält für häufige Krankheiten viele nützliche Tips zur Vorbeugung, Selbsthilfe und Behandlung mit Hilfe natürlicher Heilmittel durch professionelle Helfer.

3 Auf Yoga basierende Übungen für die Schwangerschaft

Während der neun Monate, die die Schwangerschaft dauert, macht Ihr Körper enorme Veränderungen durch. Beim Atmen, bei der Verdauung und der Ausscheidung werden ganz neue Anforderungen an Ihre Organe gestellt, die nicht nur für Sie selbst viel mehr Arbeit leisten müssen, sondern auch für Ihr sich entwickelndes Baby.

Zu Beginn der Schwangerschaft stellen Sie sich auf die hormonellen, körperlichen und seelischen Veränderungen ein und sind möglicherweise häufig müde und müssen mit Übelkeit kämpfen. Später dann, im mittleren Drittel der Schwangerschaft, fühlen Sie sich wahrscheinlich nach den ganzen Umstellungen wieder wohl, Sie sind vital und gesund, und es geht Ihnen gut. In dieser Zeit bekommen Sie wahrscheinlich auch Lust, Übungen zu machen, die auf die Schwangerschaft abgestimmt sind und die körperlichen Umstellungen berücksichtigen. In den letzten Monaten, wenn Ihr Körper sich auf das immer größer werdende Gewicht einstellt, das Sie zu tragen haben, tun Ihnen Übungen gut, bei denen Ihre Wirbelsäule gestärkt und geschont wird und bei denen Sie Ihren ganzen Körper ohne Anstrengung einsetzen können. Und sicherlich wollen Sie sich auch auf die Anforderungen durch die Wehen, die Geburt und das Muttersein vorbereiten.

Die meisten Übungen in diesem Kapitel stammen aus dem Hatha-Yoga und sind für die Schwangerschaft besonders gut geeignet. Einige wurden auch aus der Krankengymnastik übernommen, damit Ihr Körper entsprechend gekräftigt wird und Sie dadurch Überlastungen vermeiden.

Hatha-Yoga beruht auf einem traditionell überlieferten Übungssystem, das in Indien entstanden ist und heute überall auf der Welt praktiziert wird. Yoga ist eine Möglichkeit, sich körperlich zu entspannen, geistig ruhig zu werden und die innere Mitte zu finden. Das Wesentlichste jedoch ist, daß durch Yoga, wenn es richtig geübt wird, Ihr Körper lernt, sich in Harmonie mit der Schwerkraft, der wir ständig ausgesetzt sind, zu bewegen. Ohne Anwendung von Kraft oder Anstrengung können Sie mit Hilfe Ihrer Atmung lernen, unnötige Verspannungen und Verkrampfungen in Ihren Gelenken und Muskeln loszulassen. Wenn sich Ihre Haltung allmählich verbessert, werden Sie mehr Kontakt zum Boden spüren, Körper und Geist kommen ins Gleichgewicht und werden eins.

In den vorangegangenen Kapiteln haben wir festgestellt, wie die normalen physiologischen Vorgänge bei der Geburt am wenigsten behindert werden, wenn Sie Ihren Körper in Harmonie mit der Schwerkraft bringen. Jedesmal, wenn Sie die in diesem Kapitel empfohlenen Übungen machen, entwickeln Sie in sich dieses instinktive Körpergefühl. Das wird Sie dann durch die Geburt geleiten und Ihnen Zuversicht und Vertrauen zu Ihrem eigenen Körper vermitteln. Sie sind nun besser in Kontakt mit Ihren natürlichen Impulsen, bleiben entspannt und können die Angst und die Anspannung von sich abfallen lassen, die sich hinderlich auf die unwillkürlich ablaufenden Geburtsvorgänge auswirken. Es wird Ihnen leichterfallen, den veränderten Bewußtseinszustand, in dem Sie sich bei der Geburt befinden werden, zu akzeptieren und die intensiven Empfindungen zu integrieren, zu denen es kommt, wenn Ihr Körper sich öffnet, um Ihr Kind zur Welt zu bringen. Auf dem Höhepunkt der heftigsten und schmerzhaftesten Wehen werden Sie somit in der Lage sein, Ruhe und einen Mittelpunkt in sich selbst zu finden, indem Sie sich auf Ihre Atmung konzentrieren, wie Sie es bei Ihren Yogaübungen gelernt haben.

Yoga kann Ihnen dazu verhelfen, sich auf die umwälzenden Veränderungen während der Schwangerschaft und bei der Geburt einzulassen. Es kann Ihnen eine bessere Selbstwahrnehmung vermitteln und bewirken, daß Sie auch das Kind in sich intensiver wahrnehmen. Wenn Sie während der Yogaübungen die innere Ruhe spüren, wird Ihnen die starke Bindung zwischen sich und Ihrem Kind bewußter. Die unbewußte Kommunikation, die während der gesamten Schwangerschaft ganz natürlich zwischen Ihnen und Ihrem Kind abläuft, intensiviert sich dadurch. Indem Ihnen das Wunder der Entstehung neuen Lebens, das sich in Ihnen und durch Sie verwirklicht, bewußter wird, können die Übungen Sie darauf vorbereiten, Ihr Kind willkommen zu heißen und es in den vor Ihnen liegenden Jahren zu lieben und zu umsorgen.

Wie wirkt Yoga?

Auf praktischer Ebene bietet Yoga ein Übungssystem an, mit dessen Hilfe Sie Ihre natürlichen Bewegungsmöglichkeiten in Harmonie mit der Schwerkraft neu entdecken und körperlich fit bleiben können.
Wenn Ihre Haltung zu wünschen übrig läßt, ist Ihr Körper aus dem Gleichgewicht geraten und »losgelöst« von seiner Basis, die harmonische Beziehung zur Schwerkraft ist verlorengegangen. Spannungen stauen sich im Oberkörper, so daß Sie kopflastig werden. Belastungen führen zu Schmerzen, das Gleichgewicht zwischen Muskulatur und Skelett ist gestört, und das geht mit einem allgemeinen psychischen Gefühl einher, keinen Boden unter den Füßen zu haben. Daher sind hängende Schultern, ein krummer Rücken, eine verdrehte oder gekrümmte Wirbelsäule, vorgeschobener Unterkiefer, eine verkürzte Halswirbelsäule und Versteifungen in den Beinen weitverbreitete Haltungsprobleme, die eine verdeckte Epidemie in unserer Gesellschaft darstellen. Die meisten von uns tragen schließlich, ohne es zu merken, einen Ballast unnötiger Verspannungen mit sich herum, die sich in unseren Muskeln und Gelenken verfestigt haben. Dieser Zustand hängt mit den Belastungen des modernen Lebens zusammen, mit unserer sitzenden Lebensweise, damit, daß wir den Kontakt zur Natur verloren und uns eine schlechte Haltung angewöhnt haben, uns zu wenig bewegen und unsere Gefühle unterdrücken. All das sind Begleiterscheinungen unseres heutigen Lebensstils.
Yoga geht den Verspannungen im Körper auf den Grund und bietet Ihnen die Möglichkeit, sie zu lösen. Eine gute Haltung hängt von einem harmonischen Gleichgewicht zwischen Ihrem Körpergewicht und der Schwerkraft ab. Yoga setzt voraus, daß Sie sich zunächst einmal bewußt werden, wie Ihr Körper vom Boden getragen wird und wie er den Boden berührt, ganz gleich, welche Haltung Sie einnehmen. Wenn sie zum Beispiel stehen, spüren Sie, wie Ihr Gewicht durch Ihre Fersen nach unten

in den Boden sinkt (so wie ein Baum, der seine Wurzeln ausbreitet), oder Sie spüren im Sitzen Ihr Becken schwer werden und den unteren Bereich der Wirbelsäule sich nach unten entspannen, während Ihr Gewicht abwärts sinkt und auf Ihren Sitzbeinknochen ruht. Das bedeutet, Kontakt zum Boden zu haben, was Ihnen ein Gefühl körperlicher und psychischer Stabilität verschafft.

Wenn Sie eine sichere Basis haben, sind Ihr Hals, Ihre Schultern und Ihr oberer Rücken gut gestützt und können leicht und frei werden. Je fester Ihr Körper am Boden ruht, umso lockerer und entspannter kann er sein. Wie ein Baum dehnt sich Ihre Wirbelsäule also in zwei Richtungen aus: Von der Taille abwärts ist sie zum Boden gerichtet, von der Taille aufwärts streckt sie sich dem Himmel entgegen, so wie Zweige und Blätter dem Licht entgegenwachsen.

Sobald Sie dieses Gefühl eines guten Kontakts zum Boden verspüren, besteht der nächste Schritt darin, sich auf Ihren Atemrhythmus zu konzentrieren. Das verhilft Ihnen zu geistiger Ruhe und innerer Aufmerksamkeit, um Ihre eigene »Mitte« zu finden. Dann können Sie sich der natürlichen Atembewegung überlassen. Sie können lernen, in der Vorstellung die Ausatmung mit der Schwerkraft nach unten zu schicken, zu Ihren »Wurzeln« hin, wobei Ihre Einatmung passiv erfolgt und ein Gefühl der Leichtigkeit nach oben von einer stabilen Basis aus vermittelt, so daß die Wirbelsäule länger wird. Das hört sich wahrscheinlich merkwürdig und verwirrend an, solange Sie es nicht selbst ausprobiert haben, doch mit etwas Übung spüren Sie allmählich, wie dies ganz natürlich passiert, wenn Ihre Haltung gut ausbalanciert ist.

Beim Yoga geht es also nicht nur darum, verschiedene Haltungen zu lernen. Das Wesentliche besteht darin, Ihren Sinn für eine harmonische Orientierung zur Erde hin wiederzuentdecken, indem Sie sich auf Ihre Atmung konzentrieren und darauf, wie Ihr Körpergewicht sich mit der Schwerkraft ausbalanciert. Indem Sie durch Yoga Ihre »Mitte finden« und Kontakt zum Boden bekommen, können Sie zu einer gelassenen Haltung finden und sich von Verspannungen, Schmerzen und Ängsten befreien. Vor allem in der Schwangerschaft ist das sehr hilfreich, und auch bei den Wehen und der Geburt nützt es Ihnen, ohne daß Sie daran denken müssen.

Beim Yoga werden mehrere Bewegungen, von denen verschiedene Körperteile gleichzeitig betroffen sind, miteinander kombiniert. Doch ein einfaches Vorbeugen zeigt uns, wie die den Yogaübungen zugrundeliegenden mechanischen Prinzipien funktionieren.
Das Vorbeugen ist eine Haltungsübung, die die passive Entspannung der rückseitigen Beinmuskeln fördert. (In dieser Haltung wirken die Hüftgelenke wie Scharniere.) Dabei fällt das Gewicht des Rumpfes nach vorn und wird durch die Schwerkraft nach unten gezogen, bis es zu einem Widerstand der rückseitigen Beinmuskeln kommt. Daraufhin regt das Gewicht des Oberkörpers mit Hilfe der Schwerkraft die Beinmuskeln dazu an, sich zu dehnen und länger zu werden.

Probieren Sie folgendes:

1. Stellen Sie sich aufrecht hin. Ihre Füße stehen in einem Abstand von ca. 30 cm parallel nebeneinander.
2. Ohne in die Knie zu gehen, beugen Sie sich jetzt allmählich von den Hüften aus vor. Halten sie die Arme hinter dem Rücken, die Wirbelsäule bleibt gerade.
3. Bleiben Sie ein paar Sekunden lang in dieser Position, atmen Sie tief, und kommen Sie dann ganz langsam wieder hoch.

Bestimmt haben Sie in den rückseitigen Beinmuskeln eine Dehnung gespürt, als die Bewegung bewirkt hat, daß diese länger werden und sich entspannen. Wenn die Übung schmerzhaft war, wundert Sie das sicherlich, da die Muskeln sich doch entspannt haben. Die Ursache ist, daß es im Alltag wahrscheinlich selten nötig ist, diese Bewegung auszuführen und sich deshalb die rückwärtigen Beinmuskeln verkürzt und ihre Elastizität verloren haben. Dadurch sind Ihre Möglichkeiten, sich nach vorne zu beugen, eingeschränkt.
Von Natur aus ist unser Körper so beschaffen, daß er wie ein Taschenmesser zusammenklappen kann, wobei der Bauch und der Brustkorb flach auf Ihren Oberschenkeln liegen und Sie die Handflächen vor sich am Boden abgelegt haben. In den letzten Schwangerschaftsmonaten können sie diese Übung natürlich nur noch mit gespreizten Beinen machen, damit Ihr Bauch Platz hat! (s. S. 107f.) In dieser Haltung haben

Ihre Füße guten Bodenkontakt, die Schwerkraft zieht Ihren Körper wie einen Hebel von den Hüften aus nach vorn. Ihre Wirbelsäule sollte dabei total entspannt sein, während sich Ihre Körpervorderseite zusammenzieht, die Kniemuskeln werden länger und dehnen sich aus. Wenn Sie in dieser Haltung eine gewisse Zeit tief atmen, können Sie die Verspannungen, die Sie auf der Rückseite Ihrer Beine spüren, lösen und Ihre Wirbelsäule dehnen und entspannen, bis Ihnen mit einiger Übung die Bewegung leichter fällt.

Wenn Sie andere Bewegungen ausprobieren, werden Sie wahrscheinlich feststellen, daß sich Ihr gesamter Körper bis zu einem gewissen Grad in einem chronischen Verspannungszustand befindet, an manchen Stellen mehr, an manchen weniger. Die wirkungsvollste Methode, entspannter und geschmeidiger zu werden, besteht darin, wieder mit den vernachlässigten Bewegungen zu beginnen, zu denen wir von Natur aus fähig sind. Sie brauchen nur täglich etwas Zeit damit zu verbringen, sie zu üben. Allmählich werden verspannte Muskeln länger und flexibler und die Gelenke werden beweglicher, wenn sich Verspannungen lösen.

Das folgende Übungsprogramm auf der Basis von Yoga fördert auf sichere Weise Entspannung und Elastizität, ohne Sie zu überanstrengen. Die Schwangerschaft ist eine großartige Gelegenheit, gewohnheitsmäßige Spannungen zu lösen und Ihrem Körper mehr Entspannung zu ermöglichen. Wenn Sie noch nie solche Übungen gemacht haben, fallen Ihnen einige wahrscheinlich anfangs schwer. Doch mit der Zeit werden Sie lockerer.

Die Vorteile von Yogaübungen

1. Wenn Ihre Muskeln geschmeidiger und Ihre Gelenke beweglicher werden, verbessert sich das Zusammenspiel der Muskulatur Ihres Stütz- und Bewegungsapparats. Muskeln arbeiten zusammen: Während eine Muskelgruppe sich entspannt und dehnt, zieht sich die andere zusammen und verkürzt sich. Wenn Sie die antagonistischen Muskelgruppen in Einklang miteinander bringen, können Ihre Gelenke besser ineinandergleiten, und Ihre Haltung wird ganz von selbst besser. So wird dafür gesorgt, daß Sie Ihr Baby ohne Rückenschmerzen tragen können.

2. Eine gute Atmung beruht auf einer guten Haltung. Wenn Ihr Becken und Ihre Wirbelsäule im Gleichgewicht und Ihre Schultern entspannt sind, kann sich Ihr Brustkorb gut ausdehnen, so daß Sie ungehindert atmen können. Das gewährleistet während der gesamten Schwangerschaft sauerstoffreiches Blut für Sie und Ihr Baby.
3. Wenn Sie mit den Übungen vertraut geworden sind, wissen Sie, welche Übungen leichtere Schwangerschaftsbeschwerden lindern können, zum Beispiel Sodbrennen, Schmerzen in den Hüftgelenken oder den Rippen, Krämpfe in den Beinen oder Kopfschmerzen.
4. Ihr Kreislauf ist auf Ihre Muskeln angewiesen. Sie wirken als Pumpen und lassen das Blut durch Ihren Körper fließen und dann zum Herzen zurückkehren. Wenn ein Muskel hart ist, sind die Blutgefäße darin verengt, und Ihr Blutkreislauf (und indirekt der Kreislauf Ihres Babys in der Gebärmutter) ist ebenfalls eingeschränkt. Die Übungen können dazu beitragen, daß Ihr Baby alles bekommt, was es braucht, um gesund heranzuwachsen. Auch Probleme durch eine schlechte Durchblutung – Krampfadern, Hämorrhoiden und Wasseransammlungen – lassen sich dadurch verhindern oder verringern. Und schließlich können die Übungen auch den Blutdruck senken und so zur Verhütung von Problemen mit zu hohem Blutdruck (s. 7. Kapitel) beitragen.
5. Yogaübungen helfen gegen Müdigkeit. Wenn Muskeln verkürzt sind und die Bewegung eingeschränkt ist, ist der Energiefluß blockiert. Nach einem Übungszyklus fühlen Sie sich belebt und erfrischt, und dieses Gefühl wird mit der Zeit immer intensiver. So können Sie sich in der Schwangerschaft gesünder fühlen und haben mehr Energie als je zuvor.
6. Die bequemsten Yogahaltungen in der Schwangerschaft sind den Haltungen sehr ähnlich, die Frauen bei der Geburt instinktiv einnehmen. Durch die Yogaübungen haben Sie sich also mit den natürlichen Geburtspositionen vertraut gemacht, die Frauen schon immer eingenommen haben, ohne viel darüber nachdenken zu müssen. Sie können sich dann frei und instinktiv bewegen, denn Ihr Körper weiß, was das Richtige ist. Yoga hilft Ihnen, besser mit Ihrer eigenen Mitte in Kontakt zu sein. So fällt es Ihnen leichter, sich während der Geburt der Kraft zu überlassen, die in Ihrem Körper wirksam wird.

7. Wenn die Verspannungen nachlassen, wird Ihr Körper allmählich schmerzfrei.
8. Nach und nach werden Sie mit dem unangenehmen Gefühl oder gar dem Schmerz vertraut, wenn Sie Ihre gewohnten Grenzen überschreiten. Eröffnungsphase und Geburt verlangen von Ihnen, daß sie über Ihre üblichen Grenzen hinausgehen. Wenn Sie also in der Schwangerschaft Haltungen einnehmen, bei denen Ihr Körper seine üblichen Grenzen überwindet, bereiten Sie sich allmählich auf diese Anstrengungen vor. Durch die Übungen lernen Sie, sich den in Ihrem Körper wirkenden Kräften zu überlassen. Das ist die denkbar beste Vorbereitung auf die Geburt. Die Übungen helfen Ihnen, mit den intensiven Gefühlen bei den Wehen zurechtzukommen, wenn sich Ihre Gebärmutter zusammenzieht. Sie bewirken auch eine Schmerzverminderung, denn sie lernen dabei, sich zu entspannen und die Empfindungen zu akzeptieren, anstatt sich gegen sie zu wehren. Das beschreibt eine Mutter so:

»Die Übungen haben es mir ermöglicht, mich körperlich und emotional auf die Vorgänge einzustimmen, durch die mein Kind irgendwann unausweichlich auf die Welt kommen würde. Ich konnte mit meinem Körper zusammenarbeiten, auch wenn die Schmerzen schwer zu ertragen waren. Ich war körperlich und auch geistig auf alles vorbereitet, was mir bevorstand und sah der Geburt des Kindes erwartungsvoll und voller Selbstvertrauen entgegen.«

Was auch während der Geburt geschehen mag – selbst wenn es zu Komplikationen kommen sollte –, Sie haben mit den Yogaübungen während der Schwangerschaft alles getan, damit Sie sich schnell erholen.

Die Übungen

Wählen Sie eine Tageszeit, zu der Sie etwas Zeit für sich selbst erübrigen können, vielleicht gleich nach dem Aufstehen oder vor dem Schlafengehen. Sie sollten vorher nicht viel essen. Sie brauchen eine freie Wand, zwei Kissen und einen Schemel oder einen Stapel Bücher.

Die Übungen bestehen aus acht Übungsfolgen, sechs Grundübungen umfassend, die Sie täglich oder so oft wie möglich üben sollten. (Sie sind mit Sternchen markiert oder durch »Grundübung« I bis VI gekennzeichnet.) Das gesamte Programm dauert etwa eine halbe Stunde. Doch vielleicht möchten Sie sich Ihr eigenes Programm zusammenstellen, wobei Sie sich am besten zunächst auf die Grundübungen konzentrieren und dann später andere Übungen nach Ihrem Geschmack und Ihren Bedürfnissen hinzufügen.

Am günstigsten ist, Sie fangen schon möglichst früh in der Schwangerschaft mit den Übungen an, also jederzeit nach der zwölften Woche, es sei denn Ihr Arzt rät Ihnen, schon eher zu beginnen. Zu spät ist es jedoch nie.

Fangen Sie ganz gemächlich an, bleiben Sie in jeder Haltung nur so lange, wie es angenehm für Sie ist, und steigern Sie die Dauer jeder Übung immer mehr, je vertrauter Sie mit den Bewegungen werden. Beginnen Sie mit wenigen Haltungen, und nehmen Sie eine nach der anderen dazu, bis Sie das ganze Programm absolvieren können. Anfangs spüren Sie wahrscheinlich Ihre eigene Steifheit. Sie müssen davon ausgehen, daß Sie zwei bis drei Wochen brauchen, um sich mit den Übungen vertraut zu machen. Allmählich, wenn Sie immer mehr loslassen können, werden Sie die Übungen genießen. Sie werden wahrscheinlich feststellen, daß einige der Bewegungen sich gut in Ihren normalen Tagesablauf einfügen lassen, daß es einige gibt, die Sie beim Fernsehen machen können, während Sie lesen oder sich mit Freundinnen unterhalten und daß einige Ihre ganze Aufmerksamkeit erfordern. Vorausgesetzt, Sie beachten die Anweisungen und warnenden Hinweise, können die Übungen unbedenklich während der Schwangerschaft ausgeführt werden. Sobald sie Ihnen vertraut sind, können Sie jede Haltung über längere Zeit einnehmen. Wenn eine Haltung auch nach längerer Zeit sehr unangenehm ist, dann lassen Sie sie weg und machen statt dessen die anderen. Anfangs werden Sie merken, daß Sie bei der genauen Befolgung der Anweisungen bis zu einem gewissen Punkt kommen und dann die Dehnung spüren. Versuchen Sie bei jeder Übung mit tiefem Weiteratmen so weit zu gehen, bis die Dehnung nachläßt. So wird sich Ihre Beweglichkeit allmählich steigern, Ihr Körper wird elastischer und entspannter.

Einige warnende Hinweise

Yoga wird Ihnen auf jeden Fall guttun, ganz gleich, ob Sie schon geübt sind oder noch nicht. Wenn Sie jedoch chronische Rückenbeschwerden oder Komplikationen während der Schwangerschaft haben, zum Beispiel frühere Fehlgeburten oder Narben am Muttermund, ziehen Sie Ihren Arzt zu Rate, bevor Sie mit den Übungen beginnen, und beachten Sie die Hinweise, worauf Sie bei den Übungen achten müssen.

Wenn Sie irgendwann während der Schwangerschaft Blutungen bekommen, rufen Sie umgehend Ihren Arzt oder Ihre Hebamme an. Beenden Sie die Übungen, und legen Sie sich ins Bett. Ganz leichte Blutungen während der Schwangerschaft sind normalerweise kein Grund zur Beunruhigung, doch können sie auch auf ein Problem hinweisen.

Entgegen der landläufigen Meinung sind Rückenschmerzen keine unvermeidbare Begleiterscheinung der Schwangerschaft. Mit Fortschreiten der Schwangerschaft werden Ihre Gelenke aufgrund der Hormone weicher, und Ihr Körper muß sich auf das größere Gewicht umstellen. Wenn es zu Rückenschmerzen kommt, so liegt das an Haltungsfehlern oder einem Ungleichgewicht im Körperbau, das Ihnen vor der Schwangerschaft überhaupt nicht aufgefallen ist. Wenn Sie Rückenschmerzen, Schmerzen im Kreuzbeingelenk, Spannungskopfschmerzen, verstopfte Stirnhöhlen oder Gelenkschmerzen haben, ist es ratsam, sich an Chiropraktiker, Osteopathen oder Krankengymnasten zu wenden, die sich auf Schwangerschaft spezialisiert haben.

Die Übungen können Wadenkrämpfe, Rückenschmerzen, Krampfadern, Hämorrhoiden, hohen Blutdruck, Schlaflosigkeit, Übelkeit und andere Schwangerschaftsbeschwerden lindern helfen. Damit Sie jedoch wirklich die besten Ergebnisse erzielen, lesen Sie sorgfältig die Anweisungen und warnenden Hinweise, bevor Sie mit den einzelnen Übungen beginnen.

Wenn Ihr Baby sehr groß ist oder sie Zwillinge bekommen, können diese Übungen eine Wohltat sein. Doch seien Sie besonders vorsichtig, weil Ihr gesamter Organismus stärker belastet ist. Achten Sie auf Körpersignale, die Ihnen sagen, daß Sie langsamer machen oder aufhören sollen.

Manchen Frauen ist die Rückenlage in der Schwangerschaft unbequem, vor allem in den letzten sechs Wochen. Das kommt daher, weil das Gewicht der Gebärmutter auf die großen Blutgefäße im Unterleib drückt, wodurch sich der Kreislauf verlangsamt und es zu Benommenheit kommen kann. Wenn Ihnen das in irgendeinem Übungsstadium passieren sollte, dann drehen Sie sich auf die Seite und gehen anschließend in den Vierfüßlerstand. Lassen Sie in Zukunft alle Übungen in der Rückenlage weg. Den meisten macht die Rückenlage jedoch nichts aus; sie ist für kurze Zeit sehr entspannend, wenn die Beine angewinkelt sind oder hochliegen. Doch empfiehlt es sich für alle Frauen, in den letzten sechs Schwangerschaftswochen möglichst nicht auf dem Rücken zu liegen.

Manche Frauen finden auch, daß Stehen oder die vornübergebeugte Haltung unangenehm sind oder daß sie nicht lange in dieser Haltung bleiben möchten, wogegen andere sie gerne minutenlang einnehmen. Lassen Sie sich immer von Ihrem Körper leiten. Ruhen Sie sich aus, wenn es Ihnen zuviel wird, und lassen Sie alle Übungen weg, die Ihnen nicht zusagen.

Hilfreiche Tips

- ☐ Für Ihr Wohlbefinden und das Ihres Babys ist es wichtig, daß Sie neben den Übungen regelmäßig zu den Vorsorgeuntersuchungen bei Ihrer Hebamme, Ihrem Arzt oder in Ihrer Klinik gehen.
- ☐ Tragen Sie während der Schwangerschaft flache Schuhe. Setzen Sie sich möglichst auf einen niedrigen Hocker oder einen Stapel Bücher statt auf einen Stuhl, oder setzen Sie sich im Schneidersitz oder mit ausgestreckten Beinen auf den Boden.
- ☐ Günstig ist es, wenn Sie mit einer schwangeren Freundin oder einer kleinen Gruppe von Schwangeren gemeinsam üben. Einige der Übun-

gen werden mit einem Partner gemacht. Auch Männern tun sie gut; Sie könnten also auch Ihren Partner miteinbeziehen.

- ☐ Sehr angenehm ist es, wenn Sie vor oder nach den Dehnübungen ein warmes Bad nehmen, sich duschen oder schwimmen gehen.

Übungsfolge I: Die Mitte finden

A. Grundhaltung im Sitzen

Solange Sie sich mit dieser Übung noch vertraut machen müssen, lassen Sie sich die Anweisungen beim Üben am besten von jemandem sehr langsam vorlesen, oder Sie sprechen sie auf Kassette.

1. Setzen Sie sich mit dem Rücken an eine Wand. Sie ziehen einen Fuß angewinkelt zum Körper hin und legen dann den anderen bequem davor ab, oder Sie sitzen im Schneidersitz. Ihr Kreuzbein berührt die Wand.
2. Jetzt schließen Sie die Augen und lassen die Spannung in Ihrem Nacken los, indem Sie Ihr Kinn etwas zur Brust ziehen. Entspannen Sie die Schultern. Ohne Ihren normalen Atemrhythmus zu verändern, konzentrieren Sie sich jetzt auf Ihre Atmung. Achten Sie dabei besonders auf das Ausatmen.
   Spüren Sie, wie Ihre Sitzbeinknochen den Boden berühren. Bei jeder Ausatmung spüren Sie, wie Ihr Becken mit der Schwerkraft nach unten sinkt; Knie, Hüften und Beine sinken zum Boden. Lassen Sie das Kreuzbein nach unten hin los, so daß Ihr ganzer Unterkörper guten Kontakt mit dem Boden hat und Ihr Rücken entspannt ist. Spüren Sie Ihre Wirbelsäule, die vom Steißbein an aufwärts durch den Lendenbereich, zwischen den Schultern und bis zum Nacken hinauf gut abgestützt ist.
   Entspannen Sie sich mit jeder Ausatmung, lassen Sie Spannungen um die Augen herum, im Unterkiefer, im Nacken, in den Schultern, im Bauch und im Beckenboden los. Legen Sie die Handflächen sanft auf den Unterbauch, direkt oberhalb des Schambeins.

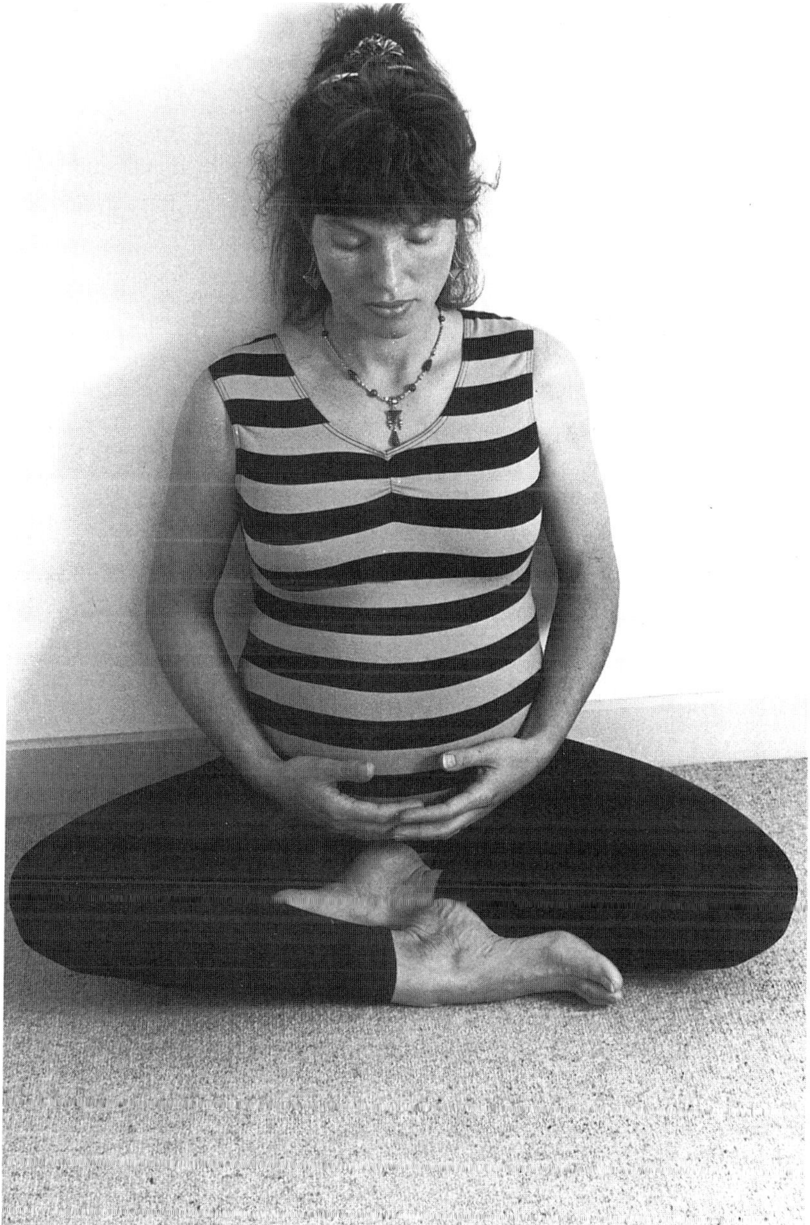

Übung I.A: Grundhaltung im Sitzen

*B. Atmung (Grundübung I)**

1. Sie befinden sich in der sitzenden Grundhaltung, Ihre Aufmerksamkeit ist immer noch auf die Atmung konzentriert, und Sie achten jetzt besonders auf die Ausatmung. Normalerweise atmen wir durch die Nase ein und aus, doch lassen Sie jetzt einmal die Luft durch den Mund ausströmen. Am Ende eines Atemzugs machen Sie einen Moment lang Pause. Atmen Sie dann sanft durch die Nase wieder ein, so daß die Luft mühelos in Ihre Lungen strömen kann.
   Atmen Sie so eine Weile weiter; Ihr Körper ist dabei völlig entspannt. Lassen Sie den Atem im eigenen Rhythmus fließen. Die Ausatmung sollte etwa zweimal so lang sein wie die Einatmung.
2. Sie atmen weiter tief durch den Mund aus und durch die Nase ein und gehen dann mit Ihrer Aufmerksamkeit zum Unterbauch. Versuchen Sie, die sanfte Bewegung Ihres Bauches beim Atmen zu spüren. Wenn Sie ausatmen, läßt der Druck im Bauch nach, und Ihr Bauch bewegt sich von den Handflächen weg zur Wirbelsäule hin. Machen Sie eine Pause. Atmen Sie dann ein. Dabei wird der Druck im Bauch größer, und ihr Bauch wölbt sich in Ihre Hände hinein.
   Atmen Sie so weiter, und spüren Sie, wie sich Ihr Bauch beim Ausatmen von Ihren Händen weg zusammenzieht und sich beim Einatmen zu Ihren Händen hin ausdehnt. Ihr übriger Körper bleibt ganz entspannt und ruhig, Brustkorb und Schultern bewegen sich nur ganz leicht.
   Wenn sie merken, daß Sie anstatt in den Bauch in den Brustkorb atmen, wie es viele gewohnheitsmäßig tun, dann konzentrieren Sie sich weiterhin auf die Ausatmung, und übertreiben Sie die Bewegung des Bauches dabei ein wenig: Bewegen Sie beim Ausatmen die Bauchmuskeln von Ihren Händen weg und zur Wirbelsäule hin, und lassen Sie diese dann zu Ihren Händen hin los, wenn Sie einatmen. Mit ein wenig Übung ergibt sich diese Bewegung ganz von selbst und wird für Sie zu etwas ganz Natürlichem, wenn Ihr Atem tiefer wird.
3. Lassen Sie beim Ausatmen einfache Töne laut werden. Beginnen Sie mit dem Laut »Uuu«. Spüren Sie, wie dieser Ton vom unteren Teil des Becken ausgeht, und fahren Sie bis zum Ende der Ausatmung damit fort. Dann machen Sie eine Pause und lassen den Atem wie

gewohnt einströmen. Wiederholen Sie den Laut »Uuu« dann beim Ausatmen wieder.

Versuchen Sie es dann mit »Ooh«, wobei Sie den Laut vom Bauch ausgehen spüren, und wiederholen Sie das ganze.

Versuchen Sie es nun mit »Aaah«, das vom Herzen oder Brustkorb ausgeht. Summen Sie beim Ausatmen.

4. Legen Sie Ihre Handflächen jetzt auf Ihre Knie, und gehen Sie dann mit geschlossenen Augen, wobei Sie sich immer noch auf die Atmung konzentrieren, langsam wieder zu Ihrer gewohnten Atmung über, aus und ein durch die Nase.

Partnerübung

Versuchen Sie die tiefe Atmung gemeinsam. Ihr Partner kann Ihnen helfen, indem er sich neben Sie setzt und eine Hand auf Ihren Unterbauch und die andere sanft auf Ihr Kreuz legt. Beim Ausatmen kann sanfter Druck der vorderen Hand Ihres Partners Sie daran erinnern, Ihren Bauch »leerwerden« zu lassen. Beim Einatmen atmen Sie zur Hand des Partners hin.

Vorteile

Bei der tiefen Atmung setzen Sie hauptsächlich die Zwerchfellmuskeln ein, die sich beim Ausatmen nach oben und beim Einatmen abwärts bewegen und so den wechselnden Druck im Bauch hervorrufen. Wenn wir entspannt sind, atmen wir ganz von selbst in den Bauch. Wenn wir jedoch angespannt und ängstlich sind, wird unsere Atmung meist flacher, und es bewegt sich dann hauptsächlich der Brustkorb und nicht der Bauch. Die Einatmung ist dabei betont, nicht die Ausatmung (s. 4. Kapitel).

Das Üben der tiefen Atmung bewirkt, daß

- ☐ Sie ruhiger werden,
- ☐ Sie Ihre Mitte finden,
- ☐ Ihre Aufmerksamkeit sich auf die Schwerkraft konzentriert (die Wirbelsäule lockert sich und wird länger),
- ☐ die Muskeln gedehnt werden (die Anspannung läßt nach),
- ☐ Ihr Blut mit Sauerstoff angereichert wird und Abfallprodukte aus Ihrem Organismus und dem des ungeborenen Babys abtransportiert werden.

Wenn Sie beim Atmen Töne von sich geben, wird Ihre Ausatmung länger und tiefer, und außerdem überwinden Sie Hemmungen, während der Wehen und der Geburt Laute von sich zu geben. Während heftiger Wehen können Töne bei der Ausatmung die Schmerzen lindern. In der Austreibungsphase, wenn Ihr Baby zur Welt kommt, können Sie durch Töne das Mitschieben intensivieren.

C. Meditation und das Baby wahrnehmen

1. Sitzen Sie einige Augenblicke ganz ruhig da, und richten Sie Ihre Aufmerksamkeit auf die Atmung. Nach einer Weile finden Sie geistig Ruhe und nehmen Ihre inneren Gefühle deutlicher wahr. Wenn Gedanken oder Ablenkungen auftauchen, dann lassen Sie sie einfach zu; konzentrieren Sie sich dann wieder auf Ihre Atmung.
2. Richten Sie nun Ihre Aufmerksamkeit auf Ihr Baby, das geschützt in Ihrem Bauch ruht. Stellen Sie sich einen Moment lang vor, wie es für das Kind in Ihrem Bauch wohl sein mag. Stellen Sie sich das Gefühl des warmen Fruchtwassers auf der Haut Ihres Babys vor. Stellen Sie sich vor, welche Geräusche Ihr Baby hören kann: Tag und Nacht Ihren Herzschlag und die Verdauungsgeräusche in Ihren Eingeweiden, die Luft, die Ihre Lungen füllt und das Blut, das in der Plazenta und in der Nabelschnur pulsiert. Von der Frühschwangerschaft an und vor allem in den letzten Monaten kann das Baby Ihre Stimme und andere Geräusche von außen wahrnehmen, z.B. Musik oder auch die Stimmen der anderen Familienmitglieder. Vielleicht ist es auch empfänglich gegenüber Ihren Gedanken, Träumen und Gefühlen und spürt Ihre Berührung, wenn Sie Ihren Bauch streicheln und massieren. Lassen Sie sich Zeit, sich Ihrer Fähigkeit bewußt zu werden, sich mit dem Baby zu verständigen, und verbringen Sie noch einige ruhige gemeinsame Momente, bis Sie dann allmählich wieder Ihre Augen öffnen.

Sie können jetzt mit der Übungsfolge II beginnen.

Übungsfolge II: Entspannung des Beckens

*A. Schneidersitz (Grundübung II)**

Vorsicht

In den letzten Schwangerschaftswochen wird das Schambein weicher, damit der Geburtsausgang weit werden kann. Wenn Sie in diesem Bereich irgendwelche Schmerzen spüren, nehmen Sie diese Haltung sehr vorsichtig ein, legen Sie Ihre Füße in einer bequemen Haltung vom Körper entfernt ab, und vermeiden Sie Anstrengung. Bleiben Sie nicht länger als drei Minuten in dieser Haltung. Sie können diese Übung täglich machen, wenn Sie Ihnen guttut, andernfalls lassen Sie sie ganz weg.

1. Sitzen Sie an die Wand gelehnt, der Kreuzbereich wird von der Wand abgestützt. Beugen Sie die Knie, und bringen Sie die Fußsohlen zusammen, wobei die Außenkanten sich berühren und die Fußsohlen sich wie die Seiten eines Buches öffnen.
2. Umfassen Sie die Füße mit den Händen, und dehnen Sie einen Moment lang Ihre Wirbelsäule. Dann lassen Sie die Füße los und legen die Knie zum Boden hin ab.

   Atmen Sie gelassen und tief. Spüren Sie jedesmal beim Ausatmen, wie Ihre Sitzbeinknochen den Boden berühren, und lassen Sie Kreuz und Becken mit der Schwerkraft nach unten sinken. Spüren Sie, wie bei jeder Einatmung Ihre Wirbelsäule länger und leichter wird, und denken Sie dabei daran, daß Schultern, Kopf und Hals entspannt bleiben und Ihr Becken guten Kontakt zum Boden hat.

   Spüren Sie, wie sich Ihre Hüftgelenke entspannen, die Spannung in den Boden fließt, wie Ihr Becken immer mehr Kontakt zum Boden bekommt und Ihr Oberkörper lockerer wird. Bleiben Sie einige Zeit so, lassen Sie alle Anspannung los, und fließen Sie mit der Atmung in diese Haltung hinein.

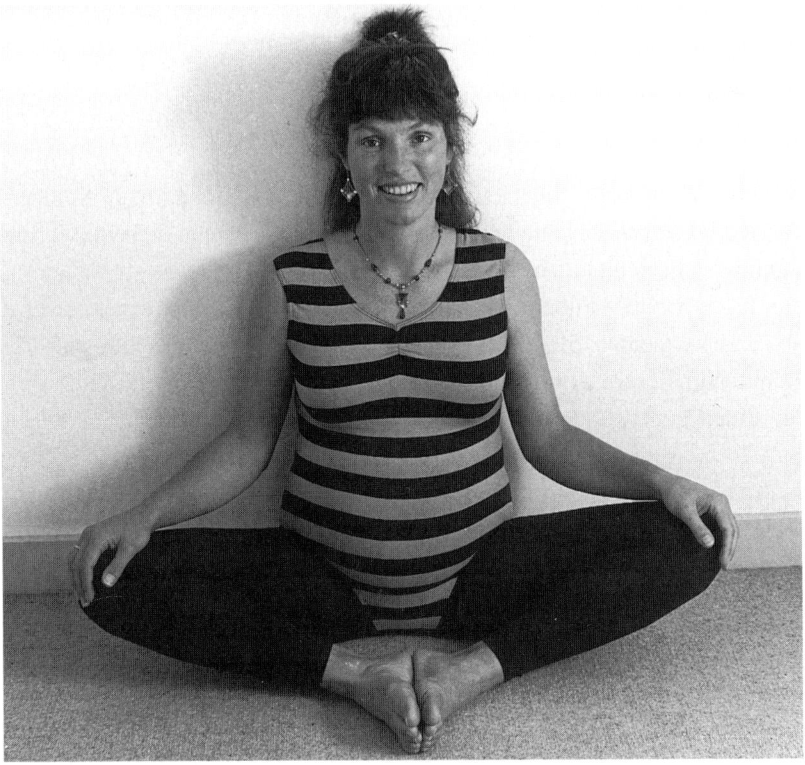

Übung II.A: Schneidersitz

Partnerübung
Sie sitzen im Schneidersitz, Ihre Partnerin sitzt hinter Ihnen und stützt Ihre Wirbelsäule ab, indem sie ihre Füße am Kreuzbein ablegt oder aber einen Fuß über den anderen gegen die Wirbelsäule stellt. Dadurch wird verhindert, daß Ihr Becken nach hinten kippt oder Ihre Wirbelsäule »zusammensinkt«.
Bleiben Sie eine Weile in dieser Haltung.

Schneidersitz für Geübte
Legen Sie Ihre Beine im Schneidersitz aneinander, umfassen sie die Füße, und beugen Sie sich von den Hüften aus vor, wobei Ihr Becken am Boden bleibt. Lehnen Sie sich nur so weit vor, wie das ohne Krümmung des

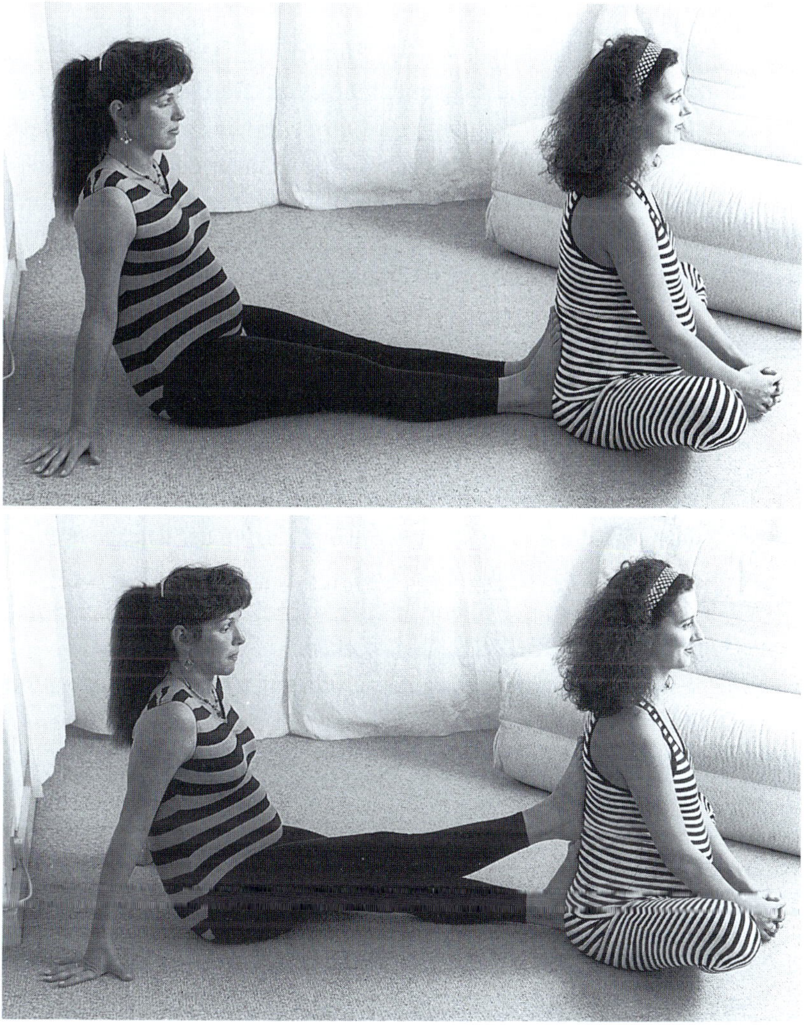

Schneidersitz mit Partnerin

Rückens möglich ist. Wenn Ihnen das leicht fällt, legen Sie Ihre Hände mit den Handflächen nach unten vor sich am Boden ab, und dehnen Sie Ihren Rumpf von den Hüften aus so weit nach vorn, wie das Ihr Bauch erlaubt.

Vorteile

Diese Übung löst Spannungen in den Hüften, den Leisten, Knien und Knöcheln und erweitert den Beckendurchmesser. Der Beckenboden entspannt sich, und die Durchblutung wird im gesamten Bereich gefördert. Sie sollten diese Übung täglich machen; Sie können den Schneidersitz auch für kurze Zeit als Sitzhaltung einnehmen. Bei täglicher Übung kann diese »Frauenhaltung«, wie sie im Tantra-Yoga genannt wird, die Gesundheit und die Funktion der weiblichen Geschlechtsorgane fördern. Außerdem trägt sie dazu bei, das Becken in eine ausgeglichene Position zum übrigen Körper zu bringen.

B. Entspannen der Knöchel

1. Strecken Sie aus dem Schneidersitz heraus Ihre Füße vor sich aus, und dehnen Sie die Fersen. Spüren Sie den Zug an der Rückseite Ihrer Beine. Strecken Sie dann die Zehen.
   Wiederholen Sie diese Übung 20mal, wobei Sie abwechselnd die Fersen dehnen und die Zehen ausstrecken.
2. Bringen Sie die Beine etwas weiter auseinander, und beschreiben Sie mit den Knöcheln ganze Kreise, zuerst einwärts, dann nach außen. Machen Sie das 20mal in jede Richtung.

Vorteile

Diese Übungen lockern die Knöchel, fördern die Beweglichkeit der Gelenke und wirken abschwellend.

C. Beugen der Knie

1 Sie sitzen am Boden, Ihre Beine vor sich ausgestreckt. Beugen Sie jetzt das rechte Knie, und legen Sie den rechten Fuß auf den Oberschenkel des noch ausgestreckten linken Beins, wobei Sie ihn so nahe wie möglich an die Leiste heranziehen, ohne daß es unbequem wird.

2. Strecken Sie die linke Ferse, und spüren Sie, wie die Rückseite Ihres linken Beins den Boden berührt. Legen Sie die rechte Hand aufs rechte Knie, und atmen Sie tief. Spüren Sie, wie bei jeder Ausatmung Ihr

Gewicht zur Unterlage sinkt und beide Sitzbeinknochen den Boden berühren. Bleiben Sie eine Weile so.

3. Wiederholen Sie die Übung auf der anderen Seite, indem Sie Ihr rechtes Bein ausstrecken und das linke anwinkeln. Behalten Sie diese Stellung eine Weile bei.
4. Lassen Sie das rechte Bein locker, beugen Sie beide Knie, und führen Sie beide Fußsohlen wieder zum Schneidersitz zusammen.

Vorteile

Diese Übung hilft Ihnen, in den Knien, Hüften und Knöcheln gelenkiger zu werden.

D. Beine spreizen

1. Achten Sie darauf, daß Ihr Kreuz beim Sitzen die Wand berührt, und spreizen Sie die Beine so weit wie möglich. Zunächst lassen Sie Ihre Beine schwer und locker werden. Atmen Sie tief, und lassen Sie Ihr Becken mit der Ausatmung in die Unterlage sinken. Es hilft, wenn Sie die Oberschenkel mit den Händen massieren.

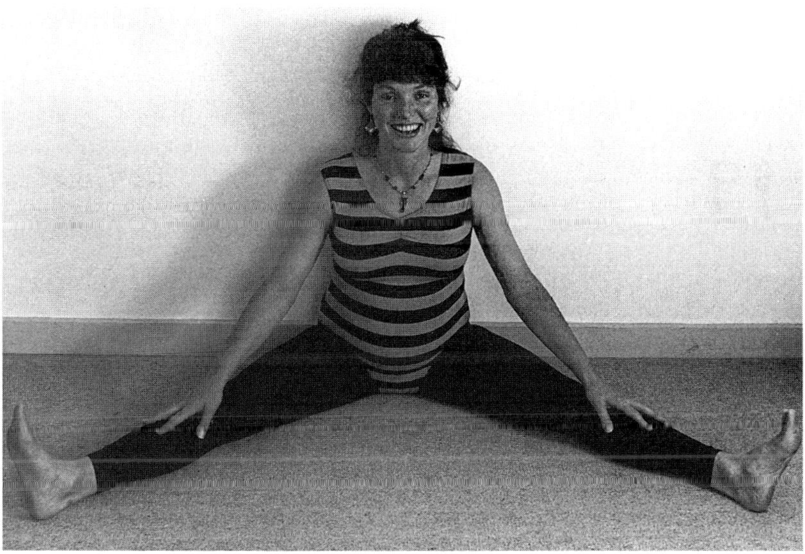

Übung II.D: Beine spreizen

2. Ihre Oberschenkel bleiben entspannt und schwer. Sie strecken langsam Ihre Fersen und dehnen Ihre Wadenmuskeln, so daß Sie mit den Kniekehlen den Boden berühren.
3. Bleiben Sie etwa eine bis drei Minuten in dieser Haltung, und atmen Sie dabei tief. Spüren Sie beim Ausatmen, wie sich Ihr Gewicht in Ihr Becken und auf die Rückseite Ihrer Beine verlagert. Lassen Sie bei jedem Einatmen Ihre Wirbelsäule und den Oberkörper länger und leichter werden, wobei Hals und Schultern entspannt bleiben.

Partnerübung
Sie sitzen aufrecht mit gespreizten Beinen. Ihr Partner sitzt hinter Ihnen und unterstützt Ihre Wirbelsäule, indem er beide Fußsohlen in Ihrem Kreuzbereich ablegt oder einen Fuß über den anderen an der Wirbelsäule aufstellt (genauso wie beim Schneidersitz, s. S. 81). Bleiben Sie eine Zeitlang in dieser Position.

Haltung für Geübte
Beugen Sie sich, falls das möglich ist, sanft von der Hüfte aus vor, wobei Sie Ihre Handflächen oder sogar Ihre Ellenbogen am Boden ablegen (oder die Fußknöchel umfassen). Lassen Sie die Wirbelsäule ganz locker, sie ist frei beweglich, Ihr Becken ruht auf der Unterlage, Hals und Schultern sind entspannt. Beugen Sie sich so weit vor, wie das ohne Krümmung des Rückens bequem ist. Atmen Sie in dieser Haltung gleichmäßig weiter, während Sie Ihre Wirbelsäule dehnen und lockern.
Beenden Sie die Übung, indem Sie die Knie anwinkeln und wieder in den Schneidersitz gehen.

Vorteile
Durch die Übung wird das Becken geweitet, und Spannungen in den Kniemuskeln an der Rückseite der Beine werden abgebaut. Der Beckenboden entspannt sich, der Unterkörper kommt in Kontakt mit dem Boden und fördert die Lösung von Spannungen in der Wirbelsäule, dem Hals und den Schultern. Außerdem begünstigt die Übung die Beweglichkeit der Hüftgelenke.

Übungsfolge III: Kniende Haltungen

Vorsicht
Wenn die knienden Haltungen für Sie in den Knöcheln unangenehm sind, legen Sie sich ein oder zwei Kissen unter das Gesäß. Dadurch wird der Druck Ihres Gewichts auf Waden und Knöchel vermindert. Ein festes, polsterartiges Kissen ist am besten geeignet. Setzen Sie sich der Länge nach darauf, so, als würden Sie ein Pferd reiten.

*A. Knien mit weit gespreizten Beinen (Grundübung III)**

1. Knien Sie am Boden, wobei Ihr Becken auf Ihren Fersen ruht und Ihre Knie möglichst weit gespreizt sind, die Zehen zeigen nach innen. (*a*) Konzentrieren Sie sich auf die Atmung, atmen Sie aus, und lassen Sie Ihr Kreuz nach unten zu Ihren Füßen hin los, so daß Ihr Becken auf Ihre Fersen sinkt.
2. Rücken, Hals und Schultern bleiben entspannt, Ihr Becken sinkt nach unten, Ihre Wirbelsäule ist gerade, und Sie beugen sich von Ihren Hüftgelenken aus vor. Legen Sie die Handflächen vor sich auf dem Boden ab. (*b*) Achten Sie weiterhin darauf, daß Ihr Kreuz nach unten hin entspannt ist, und lassen Sie Ihr Gewicht in die Hüftgelenke sinken.
3. Lassen Sie sich jetzt, während Ihr Becken auf Ihren Fersen ruht, auf die Ellenbogen nieder, wobei Ihre Wirbelsäule beweglich und Ihr Rücken gerade bleibt. (*c*) (Wenn Ihnen das schwerfällt, führen Sie die Übung nur bis zum zweiten Schritt aus.) Bleiben sie eine Weile so, und atmen Sie tief. Sie werden eine Dehnung in der Leistenbeuge spüren. Entspannen Sie sich bei jeder Ausatmung noch mehr, und lassen Sie Verspannungen los.
4. Wenn Ihnen Schritt 3 leichtgefallen ist, dann strecken Sie die Arme aus, lassen Sie das Becken auf den Fersen liegen, und berühren Sie mit der Stirn den Boden. (*d*) Bleiben Sie so einige Augenblicke, atmen Sie tief weiter, und setzen Sie sich dann langsam auf.

a

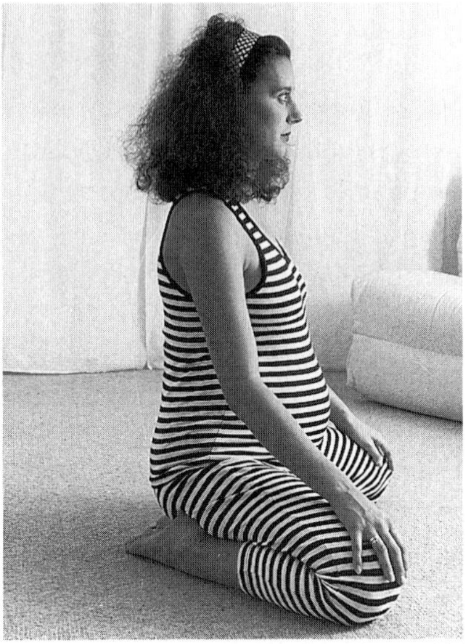

b

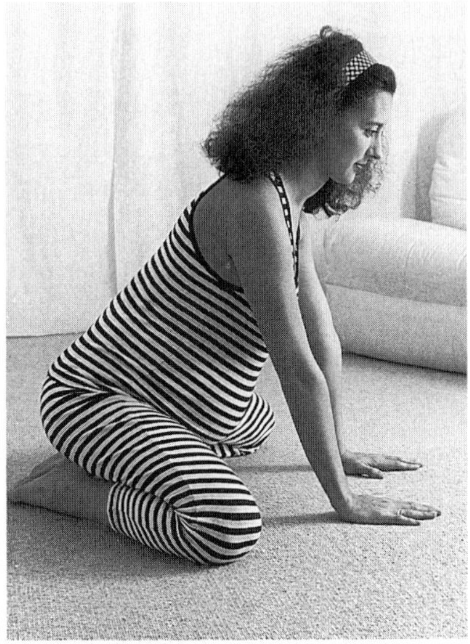

c

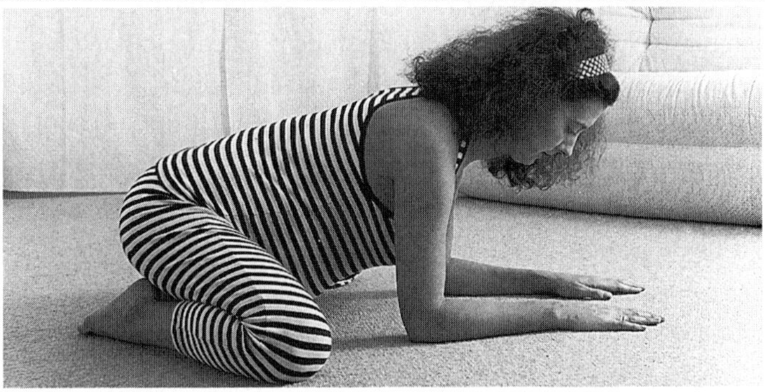

d

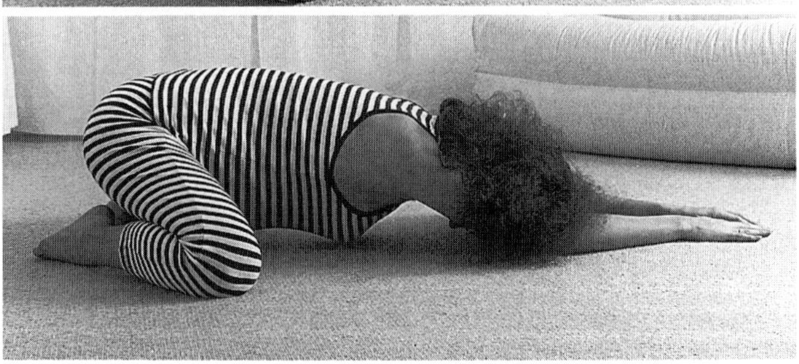

Übung III.A: Knien mit weit gespreizten Beinen

Partnerübung
Ihr Partner kann Sie unterstützen, indem er bei Schritt 4 eine Hand auf Ihr Kreuzbein legt und sanft sein Gewicht in die Hand sinken läßt, um Ihrem Becken Halt zu geben. Sagen Sie ihm, wieviel Druck Ihnen angenehm ist.

Vorteile
Bei dieser Übung werden alle mit dem Becken verbundenen Muskeln entspannt, die Durchblutung des Beckenbereichs und der Gebärmutter wird gefördert. Sie löst Spannungen in der Innenseite der Oberschenkel und der Leistenbeugen und fördert die Beweglichkeit der Hüften, Knie und Knöchel. Außerdem entspannt sich der Kreuzbereich. Deshalb ist diese Übung gegen Ende der Schwangerschaft besonders angenehm, weil dadurch die Wirbelsäule vom zusätzlichen Gewicht entlastet wird. Während der Geburt können Sie diese Haltung in etwas abgewandelter Form einnehmen, indem Sie sich über einen Kissenberg beugen.

B. Drehung der Wirbelsäule

1. Bringen Sie beide Knie und die Fußknöchel zusammen, und setzen Sie sich auf die Fersen. Atmen Sie tief, und entspannen Sie Ihr Kreuz mit jeder Ausatmung nach unten zu den Fersen hin.
2. Lassen Sie Ihre Wirbelsäule von den Hüften ausgehend sich sanft nach rechts drehen, während Sie ausatmen. Führen Sie Ihre linke Hand um den Körper herum, und halten Sie sich bei der Drehung am rechten Oberschenkel fest.
   Drehen Sie weiterhin sanft die Wirbelsäule, ohne sich zurückzulehnen, und schauen Sie über die rechte Schulter nach hinten, so daß auch die Halswirbelsäule miteinbezogen wird. Schließen Sie die Augen, und entspannen Sie diese. Bleiben Sie eine Weile so, atmen Sie tief, und lassen Sie das Steißbein sinken. Kommen Sie dann zum »Mittelpunkt« zurück.
3. Wiederholen Sie die Drehung zur anderen Seite. Kommen Sie zur Mitte zurück.

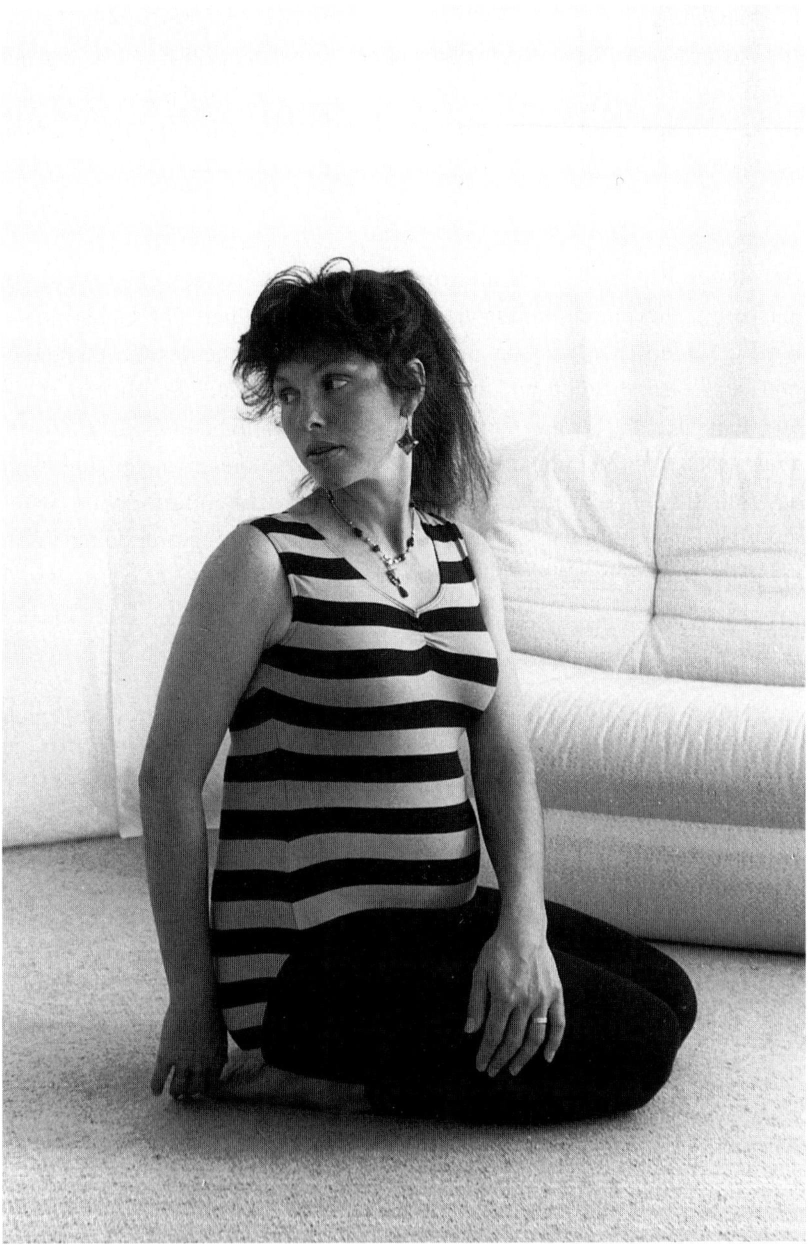

Übung III.B: Drehung der Wirbelsäule

Vorteile

Die Drehung unterstützt die natürliche Schmierung der Wirbelsäulengelenke und macht die Wirbelsäule beweglicher und kräftiger. Die Zirkulation der cerebrospinalen Flüssigkeit (in Hirn- und Rückenmark) wird gefördert, das gesamte Nervensystem angeregt. Außerdem wird die schräge Muskulatur des Rumpfes entspannt, und die starken Bänder, die der Gebärmutter Halt geben, werden sanft gedehnt.

C. Beckenheben

1. Gehen Sie in den Fersensitz, wobei Knie und Knöchel geschlossen sind. Ziehen Sie das Kinn ans Brustbein, und stützen Sie sich hinten mit den Händen ab.
2. Der Kopf bleibt vorn, die Knie nah beieinander, während Sie einatmen und das Kreuzbein vorschieben. Dabei verlängert sich die Wirbelsäule. Heben Sie Ihr Becken nun vorsichtig nach oben, so daß Sie die Dehnung entlang der vorderen Bänder spüren können.

Übung III.C: Beckenheben

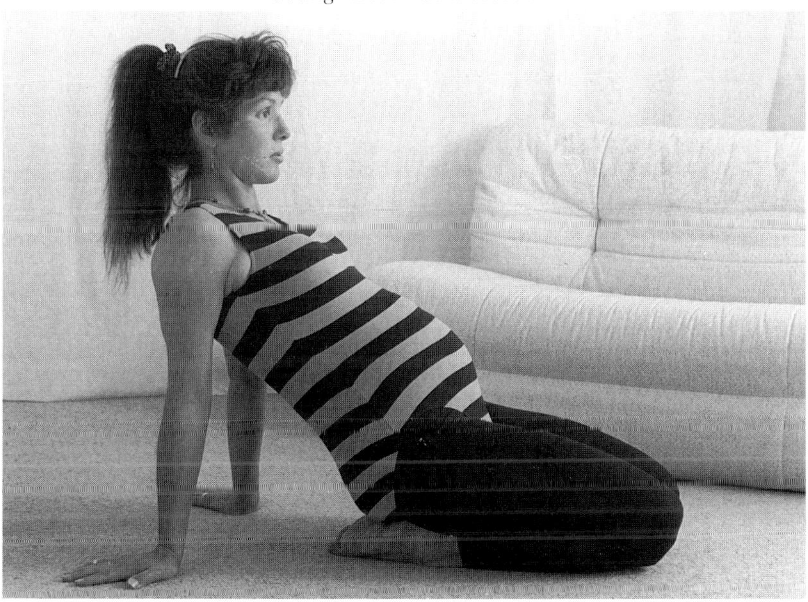

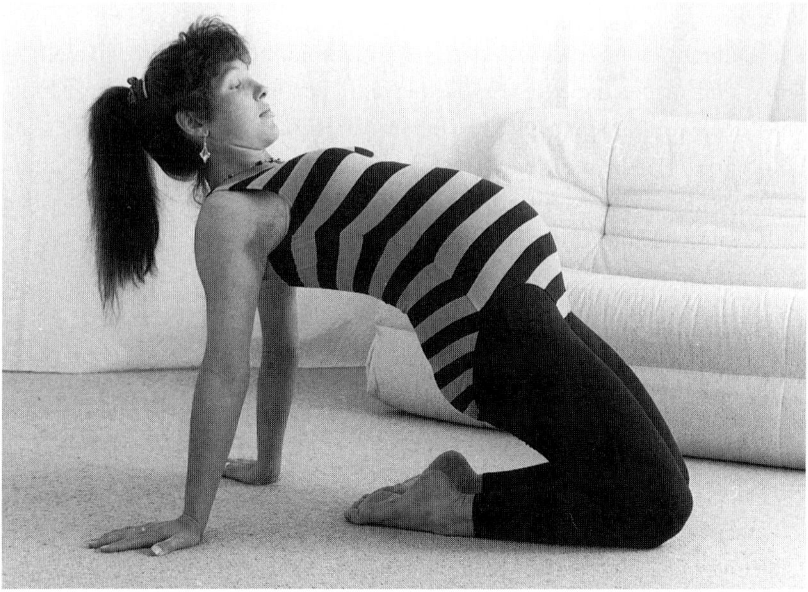

3. Bleiben Sie eine Weile in dieser Position, entspannen Sie sich dann mit der Ausatmung, und lassen Sie das Becken wieder auf die Fersen sinken.
4. Wiederholen Sie diese Übung fünfmal.

Vorteile
Durch diese Übung wird der Kreuzbereich gestärkt, die Vorderseiten der Oberschenkel werden gedehnt und gekräftigt. Dadurch lassen sich Rükkenschmerzen oder Schmerzen im Kreuzbein-Darmbein-Gelenk lindern oder verhindern.

D. Vierfüßlerstand

1. Stützen Sie sich mit den Händen und Knien ab, wobei diese jeweils etwa 35 cm weit auseinander sind. Lassen Sie das Steißbein sinken, und schieben Sie das Becken vor. Die Lendenwirbel wölben sich dabei.
2 Lassen Sie sanft los, und machen Sie den Rücken wieder gerade. Gehen Sie nicht ins Hohlkreuz.
3. Wiederholen Sie diese Übung mehrmals.

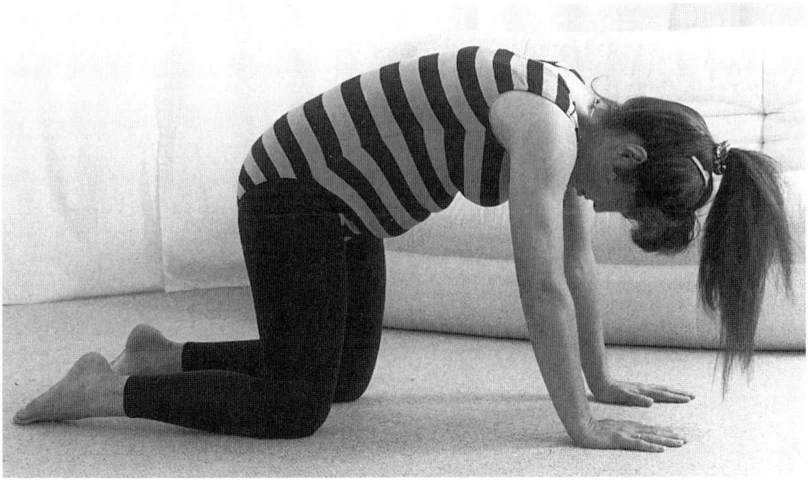

Übung III.D: Vierfüßlerstand mit vorgeschobenem Becken

Vorteile

Ihre Lendenwirbelsäule wird gestärkt, Rückenschmerzen werden gelindert.

E. Bewegungen für die Geburt

1. Versuchen Sie, im Vierfüßlerstand mit Ihren Hüften große Kreise zu beschreiben, wobei Sie tief atmen und sich auf die Ausatmung konzentrieren. (*a*) Machen Sie das einige Zeit, atmen Sie aus, und geben Sie nach. Kreisen Sie dann in der Gegenrichtung
2. Schwingen Sie sanft vor und zurück. Atmen Sie aus, wenn Sie das Gewicht nach hinten verlagern und ein, wenn Sie sich zu den Händen hin bewegen.
3. Knien Sie sich aufrecht hin, und kreisen Sie nochmals mit den Hüften. (*b*)
4. Stellen Sie ein Bein auf, so daß Sie halb knien und halb hocken. (*c*) Wiegen Sie sich dann mit der Atmung vor und zurück
5. Stehen Sie auf, und stellen Sie die Füße parallel im Abstand von etwa 35 cm nebeneinander. Stützen Sie die Hände in die Hüften, und beugen Sie leicht die Knie. Kreisen Sie abwechselnd in beiden Richtungen

mit den Hüften. (*d*) Konzentrieren Sie sich auf die Atmung, und lassen Sie los. Ihr Oberkörper bleibt dabei relativ ruhig, Ihr Becken kreist wie bei einer Bauchtänzerin.

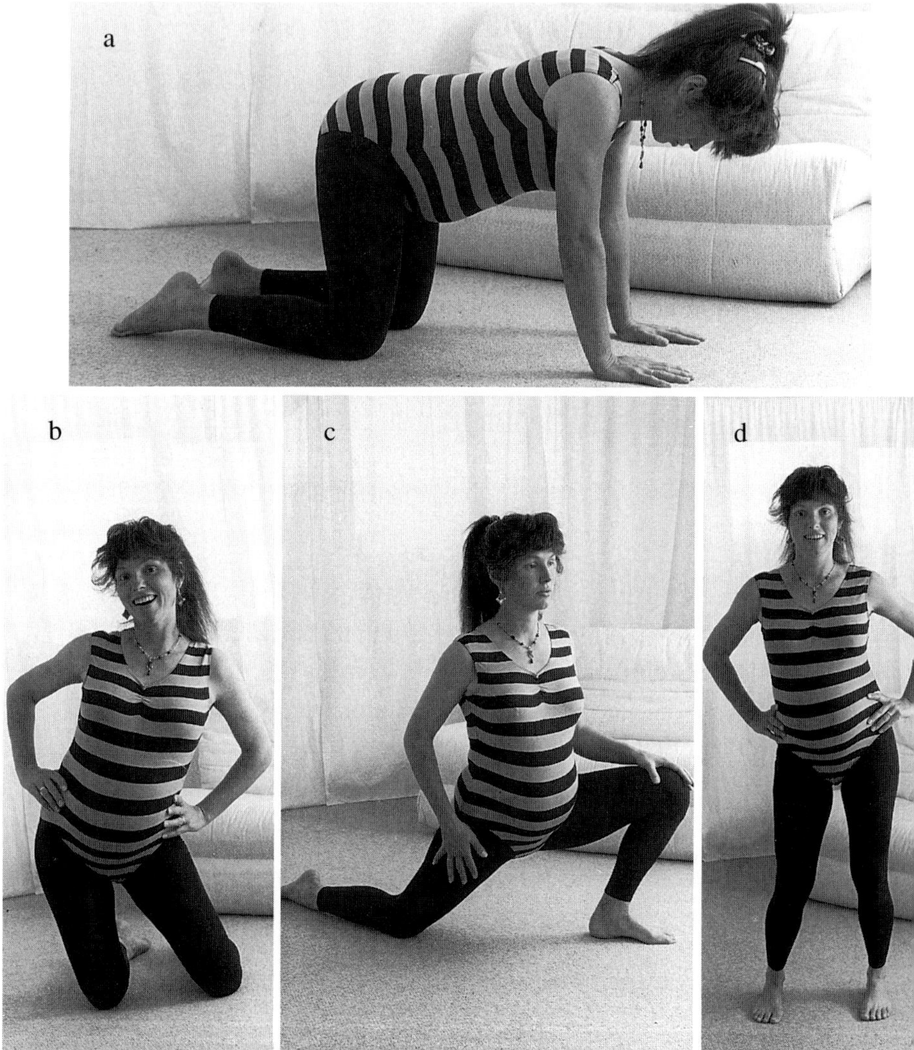

Übung III.E: Bewegungen für die Geburt

Vorteile

Das ist eine gute Übung für die Wehen, denn das Kreisen der Hüften lindert Wehenschmerzen, die Eröffnung des Muttermunds und der Weg des Babys durch den Geburtskanal werden erleichtert.

Übungsfolge IV: Liegende Haltungen

Vorsicht

Gegen Ende der Schwangerschaft, wenn Ihr Bauch schwer wird, liegen Sie vielleicht beim Üben und auch beim Schlafen nur ungern auf dem Rücken, denn dann drückt das ganze Gewicht auf die großen Blutgefäße, die die Gebärmutter und das Baby mit Sauerstoff und Nahrung versorgen und Abfallprodukte abtransportieren. Lassen Sie ab der 34. Woche oder wann immer Ihnen die Rückenlage unangenehm ist oder Ihnen schwindlig wird diese Übungsfolge aus. Wenn Sie sich jedoch in der Rückenlage wohlfühlen, sind diese Übungen entspannend und angenehm, weil sie bis zur 6. Woche vor der Geburt eine völlige Lockerung der Wirbelsäule ermöglichen.

A. Bauchmuskelstärkung

1. Legen Sie sich mit gebeugten Knien auf den Rücken, und berühren Sie mit den Fußsohlen die Wand. Stellen Sie die Füße parallel in

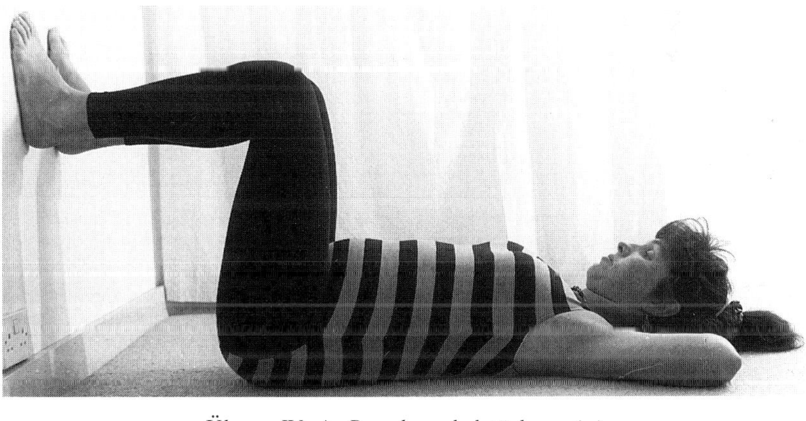

Übung IV. A: Bauchmuskelstärkung (a)

einem Abstand von etwa 35 cm an der Wand ab. Verschränken Sie die Hände hinter dem Kopf, und legen Sie die Ellenbogen am Boden ab. (*a*) Das ist die Ruheposition.

Atmen Sie tief in den Bauch, und entspannen Sie die Schultern, die Wirbelsäule und den Kreuzbeinbereich zum Boden hin. Mit jeder Ausatmung legen Sie die Wirbelsäule in Taillenhöhe noch mehr am Boden ab. Spüren Sie, wie Ihre Bauchmuskeln sich anspannen, wenn Ihr Bauch sich beim Ausatmen zur Wirbelsäule hin bewegt. Spüren Sie die Entspannung der Bauchmuskeln, wenn sich Ihr Bauch beim Einatmen ausdehnt.

2. Heben Sie jetzt mit der Ausatmung den Kopf und die Arme vom Boden in Richtung Füße. (*b*) Bleiben Sie einen Moment in der Haltung, atmen Sie ein, und kehren Sie dann ausatmend in die Ruheposition zurück. Atmen Sie wieder tief ein und aus.
3. Wiederholen Sie das sechsmal, und entspannen Sie sich dann.

Vorteile

Durch diese Übung werden die Bauchmuskeln, die die immer größer werdende Gebärmutter stützen, sanft und ohne Belastung gestärkt, die Lendenwirbelsäule wird geschont. Wenn Sie diese Übung in der Schwan-

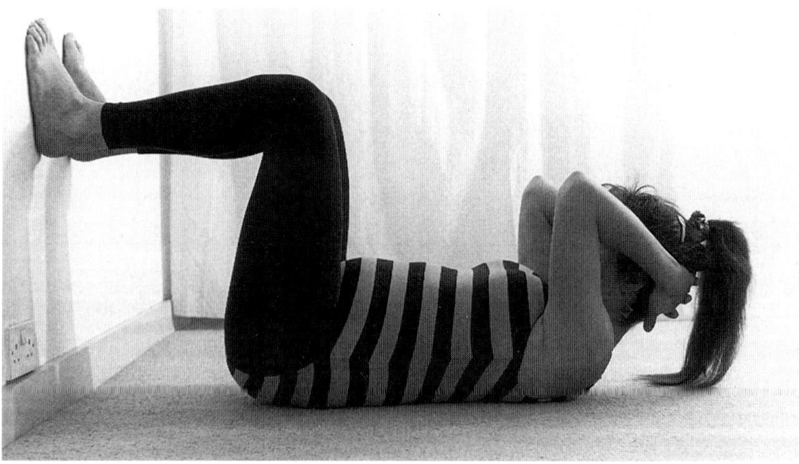

Übung IV. A: Bauchmuskelstärkung (b)

gerschaft regelmäßig machen, erhalten Sie Ihren Muskeltonus und unterstützen die Rückbildung der Bauchmuskulatur nach der Geburt.

*B. Beinespreizen an der Wand (Grundübung IV)**

Vorsicht

Diese Übung können Sie bis zur sechsten Woche vor dem Geburtstermin machen und danach die sitzende Version dieser Übung ausführen (Übung II.D). Wenn Ihnen in der Rückenlage schwindlig wird oder Ihnen die Übung unangenehm ist, lassen Sie alle Übungen in dieser Haltung weg (s. S. 93).

1. Setzen Sie sich parallel zur Wand, wobei die Hüfte die Wand berührt. Dann schwingen Sie die Beine herum und legen diese senkrecht an die Wand. Sie befinden sich jetzt in der Rückenlage. (*a*) Ihr Rumpf sollte sich in einem Winkel von 90 Grad zu Ihren Beinen befinden; Ihr Po berührt die Wand.
   Entspannen Sie sich, und atmen Sie tief. Ihr Bauch bewegt sich zur Wirbelsäule hin, wenn Sie ausatmen und dehnt sich aus, wenn Sie einatmen. Spüren Sie, wie Ihre Wirbelsäule im unteren Rücken Kontakt zum Boden bekommt. Entspannen Sie die Schultern, lassen Sie diese in Richtung Becken sinken, und machen Sie Ihre Schultern breit. Ziehen Sie das Kinn zum Brustbein, um Ihren Nacken zu dehnen und zu entspannen. Lassen Sie alle Spannungen in den Kiefergelenken und um die Augen herum los.
2. Richten Sie Ihre Aufmerksamkeit auf die Rückseite der Beine. Strecken Sie die Waden, und schieben Sie die Fersen nach unten. Öffnen Sie beim Ausatmen die Beine so weit wie möglich. (*b*) Sie werden die Dehnung an der Innenseite der Oberschenkel spüren. Atmen Sie tief weiter, lassen Sie die Wirbelsäule zum Boden sinken, die Knie bleiben gerade. Beim ersten Mal bleiben Sie nur einige Sekunden lang in dieser Stellung. Wenn die Spannung allmählich geringer wird, steigern Sie die Zeit nach und nach auf drei Minuten.
3. Beugen Sie die Knie, und bringen sie die Fußsohlen nahe an Ihrem Körper zusammen. Führen Sie mit Ihren Händen die Knie sanft näher an die Wand. (*c*)
4. Machen Sie Schritt 2 und 3 abwechselnd mehrere Male.

a c

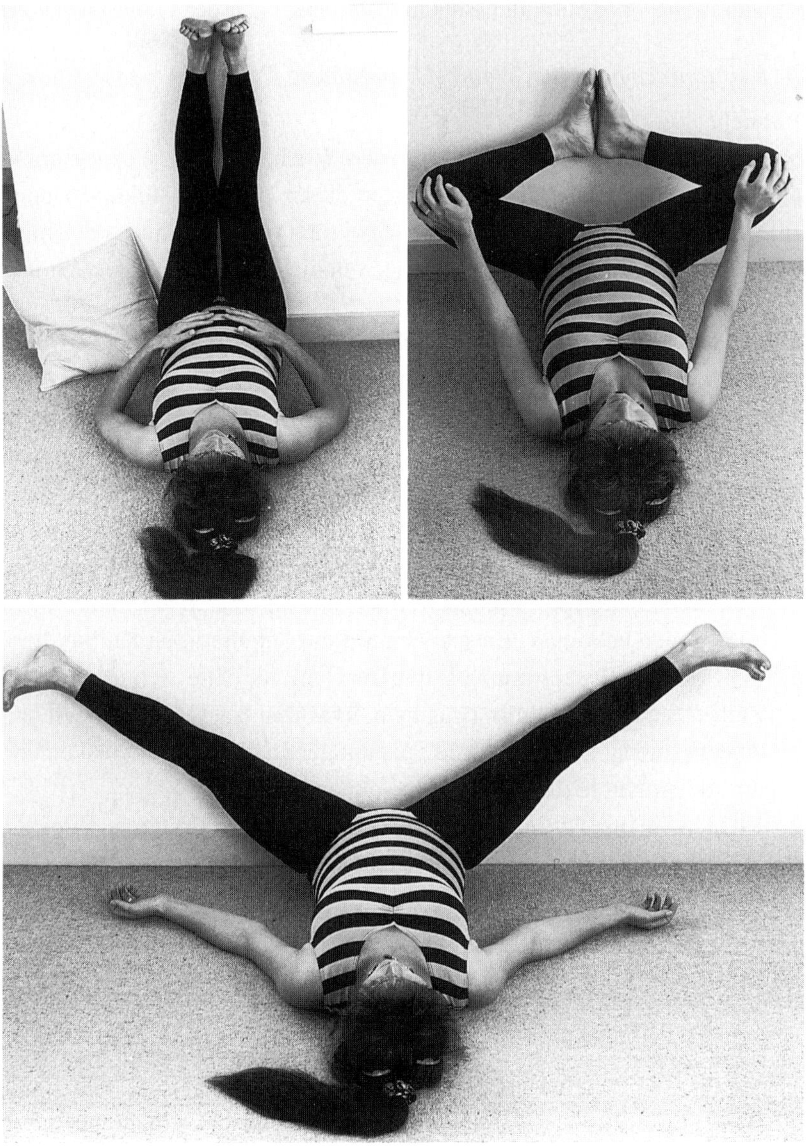

b

Übung IV.B: Beinespreizen an der Wand

Vorteile

Das ist eine der wohltuendsten Übungen, denn sie führt zum Spannungsabbau in den Adduktoren, den großen Muskeln an der Innenseite der Oberschenkel. Diese Muskeln haben einen großen Einfluß auf den Genitalbereich. Eine Entspannung der Muskeln an der Innenseite der Oberschenkel löst blockierte sexuelle Energie, der orgasmische Spannungsabbau wird gesteigert, und Sie können während der Geburt besser loslassen. Die Übung entspannt den Beckenboden und kann dadurch, daß Sie sich sowohl körperlich als auch psychisch darauf vorbereiten, sich zu öffnen, zu einem Abbau von Hemmungen und Ängsten führen. Sie ermöglicht außerdem eine völlige Entspannung der Wirbelsäule.

Sie können diese Übung die ganze Schwangerschaft hindurch täglich machen. Anfangs fällt sie Ihnen möglicherweise schwer, doch nach ein oder zwei Wochen regelmäßiger Ausführung, fühlen Sie sich danach zutiefst entspannt und belebt. Wenn Sie die Übung nach einem warmen Bad vor dem Schlafengehen machen, können Sie vermeiden, schlecht zu schlafen oder sich unbehaglich zu fühlen. Bei täglich bis zu drei Minuten langer Übung verschafft sie Ihnen Linderung bei Krampfadern, weil sie den Blutfluß von den Füßen zu den Oberschenkeln fördert.

Partnerübung

Sie liegen auf dem Rücken, Ihre Beine lehnen senkrecht an der Wand, und Ihre Partnerin macht folgendes:

1. Sie setzen sich bequem an das Kopfende Ihrer Partnerin, legen die Handflächen auf deren Schultern und beugen sich vor, wobei Sie die Schultern sanft nach unten und in Richtung Wand drücken, so daß diese sich entspannen. (*a*) Bleiben Sie einige Sekunden lang so, und lassen Sie dann los.
2. Heben Sie den Kopf Ihrer Partnerin, indem Sie die Schädelbasis mit Ihren Handflächen abstützen. Ermuntern Sie die Liegende, sich Ihnen ganz zu überlassen, sich zu entspannen und das Gewicht des Kopfes in Ihre Hände zu geben. Massieren Sie dann fest, aber sanft mit gleichmäßigen Bewegungen den Kopf vom Nacken zu sich hin. (*b*) Machen Sie das mit beiden Händen abwechselnd so lange, bis Sie das Gefühl haben, daß sich der Nacken entspannt und gedehnt hat.

a

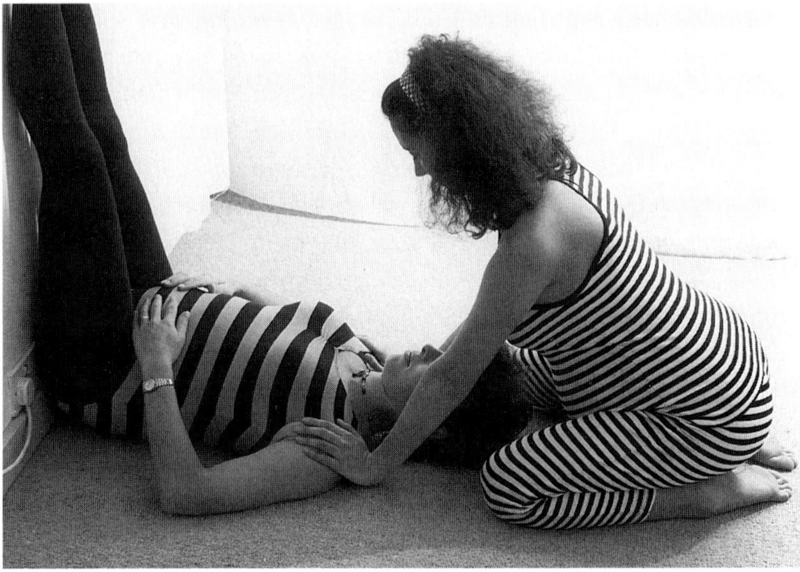

b

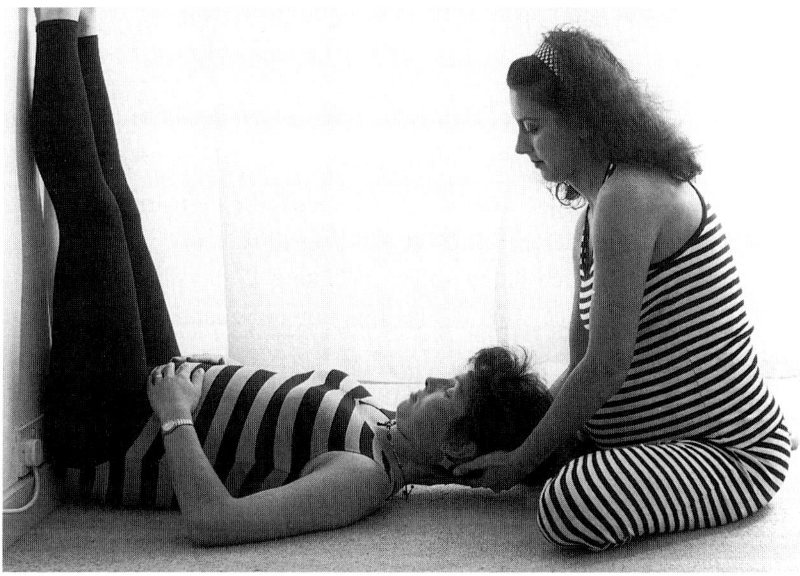

Übung IV.B mit Partnerin

c

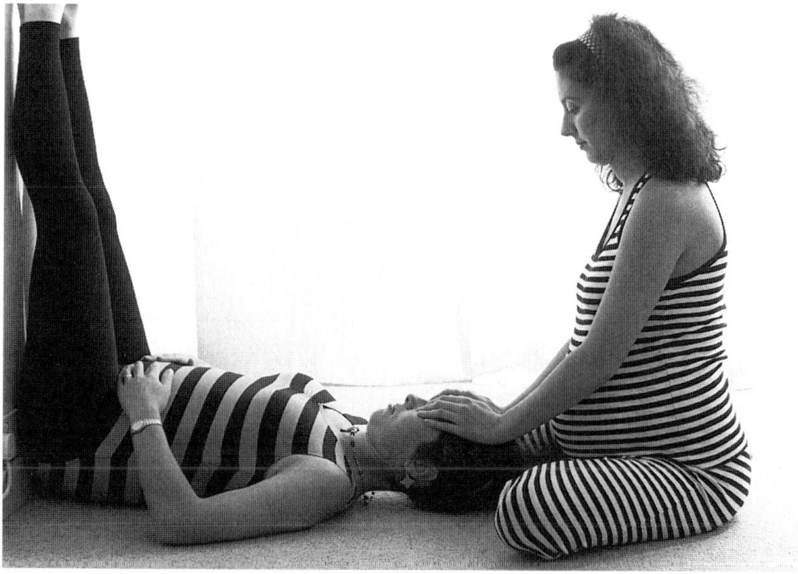

d

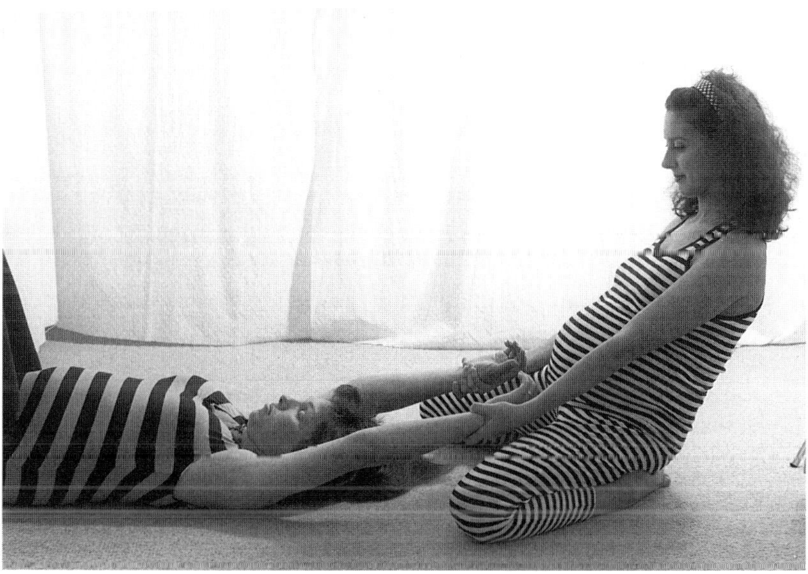

Übung IV.B mit Partnerin

3. Legen Sie den Kopf Ihrer Partnerin ganz sanft am Boden ab, wobei sie ihn sehr vorsichtig zu sich herziehen, damit der Nacken so lang wie möglich bleibt.
4. Legen Sie nun sanft Ihre Handflächen auf die Stirn, Ihre Fingerspitzen liegen auf den Augenlidern auf. (*c*) Entspannen Sie sich, und atmen Sie eine Weile tief weiter, während Ihre Partnerin Spannungen um die Augen herum loslassen kann.
5. Umfassen Sie sanft von unten deren Handgelenke, und lehnen Sie sich zurück, wobei Sie einen festen, doch sanften Zug an den Schultern ausüben. (*d*) So wird mehr Platz für das Baby geschaffen, die Brustwirbelsäule und der Brustkorb können sich entspannen. Behalten Sie das eine Weile bei, und legen Sie dann sanft die Arme Ihrer Partnerin am Boden ab.

Die Partnerübung ist nun beendet. Drehen Sie sich auf die Seite, und kommen Sie ganz langsam zum Sitzen. Lassen Sie sich etwa fünf Minuten Zeit, damit sich Ihr Kreislauf auf das Sitzen einstellen kann, ehe Sie aufstehen und die nächste Übung machen.

Übungsfolge V: Stehende Haltungen

Vorsicht
Einige Frauen verspüren Blutleere im Kopf, wenn Sie längere Zeit stehen. Falls es Ihnen so geht, lassen Sie diese Übungsfolge weg, oder machen Sie sie sehr vorsichtig, indem Sie die Positionen nur kurz beibehalten und sich zwischendurch im Vierfüßlerstand ausruhen.

A. Grundhaltung im Stehen

1. Stellen Sie sich aufrecht hin, die Füße etwa 35 cm weit auseinander. Drehen Sie die Fersen leicht nach außen, dann sind die Fußaußenkanten parallel.
2. Drücken Sie jetzt Ihre großen Zehen zum Boden, und spreizen Sie die Zehen weit auseinander. Spüren Sie, wie Ihre Fußsohlen den Boden berühren. Verteilen Sie Ihr Gewicht gleichmäßig auf Ihre beiden Füße.

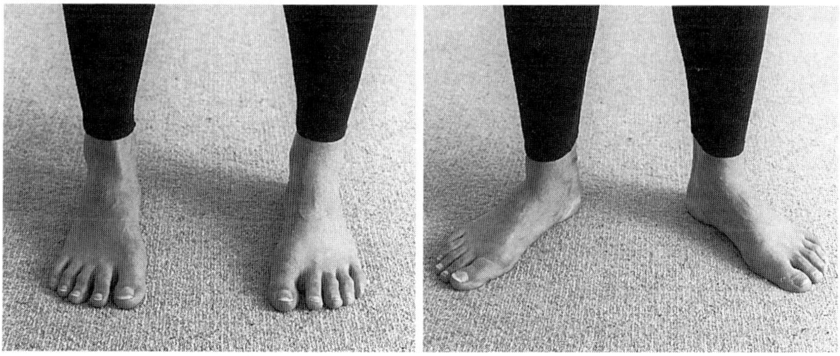

Übung V. A: Richtige Fußstellung (links), falsche Fußstellung (rechts)

3. Atmen Sie gleichmäßig durch die Nase ein und aus. Spüren Sie, wie beim Ausatmen das Gewicht in Ihre Fersen sinkt. Bei jeder Ausatmung bekommen Sie noch mehr Kontakt zum Boden, wie ein Baum, der seine Wurzeln immer tiefer in die Erde schickt. Heben Sie die Fußgewölbe an, damit Ihr Gewicht von den Fersen, den Fußaußenkanten und den Zehen getragen wird.
4. Wenn Ihre Füße jetzt fest auf dem Boden stehen, dann lassen Sie die Knie locker, lassen Sie das Kreuzbein und das Steißbein nach unten sinken, so daß sich Ihr Becken sanft vorschiebt und den Oberkörper trägt. Entspannen Sie die Schultern und den Nacken, und spüren Sie, wie Ihr Kopf auf der Halswirbelsäule ruht. Dehnen Sie den Nacken, indem Sie das Kinn zum Brustbein ziehen. Denken Sie daran, daß Sie einem Baum gleichen: Von der Taille ab erstreckt sich Ihre Wirbelsäule nach unten zum Boden hin, von der Taille aufwärts dehnt sie sich und ist gen Himmel gerichtet.

Vorteile

Die meisten Menschen gehen oder stehen mit den Fersen nach innen und den Zehen nach außen. Dadurch kommt es in den Knochen der Beine zu einer Außendrehung, was zu Anspannungen und Belastungen in den Knien und Hüftgelenken führt. In vielen Fällen verursacht das in der Schwangerschaft Schmerzen im Kreuzbein-Darmbeingelenk oder Rückenschmerzen. Wenn Sie die Fersen leicht nach außen drehen, so daß sie weiter entfernt voneinander sind als die Zehen und die Fußkanten parallel

zueinander stehen, befinden sich Ihre Füße im richtigen Verhältnis zu den Knien und den Hüften, Ihr unterer Rücken weitet sich und Ihr Körpergewicht wird ohne Anstrengung vom Rumpf zum Boden abgegeben.
Die Yoga-Grundhaltung im Stehen ist die Basis für eine gute Haltung in der Schwangerschaft. Sie fördert Ruhe, Gleichgewicht, Kraft und Stabilität. Wenn Sie beim Stehen oder Gehen darauf achten, daß Ihre Füße parallel stehen, Ihre Fersen guten Kontakt zum Boden haben und Ihr Steißbein nach unten sinkt, ist die Belastung des unteren Rückens geringer. Dadurch vermeiden Sie Rückenschmerzen und Schmerzen im Kreuzbein-Darmbeingelenk. Ein Bewußtsein dafür, wie Sie stehen, ist der Schlüssel für eine gute Haltung in der Schwangerschaft.

B. Einstimmung

Diese Übung kann auch im Sitzen oder im Knien gemacht werden.

1. Lassen Sie im Stehen ganz langsam den Kopf wie einen großen, weichen, schweren Ball kreisen, um Spannungen im Hals zu lösen. Machen Sie eine Pause, und atmen Sie ein paar Sekunden lang, wenn Ihnen das Kreisen Schmerzen bereitet, damit sich die Spannungen lösen können, bevor Sie weitermachen. Atmen Sie langsam und gleichmäßig, und lassen Sie die Kiefergelenke los. Bewegen Sie nur Kopf und Hals, um einen vollen Kreis zu beschreiben. Wiederholen Sie das mehrere Male.
2. Lassen Sie jetzt den Kopf in die entgegengesetzte Richtung kreisen. Kommen Sie dann zur Mitte zurück.
3. Lassen Sie jetzt nur die Schultern mehrmals in jede Richtung kreisen, zunächst nach vorn, dann nach hinten.

C. Das Schwangerschafts-Sonnengebet

1. Stehen Sie in der Grundhaltung. Führen Sie die Handflächen 3-5 cm vor Ihrem Brustbein zusammen, wobei die Finger nach oben weisen und die Ellenbogen auswärts gerichtet sind, so daß Ihre Arme eine Waagrechte bilden. (*a*) Entspannen Sie sich, und konzentrieren Sie sich auf die Atmung. Lassen Sie dabei das Gewicht vom Lendenbereich aus in Ihre Fersen sinken. Atmen Sie ein.

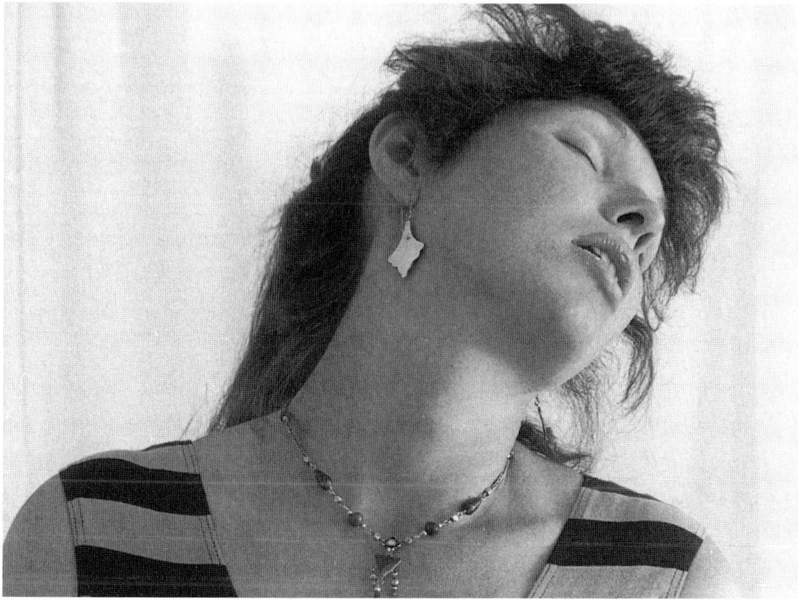

Übung V.B: Kopfkreisen

2. Atmen Sie nun aus, bringen Sie die Hände nach unten, so daß sie den unteren Teil eines vorgestellten Kreises bilden. Die Handflächen zeigen nach unten, die Fingerspitzen berühren sich. (*b*)
3. Mit dem Einatmen heben Sie die Arme nun langsam, so, als würden Sie einen großen Kreis beschreiben. Führen Sie dann die Handflächen zusammen, Ihre Fingerspitzen reichen hinauf zum oberen Kreisbogen. (*c*)
4. Beugen Sie sich mit der Ausatmung langsam vor. (*d*) Entspannen Sie dabei Ihren Oberkörper völlig, und lassen Sie Arme, Kopf und Hals ganz locker hängen. (*e*) Bleiben Sie einen ausgedehnten Ein- und Ausatem lang in dieser vorgebeugten Haltung. Lassen Sie Ihr Gewicht dabei in die Fersen sinken, und spüren Sie die Dehnung an der Rückseite Ihrer Beine.
5. Atmen Sie ein, und richten Sie sich dann wieder auf. Beginnen Sie dabei langsam, Wirbel für Wirbel, von ganz unten. Heben Sie die Arme, als würden Sie eine unsichtbare Schnur von unten zwischen

Ihren Beinen hindurch zum höchsten Punkt des Kreises ziehen, der sich in Armeslänge über Ihrem Kopf befindet. (*f*)

6. Führen Sie die Handflächen zusammen. Ihre Schultern bleiben dabei ganz weich und entspannt. (*g*)
7. Atmen Sie aus, und führen Sie die Arme in einem großen Kreis nach unten. (*h*)
   Gehen Sie beim Einatmen wieder in die Gebetshaltung vom Anfang zurück. (*i*) Atmen Sie aus, und lassen Sie den unteren Rücken zu den Fersen hin immer länger werden, so daß Ihr Gewicht in den Boden sinkt.
8. Mit der nächsten Einatmung beginnen Sie von neuem mit dem Kreis. Wiederholen Sie das etwa viermal, und schließen Sie die Atmung immer an die Bewegung an. Hören Sie jedoch auf, wenn es genug für Sie ist.

Übung V.C: Schwangerschafts-Sonnengebet

a, b, c

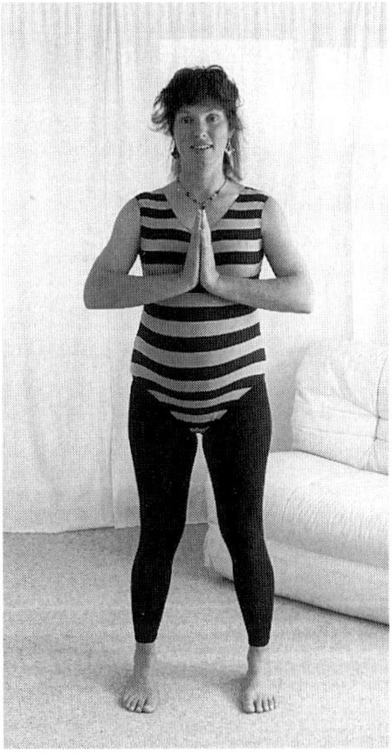
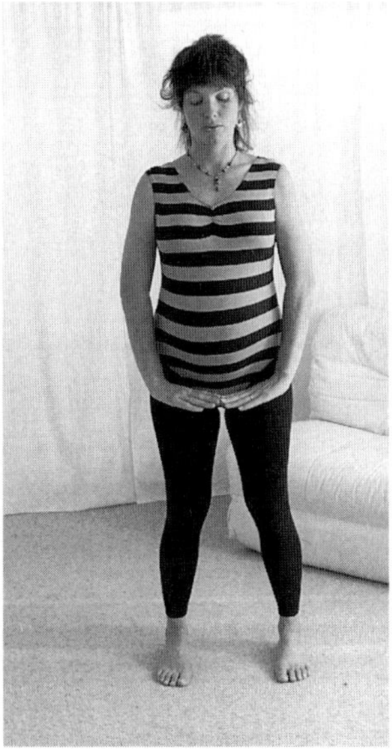
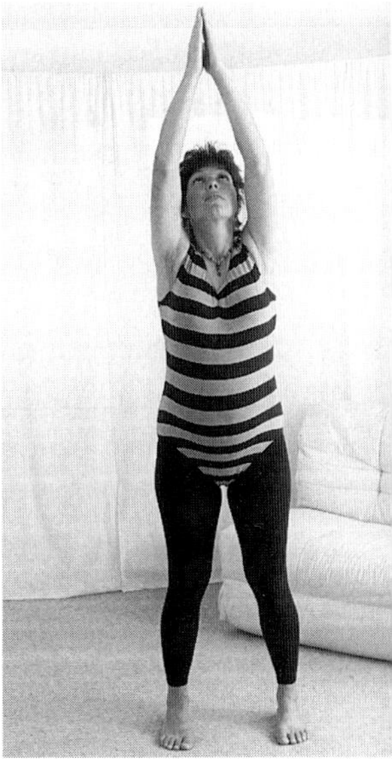

d, e, f

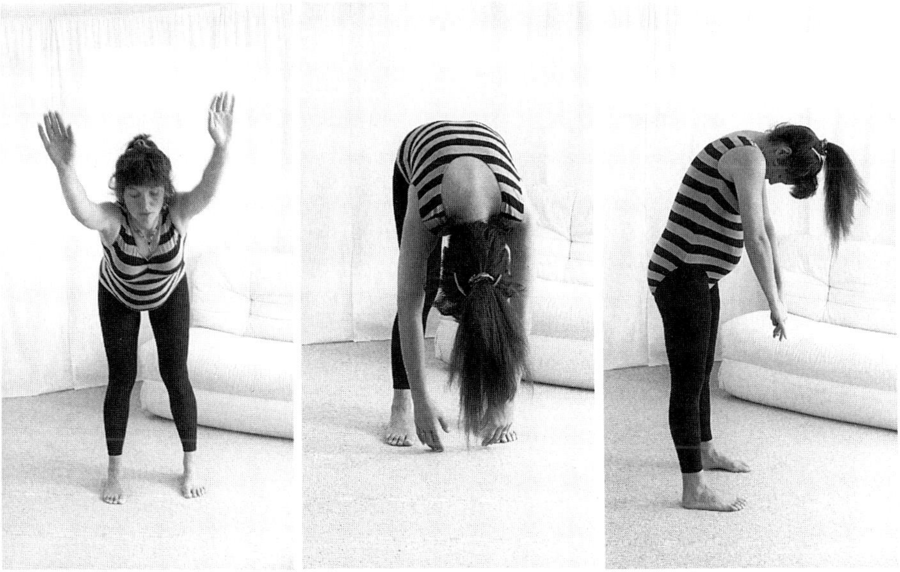

g, h, i

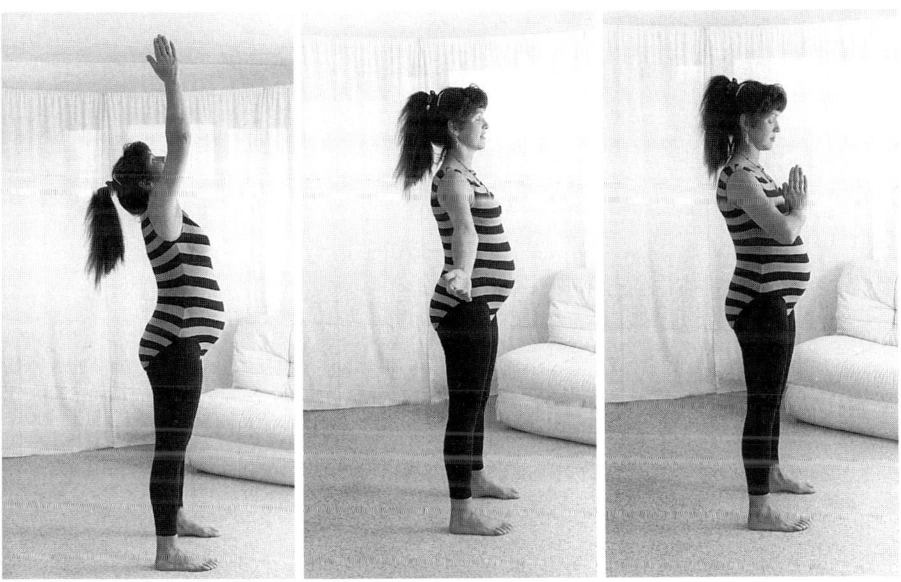

Vorteile
Diese Übung dient der Beruhigung und Sammlung. Sie wirkt belebend auf den ganzen Körper, indem sie den Brustkorb öffnet und Atmung und Kreislauf anregt. Spannungen in den Muskeln an der Rückseite der Beine lösen sich. Die Übung, die Sie als erstes am Morgen machen können oder wenn sie lange Zeit zum Beispiel am Schreibtisch gesessen haben, bringt Ihnen frische Energie.

D. Vornübergebeugte Haltung

Vorsicht
Lassen Sie diese Übung aus, wenn Sie benommen dabei werden oder starke Hämorrhoiden haben.

1. Stellen Sie sich auf eine rutschsichere Unterlage; die Füße sind etwa 60-80 cm voneinander entfernt. (Wenn Sie eine rutschsichere Yogamatte haben, können Sie die Füße auch weiter auseinanderstellen.) Drehen Sie die Fersen leicht nach außen, so daß Ihre Fußkanten parallel zueinander stehen, und verlagern Sie Ihr Gewicht auf die Fußaußenkanten. Die Fußgewölbe heben Sie dabei an. Halten Sie sich gut mit den Zehen fest.
2. Atmen Sie aus, und lassen Sie das Gewicht in die Fersen sinken. Beugen Sie sich dann langsam von den Hüften aus vor, und lassen Sie Wirbelsäule, Oberkörper, Arme, Kopf und Hals zum Boden hin los. Beugen Sie sich so weit vor, bis Sie eine Dehnung in den Kniekehlen spüren, und entspannen Sie sich dann langsam beim Ausatmen. (*a*) Lassen Sie sich eine Weile so vornübergebeugt hängen, und atmen Sie dabei tief.
3. Ihre Füße bleiben fest am Boden stehen, und Sie dehnen und öffnen die Kniekehlen, lassen Ihr Steißbein nach unten sinken und bringen das Gewicht nach vorn über Ihre Zehen. Richten Sie sich langsam mit der Einatmung wieder auf, wenn Sie spüren, daß es genug für Sie ist. (Vielleicht möchten Sie diese Bewegung auch lieber mehrmals wiederholen und jedesmal nur einige Sekunden lang beibehalten).

Alternativhaltung
Wenn Ihnen – vor allem gegen Ende der Schwangerschaft, wenn Ihr Bauch sehr schwer ist – die vornübergebeugte Grundstellung unangenehm ist, dann stützen Sie sich mit den Handflächen an einer Fensterbank, einem Tisch oder einem Stuhl ab. Ihr Rumpf und Ihre Beine befinden sich dabei im rechten Winkel zueinander. (*b*) So kann sich die Wirbelsäule entspannen und dehnen, und Sie sind gleichzeitig in horizontaler Richtung gut abgestützt.

Vorteile
Die vornübergebeugte Haltung bewirkt eine Entspannung und Dehnung der Muskulatur an der Rückseite Ihrer Beine und lockert den Beckenboden und die Wirbelsäule. Außerdem regt sie den Kreislauf an, hilft bei Müdigkeit, und die Verdauungsorgane können sich entspannen, wodurch einer Verstopfung vorgebeugt wird.

Übung V.D: Vornübergebeugte Haltung
a

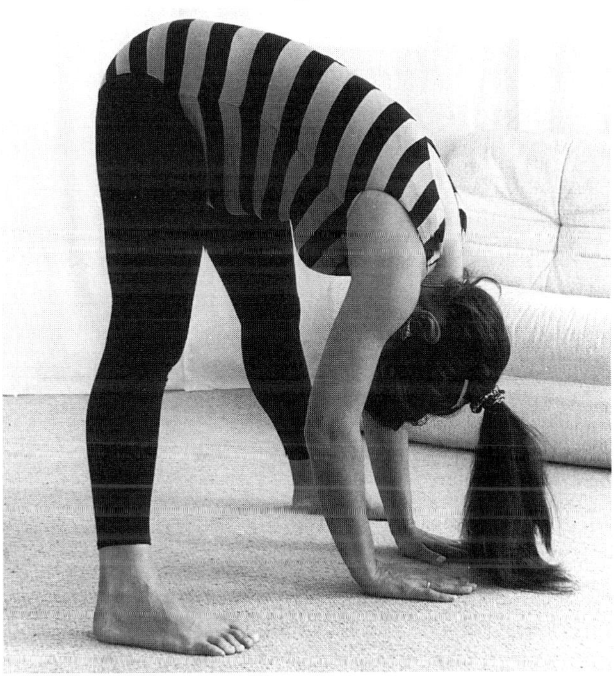

b

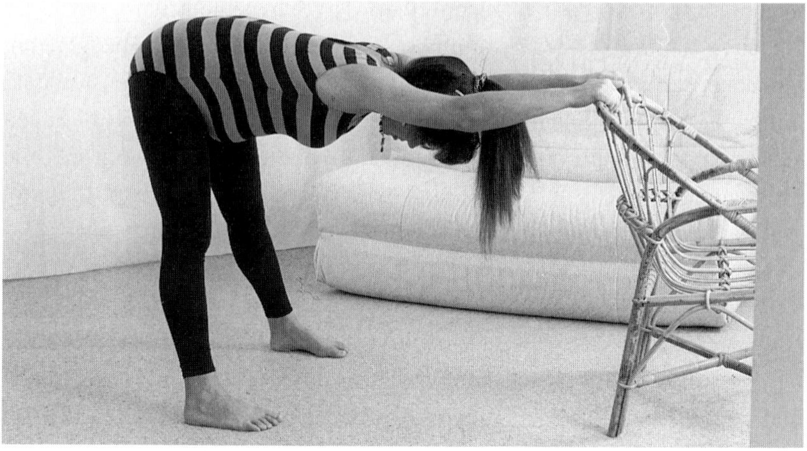

Übungsfolge VI: Entspannung der Schultern

1. Gehen Sie in die Grundhaltung im Stand, die Fersen und der untere Rücken sinken nach unten. (Wenn das Stehen Ihnen Mühe bereitet, dann können Sie diese Übungen auch im Sitzen oder im Knien machen.) Atmen Sie einige Male tief, und lassen Sie bei jeder Ausatmung die Schultern locker nach unten fallen.
   Die Fersen und der untere Rücken bleiben unten, während Sie Ihre Arme langsam über den Kopf heben, ohne die Schultern hochzuziehen oder anzuspannen. Wenn Sie die Übung richtig ausführen, spüren Sie, daß Ihr rückwärtiger Brustkorb nicht mit angehoben wird. Verschränken Sie zwei Finger jeder Hand miteinander und atmen Sie weiter, wobei Sie nach unten durch die Rippen, das Kreuzbein und die Fersen zum Boden hin ausatmen. (*a*)
   Lassen Sie langsam die Arme sinken.
2. Jetzt bringen Sie die Arme langsam nach hinten. Entspannen Sie die Schultern, die Rippen, das Kreuzbein und die Fersen zum Boden hin mit jedem Atemzug, und verschränken Sie die Hände miteinander. (*b*) Spüren Sie, wie die Schulterblätter näher zusammenkommen, während sich Ihr Brustkorb vorne öffnet und weitet. Atmen Sie in dieser Haltung einige Male tief, und lassen Sie dann los.

3. Lassen Sie im Stehen die Schultern mehrere Male ganz weich vorwärts und rückwärts kreisen; atmen Sie tief, während Sie sie loslassen.
   Legen Sie den linken Arm auf den Rücken, beugen Sie den Ellenbogen, und legen Sie die linke Hand in die Mitte des Rückens. Heben Sie den rechten Arm, und führen Sie die rechte Hand nach unten, um die Finger beider Hände miteinander zu verschränken. (*c*) Wenn Sie die Finger nicht zusammenbringen, können Sie einen weichen Gürtel – wie in Abbildung (*d*) gezeigt – als Hilfsmittel benutzen. Lassen Sie den Lendenbereich nach unten hin lang werden, und schieben Sie dabei leicht das Becken vor, um ein Hohlkreuz zu vermeiden. Bleiben Sie eine Zeitlang in dieser Haltung, und lassen Sie die Schulterblätter, das Kreuz und die Fersen bei jeder Ausatmung zum Boden hin los. Ihr rechter Ellenbogen sollte zur Decke zeigen, Ihr linker zum Boden. Entspannen Sie sich.
   Wiederholen Sie die Übung auf der anderen Seite.
4. Knien Sie im Fersensitz mit weit gespreizten Knien im Abstand von etwa 30 cm vor eine Wand. Atmen Sie tief, und entspannen Sie beim Ausatmen Becken und Oberschenkel zum Boden hin.
   Führen Sie die Arme sanft nach oben über den Kopf, und legen Sie die Handflächen in Schulterbreite an die Wand. Spreizen Sie dabei die Finger. Schieben Sie das Becken leicht vor, so daß Ihr Kreuzbein nach unten zu den Fersen hin sinken kann und der Lendenbereich entspannt bleibt. Lassen Sie die Hände möglichst weit oben und die Ellenbogen gerade. (*e*) Bei jeder Ausatmung entspannen Sie den Brustkorb zum Boden hin, ohne die Hände zu bewegen. Konzentrieren Sie sich auf Ihr nach unten gerichtetes Steißbein, um ein Hohlkreuz zu vermeiden. In den Oberarmen und den Schultern sollten Sie eine Dehnung spüren. Bleiben Sie einige Atemzüge lang so, und entspannen Sie sich dann.
   Wiederholen Sie das ein- bis zweimal.

a

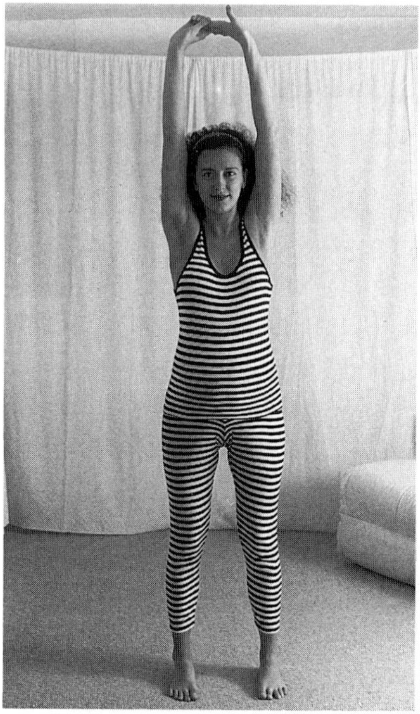

b

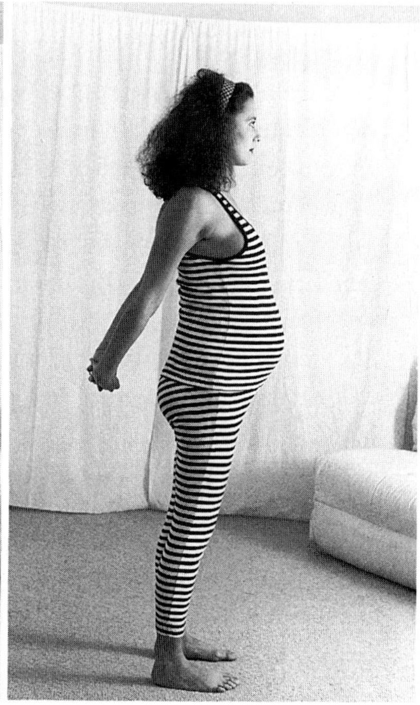

c, d, e

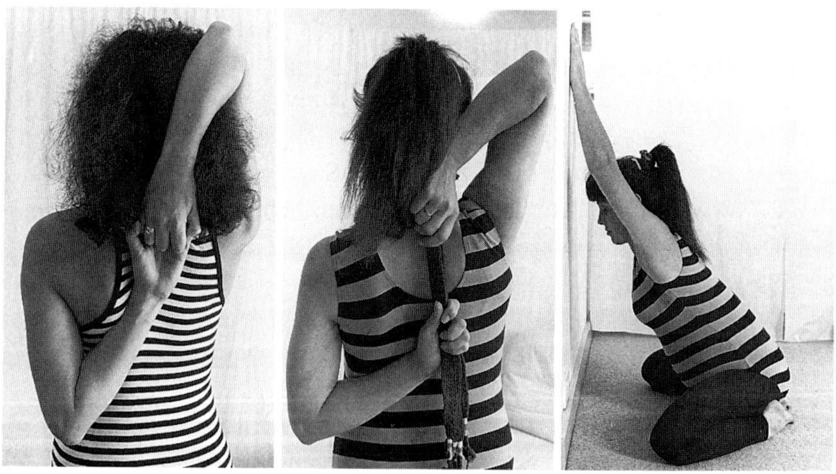

Übung VI: Lösen von Verspannungen in den Schultern

Vorteile
Bei diesen Übungen entspannen sich die Schultern und der Brustkorb, der Brustraum weitet sich. Sie können zur Schmerzlinderung im Brustkorb gegen Ende der Schwangerschaft beitragen, Spannungskopfschmerzen verhindern oder lindern und die Atmung und Haltung verbessern. Bei den meisten Schwangerschaftsübungen liegt die Betonung zwar auf dem Beckenbereich, doch ist es wichtig, sich auch regelmäßig den Schultern zuzuwenden, um im ganzen Körper eine ausgewogene Entspannung beizubehalten und um sie zu kräftigen, wenn Sie Ihr Baby nach der Geburt herumtragen.

Übungsfolge VII: Die Hocke

A. *Dehnung der Waden*

1. Stellen Sie sich vor eine Wand. Stellen Sie das linke Bein vor das rechte; beide Füße zeigen direkt zur Wand. Beugen Sie das linke Knie, das rechte Knie bleibt gerade. Verschränken Sie die Hände, und lehnen Sie sich nach vorn, bis Ihre Ellenbogen und Unterarme die Wand berühren. Gehen Sie mit dem rechten Bein so weit wie möglich zurück, ohne dabei die Ferse vom Boden zu heben.
   Atmen Sie tief, und lassen Sie bei jeder Ausatmung Ihre rechte Ferse in den Boden sinken, wobei Sie die rechte Kniekehle entspannen und öffnen. Sie spüren die Dehnung im rechten Wadenmuskel und entlang der Achillessehne. Atmen Sie eine Weile in diese Dehnung hinein.
2. Wechseln Sie die Beinstellung. Wiederholen Sie die Übung an beiden Beinen zwei- bis dreimal.

Vorteile
Diese Haltung bewirkt eine Spannungslösung in den Knie- und Wadenmuskeln, fördert die Durchblutung der Beine und wirkt Müdigkeit entgegen. Die Beweglichkeit der Knöchel wird gefördert, wodurch Ihnen die Hocke leichter fällt. Wadenkrämpfe werden gelindert und vermindert, vor allem, wenn Sie die Übung vor dem Schlafengehen machen.

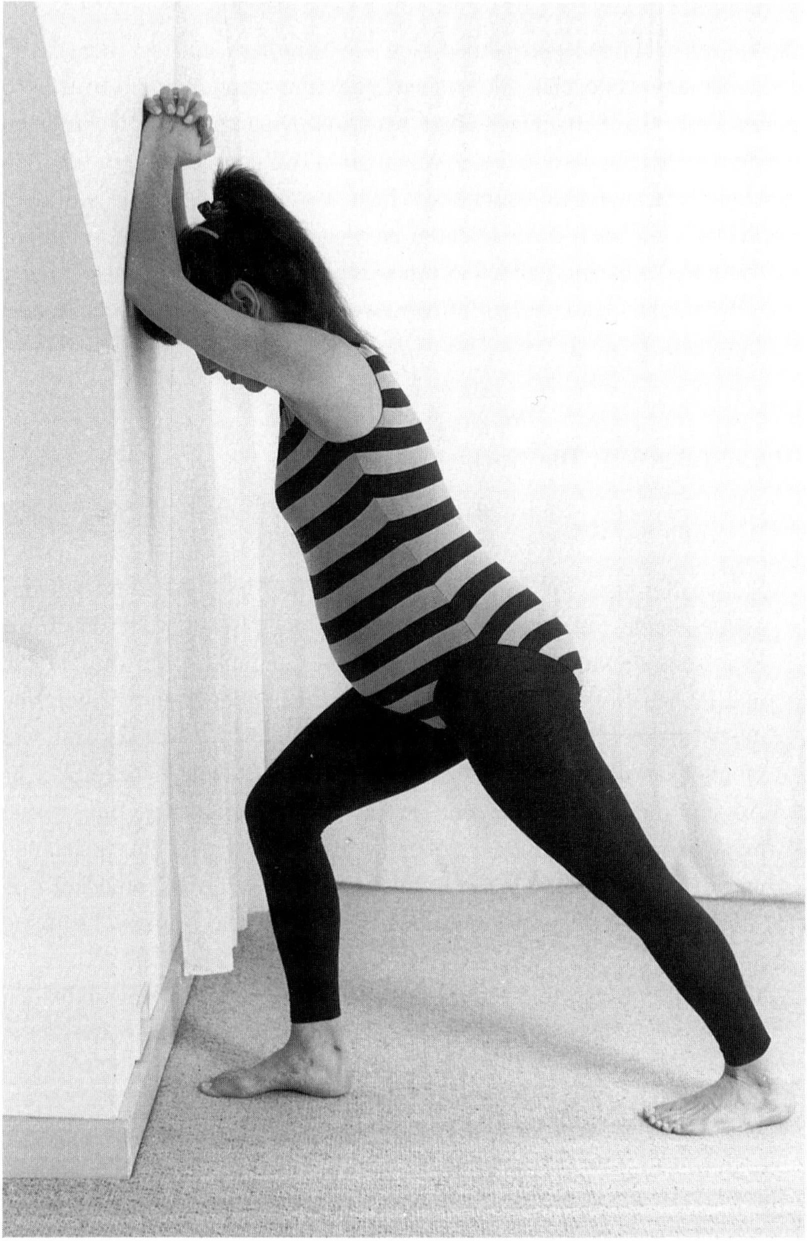

Übung VII.A: Dehnung der Waden

Krämpfe

Wenn Sie von Wadenkrämpfen geplagt werden, dann strecken Sie die Ferse aus, ziehen Sie die Zehen zum Körper hin, und massieren Sie sanft den Muskel. Es ist nicht sicher, wodurch Wadenkrämpfe in der Schwangerschaft verursacht werden, doch die Wadendehnung und viel Bewegung helfen, sie zu verhindern oder zumindest zu lindern. Kalzium kann hier ebenso gute Dienste leisten. Achten Sie aber darauf, daß es mit Magnesium kombiniert wird.
Wenn Frauen mit Yoga beginnen, kommt es vor, daß sie bei den knienden Haltungen Krämpfe bekommen. Ich nenne das »Anfängerinnenkrämpfe«. Bei mehr Übung lassen sie nach.

B. Haltung »Der Hund«

1. Gehen Sie in den Vierfüßlerstand; die Hände und Knie sind jeweils etwa in einem Abstand von 40 cm am Boden aufgestützt. (*a*) Am besten machen Sie diese Übung auf einer festen, rutschsicheren Matte, oder Sie berühren mit den Fingerspitzen die Wand, damit Sie nicht wegrutschen. Atmen Sie eine Weile tief, entspannen Sie Hals und Schultern.
2. Setzen Sie die Zehen auf, heben Sie das Becken, und stellen Sie sich auf die Zehen. (*b*)
3. Bringen Sie beim Ausatmen Ihr Becken nach hinten, und setzen Sie die Fersen möglichst am Boden auf. (*c*) Lassen Sie die Beine gerade. Versuchen Sie, Schultern und Arme lockerzulassen, wobei Ihr Körpergewicht am Becken vorbei über die Rückseite der Beine und Fersen in den Boden abgegeben wird.
   Atmen Sie mehrmals, wobei Sie die Ausatmung durch die Fersen in den Boden schicken. Ihr Steißbein zeigt nach hinten zu den Fersen. Öffnen Sie die Kniekehlen.

a

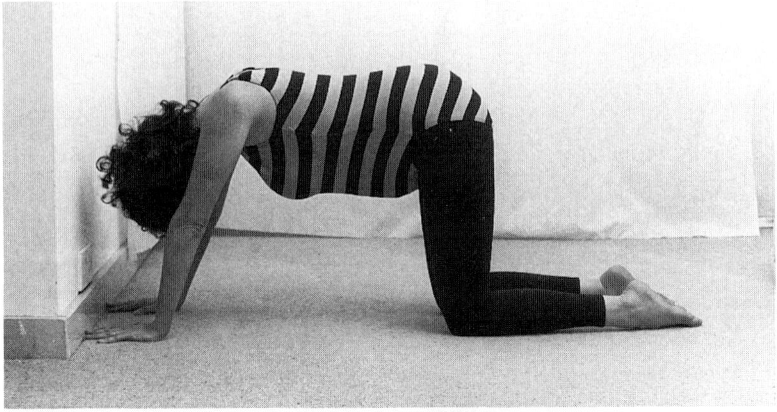

b

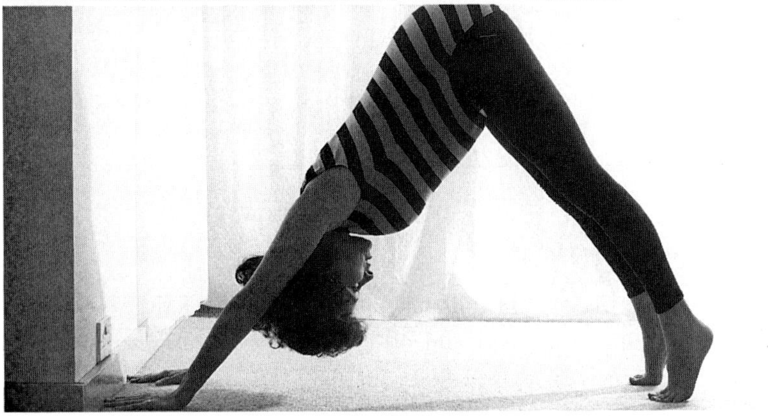

c

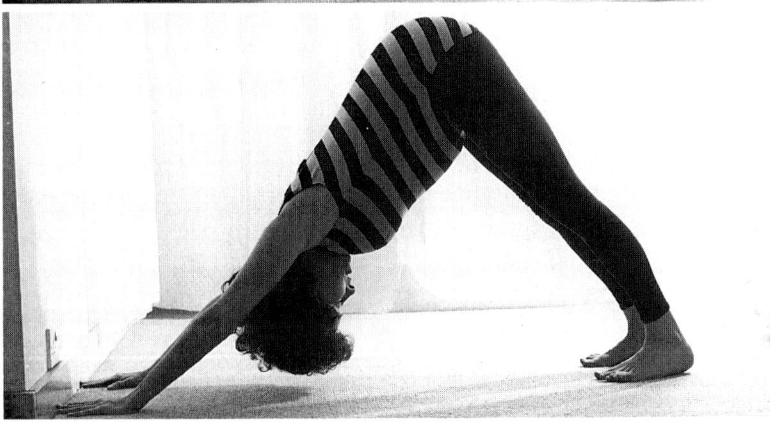

Übung VII.B: Haltung »Der Hund«

4. Kehren Sie in den Vierfüßlerstand zurück, und entspannen Sie sich.
5. Wiederholen Sie die Übung noch zweimal, wenn Sie möchten, wobei Sie die Haltung jeweils nur kurze Zeit einnehmen.

Am Anfang ist diese Übung wahrscheinlich ziemlich schwierig, und Sie kommen sich etwas kopflastig vor. Durch mehr Übung öffnen sich aber Ihre Kniekehlen immer mehr und sind weniger verspannt. Es fällt Ihnen dann auch leichter, Spannungen in den Schultern und der Wirbelsäule loszulassen, wenn die Fersen den Boden berühren.

Vorteile
Diese Übung hat die gleichen Vorteile wie die Dehnung der Waden. Sobald Sie sich in dieser Haltung wohler zu fühlen beginnen, hilft Ihnen die Übung außerdem dabei, Spannungen im Hals und in den Schultern loszulassen, die Wirbelsäule zu dehnen und lang werden zu lassen.

*C. Hocke (Grundübung V)**

Vorsicht
Wenn Sie Hämorrhoiden, Krampfadern oder eine Narbe am Muttermund haben, oder wenn Ihnen die Hocke schwerfällt, dann verwenden Sie einen Schemel oder einen Bücherstapel bei dieser Übung. Führen Sie die Hocke anfangs mit einem Partner aus (s. Partnerübung), falls sie Ihnen Schwierigkeiten macht, oder halten Sie sich an einer Fensterbank oder der Badewanne fest.

1. Wenn Sie allein in die Hocke gehen wollen, setzen Sie die Füße in einem Abstand von etwa 45 cm parallel oder leicht nach außen gerichtet auf. Die Fersen bleiben am Boden, während Sie die Knie beugen und die Handflächen auf den Boden legen. Lassen Sie dann das Becken zwischen die Beine sinken, und verschränken Sie die Hände. Schieben Sie mit den Ellenbogen die Knie auseinander, und heben Sie die Fußgewölbe an. (*a*/*b*) Die Schultern und die Wirbelsäule bleiben gerade, das Steißbein lassen Sie zum Boden hin los. Vielleicht finden Sie es einfacher, sich an einer Wand hinzuhocken, wobei nur Ihr Kreuzbein die Wand als Stütze berührt.
2. Bleiben Sie ein paar Minuten so, und stehen Sie dann auf.

Partnerübung

Fassen Sie einander fest an den Handgelenken an, und stellen Sie sich mit geraden Ellenbogen auf Armeslänge voneinander entfernt hin. Ihre Partnerin stellt einen Fuß vor den anderen; die Füße stehen dabei fest auf dem Boden, das Becken ist vorgeschoben. Sie lehnt sich leicht zurück, um Ihnen Halt zu bieten, ohne sich selbst anzustrengen oder den Rücken beugen zu müssen.

Stellen Sie Ihre Füße im Abstand von 45 cm parallel oder leicht nach außen gerichtet auf. Mit der Ausatmung lassen Sie die Fersen tief in den Boden sinken. Beugen Sie Ihre Knie, und lassen Sie das Becken zwischen den Knien nach unten sinken, wobei Sie sich an Ihrer Partnerin festhalten. Heben Sie die Fußgewölbe, verlagern Sie das Gewicht auf die Fußaußenkanten, und spreizen Sie die Knie so weit wie möglich. (*c*) Lassen Sie bei jeder Ausatmung Ihre Schultern und Ihre Wirbelsäule noch mehr los, und lassen Sie das Steißbein zu den Fersen hin sinken. Bleiben Sie einige Atemzüge lang in dieser Haltung, und stehen Sie dann langsam auf. Wiederholen Sie das noch einmal.

Wenn Ihnen das Hocken ohne Hilfe allmählich leichter fällt, kann Ihre Partnerin Sie unterstützen, indem sie hinter Ihnen steht und sich vorbeugt (mit geradem Rücken). Sie legt nun die Handflächen auf Ihre Knie und stützt Sie unten im Rücken mit den Beinen ab. Sie läßt ihr Gewicht leicht nach vorne fallen, um Sie zu unterstützen, Ihr Gewicht in die Fersen sinken zu lassen und die Knie zu spreizen. (*d*) Bleiben Sie einige Atemzüge lang so, und entspannen Sie sich dann.

Vorteile

Die Hocke öffnet das Becken so weit wie möglich; der Beckendurchmesser vergrößert sich, um bei der Geburt das Baby hindurchzulassen. Durch eine Korrektur der Beckenhaltung hilft die Hocke außerdem, den richtigen Tonus in der Beckenbodenmuskulatur und den Mutterbändern zu erzeugen, die die Gebärmutter in der richtigen Position zur Wirbelsäule halten. Daher befindet sich auch das Baby für die Geburt in der richtigen Position. Die Hocke fördert die Durchblutung des gesamten Beckenbereichs, verhindert oder lindert Verstopfung und entspannt den Beckenboden. Regelmäßiges Üben der Hocke bewirkt, daß Sie sich in dieser Haltung immer

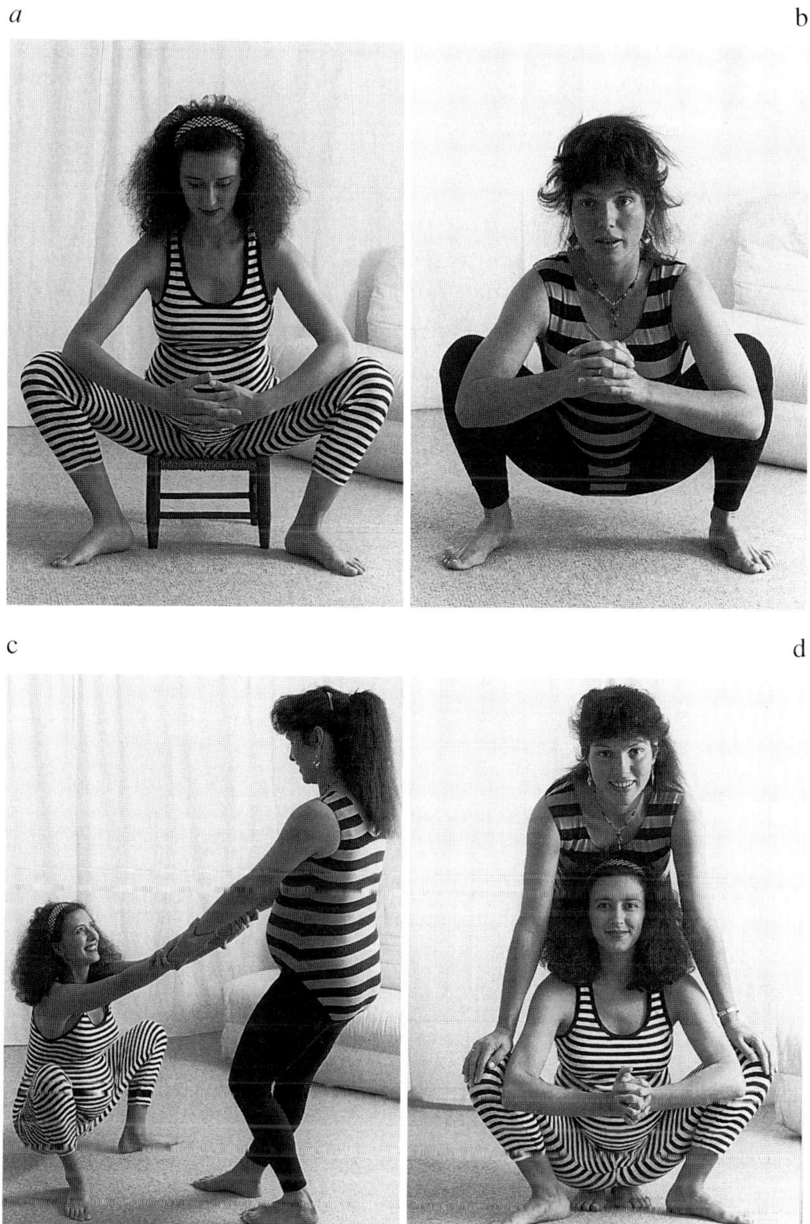

Übung VII.C: Hocke

wohler fühlen und sie während der Wehen und der Geburt gerne einnehmen – vielleicht durch Ihren Partner abgestützt oder mit Hilfe eines Hockers.

Verstopfung

Außer der Hocke helfen Weizenkleie und Trockenobst gegen Verstopfung. Achten Sie darauf, ausreichend Flüssigkeit zu sich zu nehmen und viel Gemüse, frisches Obst und Salat zu essen. Essen Sie nur Vollkorngetreide, denn raffiniertes Mehl wirkt stopfend. Schieben Sie nie die Darmentleerung auf, denn das führt zu Verstopfung. Viel Bewegung und tägliches Spazierengehen sind wichtig.
Sie können neben der Toilette auf beiden Seiten einen kleinen Schemel für Ihre Füße aufstellen. So befinden Sie sich bei der Darmentleerung in einer eher hockenden Haltung, und der Darm kann sich entspannen.

*D. Beckenbodenübungen (Grundübung VI)**

Vorsicht
Wenn sie Hämorrhoiden, Krampfadern in der Vulva oder eine Narbe am Muttermund haben, gehen Sie bei diesen Übungen in die Knie-Ellenbogenhaltung anstatt in die Hocke (s. S. 172f.).

1. Hocken Sie sich auf Zehenspitzen hin, und legen Sie die Hände vor sich am Boden ab.
2. Schließen Sie die Augen, und gehen Sie mit Ihrer Aufmerksamkeit zum Beckenboden. Das sind die Muskelstränge, die um Ihren Blasenausgang, die Scheide und den After herum verlaufen und die Beckenbasis darstellen. Ihr Baby nimmt bei der Geburt seinen Weg durch die Scheidenmuskulatur.

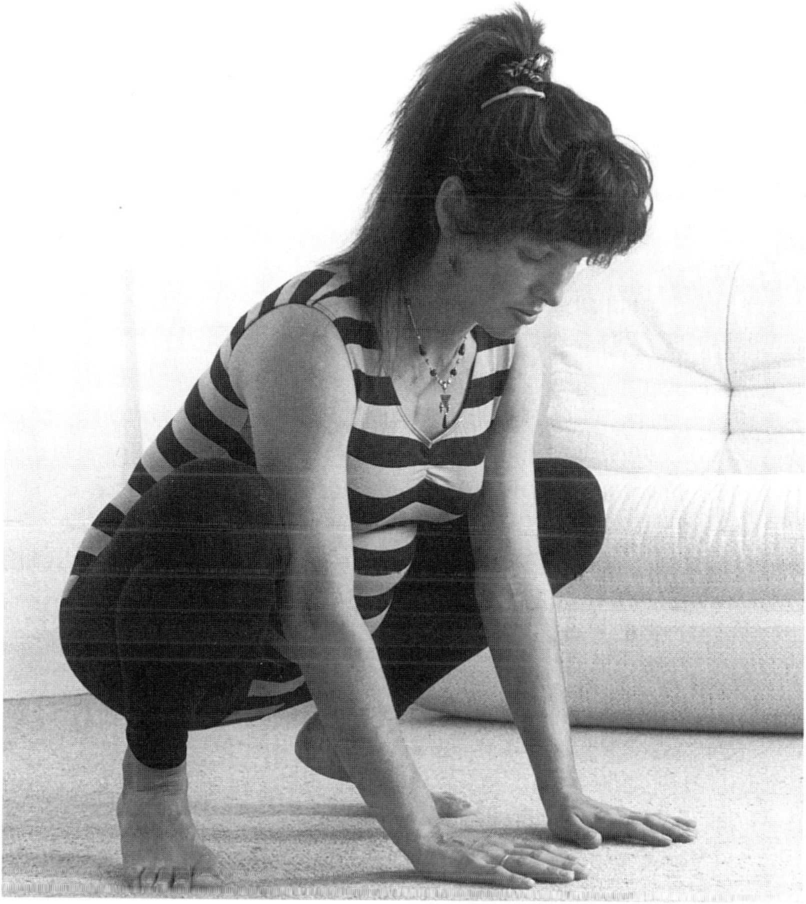

Übung VII.D: Beckenbodenübung

3. Ziehen Sie beim Einatmen Ihre Beckenbodenmuskeln nach oben zur Gebärmutter hin, spannen Sie die Muskeln an, und halten Sie die Spannung eine Weile.
   Atmen Sie aus, und entspannen sie die Muskeln. Wiederholen Sie das einige Male.
4. Atmen Sie jetzt ein, und ziehen Sie die Beckenbodenmuskeln nach oben. Halten Sie die Spannung beim Ausatmen. Atmen Sie dann wieder ein, halten Sie immer noch die Spannung, und lassen Sie schließlich

den Atem und auch die Spannung im Beckenboden in vier kleinen Stufen wieder abfließen. Lassen Sie zum Schluß ganz los.

Wiederholen Sie das zweimal. Mit der Zeit fällt es Ihnen immer leichter.

5. Spannen Sie jetzt etwa zehnmal den Beckenboden kurz an, und lassen Sie ihn wieder los, während Sie normal weiteratmen.

Falls Sie Hämorrhoiden oder in der Vulva Krampfadern haben, versuchen Sie es in der vornübergebeugten knienden Haltung. Machen Sie die Übung morgens und abends je 50- bis 100mal, damit sich der Muskeltonus verbessert und die Krampfadern zurückgehen.
Vor allem in den letzten Wochen vor der Geburt können Sie sich gelegentlich vorstellen, wie der Kopf des Babys sich immer weiter vorschiebt und durch Ihr Becken hindurch geboren wird, während sie den Beckenboden entspannen. Stellen Sie sich vor, daß Sie das Baby ausatmen können. Diese bildliche Vorstellung kann auch während der Wehen sehr hilfreich sein.

Vorteile
Bei den Beckenbodenübungen geht es sowohl darum, die Beckenbodenmuskeln zu kräftigen und den Tonus zu verbessern, indem sie angespannt werden, als auch darum, diese Muskeln ganz entspannen zu können (»loszulassen«). Ein guter Tonus des Beckenbodens ist für die Gesundheit und das Wohlbefinden sehr wichtig, vor allem in der Schwangerschaft, wenn die Beckenbodenmuskeln die inneren Organe und das Kind im Bauch stützen und tragen müssen. Probleme aufgrund eines schwachen Beckenbodens wie Vorfall der Gebärmutter, des Enddarms oder der Blase können durch diese Übung verhindert oder reduziert werden. Sie verschafft außerdem Linderung bei Krampfadern, bewirkt eine bessere Durchblutung des Beckenbereichs und verringert das Risiko eines Dammrisses bei der Geburt. Die Entspannung Ihrer Beckenbodenmuskulatur hilft Ihnen sehr bei der Geburt, wenn der Kopf des Babys diese Muskeln passiert. Bei täglicher Übung in der Schwangerschaft ist das Risiko, daß der Beckenboden bei der Geburt verletzt wird, wesentlich geringer, und die Rückbildung nach der Geburt wird beschleunigt. Fangen Sie möglichst bald

nach der Geburt mit dem täglichen Üben an, und machen Sie das mehrere Wochen lang. Am besten wäre es, diese Übungen regelmäßig in jeder Lebensphase zu machen.

Übungsfolge VIII: Entspannung der Wirbelsäule

Vorsicht

Diese Übungsfolge kann bis zu sechs Wochen vor dem Geburtstermin praktiziert werden, dann sollten Sie keine Übungen mehr in der Rückenlage machen (s. S. 93).

A. Grundhaltung im Liegen

1. Legen Sie sich auf den Rücken. Die Beine sind aufgestellt, Ihre Füße stehen etwa 30 cm auseinander, Ihre Fersen befinden sich möglichst nah am Gesäß. Drehen Sie die Fersen leicht nach außen, so daß die Fußkanten parallel zueinander stehen. Legen Sie die Hände auf den Unterbauch. Entspannen Sie die Augen, die Kiefergelenke, die Schultern und den Nacken, und ziehen Sie das Kinn zum Brustbein.
2. Atmen Sie tief; legen Sie die Wirbelsäule in Taillenhöhe am Boden ab. Spüren Sie die sanfte Abwärtsbewegung der Bauchdecke beim Ausatmen und die leichte Dehnung zu Ihren Händen hin beim Einatmen. Atmen Sie eine Weile tief weiter; lassen Sie alle Spannungen abfließen, bis Sie völlig losgelassen haben.

B. Anheben des Beckens

1. Sie befinden sich in der liegenden Grundhaltung und legen die Arme mit den Handflächen nach unten neben sich ab. Lassen Sie die Fersen tief in die Unterlage sinken.
2. Ihre Füße stehen parallel und fest am Boden. Sie heben beim Ausatmen das Becken zur Decke, dehnen Ihr Kreuzbein und heben die Wirbelsäule vom Boden ab, bis Ihr Gewicht auf dem Hals, den Schultern und den Füßen ruht. Der Hals und die Schultern bleiben völlig entspannt. Atmen Sie ganz langsam ein.

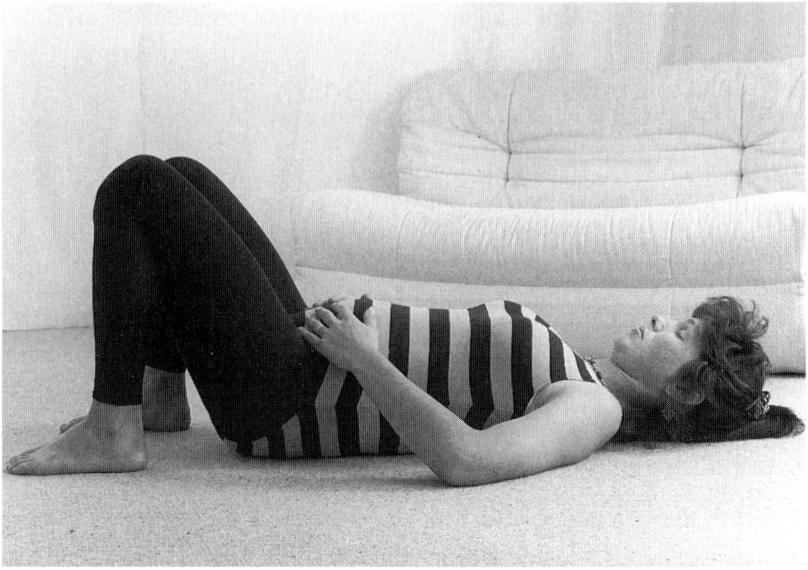

Übung VIII.A: Grundhaltung im Liegen

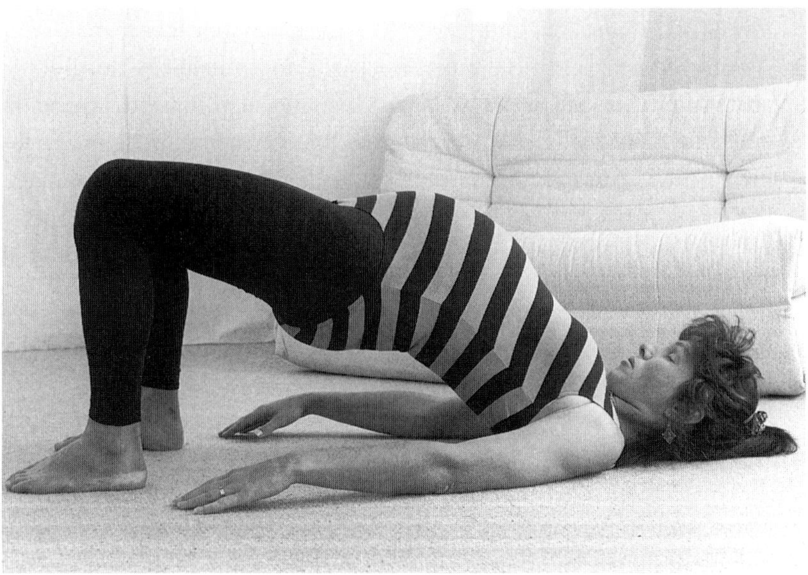

Übung VIII.B: Anheben des Beckens

3. Atmen Sie aus, und legen Sie Ihre Wirbelsäule ganz langsam wieder ab, Wirbel für Wirbel, vom Hals beginnend, bis sie wieder Kontakt zur Unterlage hat. Nehmen Sie einen tiefen Entspannungsatemzug.
4. Wiederholen Sie das dreimal.

C. Entspannung des Lendenwirbelbereichs

1. Heben Sie in der Rückenlage die Füße vom Boden. Umfassen Sie die Knie, und ziehen Sie diese sanft zu Ihren Schultern, ohne dabei das Becken vom Boden abzuheben oder die Schultern anzuspannen. (*a*) Atmen Sie ein paarmal tief, und lassen Sie alle Anspannung im unteren Rückenbereich abfließen.
2. Kreuzen Sie jetzt die Beine in Knöchelhöhe, legen Sie die Arme seitlich am Boden ab, und lassen Sie die Hüften rotieren, wobei Sie mit Ihrem Kreuz am Boden Kreise beschrieben. (*b*) Kommen Sie dann zur Mitte zurück, und machen Sie die Bewegung in entgegengesetzter Richtung.
3. Strecken Sie das linke Bein am Boden aus, und ziehen Sie das rechte an, umfassen Sie das Knie, und ziehen Sie es sanft zur Schulter hin. Achten Sie darauf, daß das ausgestreckte Bein und das Becken am Boden bleiben und Ihre Hüften parallel sind. Bleiben Sie eine Weile so, entspannen Sie sich bei jeder Ausatmung noch ein bißchen mehr. Machen Sie das gleiche mit dem anderen Bein. (*c*)

Vorteile
Diese Übung löst Druck im Kreuzbein-Darmbeingelenk und Spannungen im Lendenbereich, lindert Schmerzen und bringt Müdigkeit zum Verschwinden.

D. Drehung der Wirbelsäule

1. Heben Sie in der Rückenlage beide Knie an. Bringen Sie die Füße zusammen; die Fersen sind dabei so nah wie möglich am Gesäß. Strecken Sie die Arme seitlich aus, die Handflächen liegen am Boden auf, die Arme bilden mit den Schultern eine Linie. Legen Sie die Schultern und die Wirbelsäule am Boden ab, und dehnen Sie den Nacken, indem Sie das Kinn zum Brustbein ziehen. (*a*)

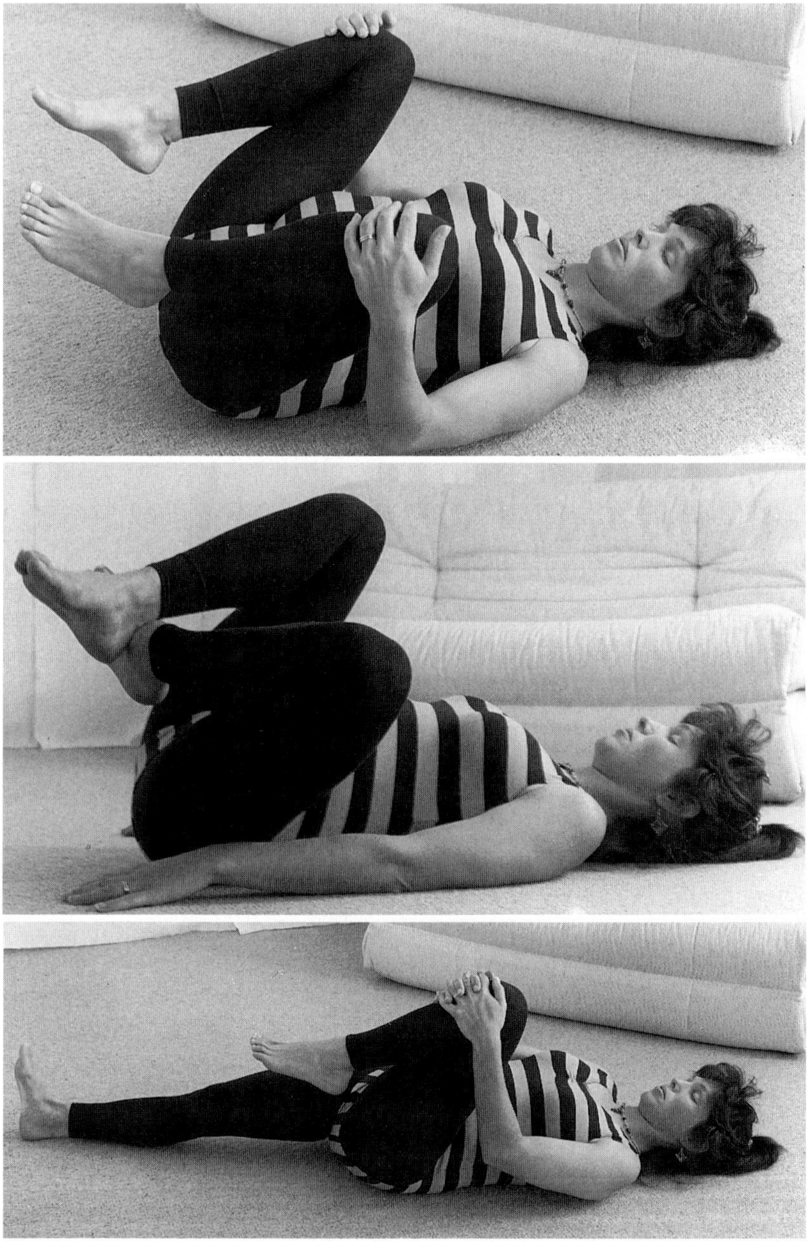

Übung VIII.C: Entspannung des Lendenwirbelbereichs (a-c)

2. Atmen Sie tief, drehen Sie den Unterkörper beim Ausatmen nach rechts, und lassen Sie die Knie zum Boden sinken, während Ihre Arme und beide Schultern im Kontakt mit der Unterlage bleiben. Drehen Sie den Kopf nach links, so daß Ihre ganze Wirbelsäule gedreht ist. (*b*) Atmen Sie tief, und entspannen Sie sich einen Moment.

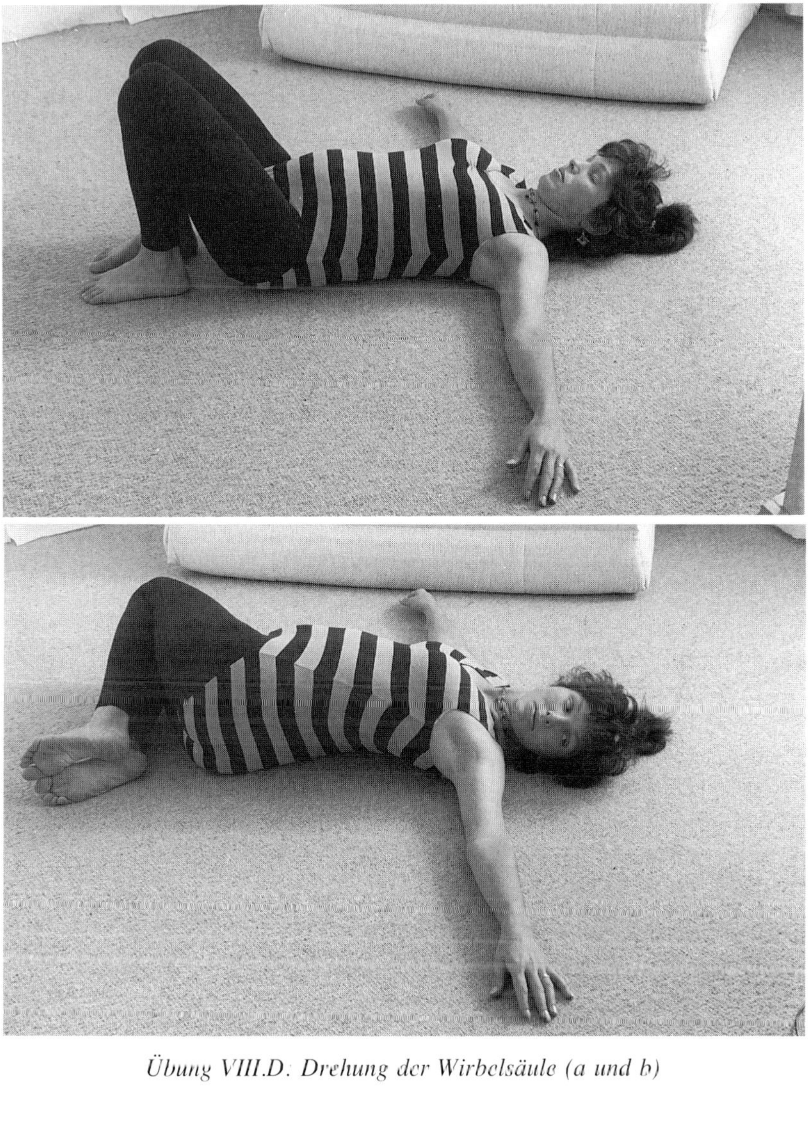

Übung VIII.D: Drehung der Wirbelsäule (a und b)

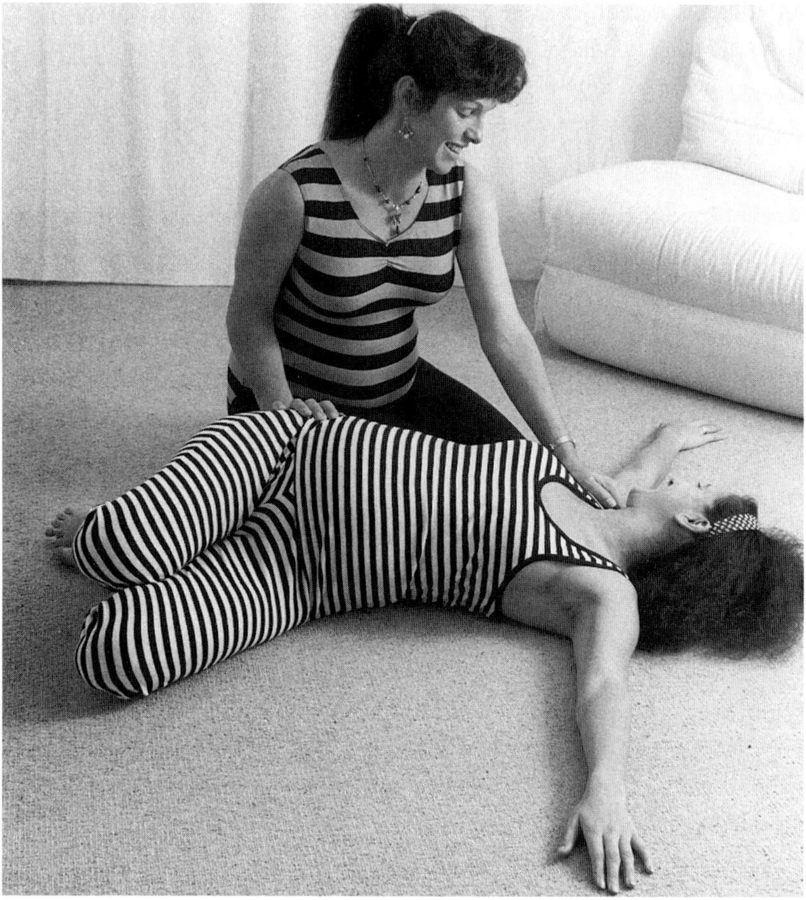

Drehung der Wirbelsäule mit Partnerin

3. Kommen Sie zur Mitte zurück. Atmen Sie einige Male tief, und lassen Sie mit jeder Ausatmung Ihre Wirbelsäule zum Boden hin los.
4. Drehen Sie sich in die andere Richtung, die Knie fallen nach links, der Kopf wendet sich nach rechts.
5. Kommen Sie zur Mitte zurück.

Partnerübung

Ihre Partnerin kann Sie bei dieser Übung unterstützen, indem sie sich zunächst an Ihre rechte Seite setzt und Ihre rechte Schulter mit der linken

Hand nach unten drückt, bevor Sie die Drehung machen. Wenn Sie Ihren Unterkörper nach links gedreht haben, kann Ihre Partnerin die rechte Hand auf Ihren Hüftknochen legen und Sie sanft ohne Forcieren darin unterstützen, daß Sie Ihre Beine zum Boden hin drehen, während Ihre Schultern am Boden liegen bleiben. Lassen Sie alle Spannungen abfließen, indem Sie tief atmen.
Bleiben Sie eine Weile so. Wiederholen Sie dann die Übung zur anderen Seite hin, mit Ihrer Helferin zur Linken.

Vorteile
Bei dieser Übung wird die gesamte Wirbelsäule sanft gedreht, wobei die Muskeln und Wirbelgelenke gedehnt und gelöst werden. Dies stärkt die Wirbelsäule und entspannt den unteren Rückenbereich. Bei regelmäßiger Übung wirkt diese Haltung gegen Unbeweglichkeit in der gesamten Wirbelsäule, vom Hals bis zum Steißbein.

E. Entspannung

1. Gehen Sie in die Seitenlage, wobei Sie ein Kissen unter Ihren Kopf und eines unter Ihr oben liegendes, angezogenes Knie legen, so daß Sie völlig bequem und entspannt daliegen. Schließen Sie die Augen, und geben Sie Ihr ganzes Körpergewicht an den Boden ab. Atmen Sie tief, und entspannen Sie nach und nach mit jedem Atemzug jedes einzelne Körperteil. Achten Sie dabei weiterhin auf Ihre Atmung, und finden Sie allmählich, während Sie sich mehr und mehr entspannen, Ihre Mitte.
   Bleiben Sie etwa fünf bis 20 Minuten in dieser Lage.
2. Bevor Sie sich aufsetzen, gehen Sie mit Ihrer Aufmerksamkeit zum Kind, und verbringen Sie einige Minuten gemeinsam in friedlicher Entspannung.
3. Lassen Sie sich zum Schluß Zeit, Ihre Augen zu öffnen, und gewöhnen Sie sich allmählich an das Licht, ohne Ihren Blick gleich zu fixieren. Bewahren Sie sich den inneren Frieden und die Entspannung, wenn Sie sich langsam dehnen und strecken und in Ihrem Zeitmaß zum Sitzen aufrichten.

Trinken Sie anschließend ein Glas Saft, Mineralwasser oder Kräutertee. Wenden Sie sich nicht gleich hastig der nächsten Aufgabe zu. Ideal wäre es, wenn Sie anschließend Schwimmen gingen, ein Bad nähmen oder einen Spaziergang machten.

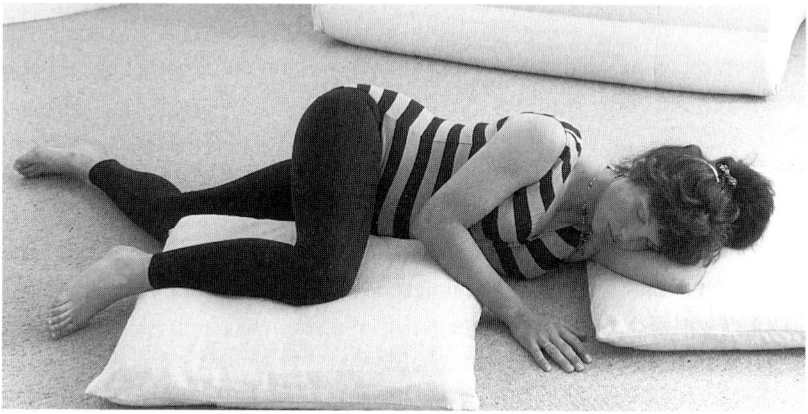

Übung VIII.E: Entspannung

4 Atmung

Dieses Buch enthält keine speziellen Atemtechniken für die Eröffnungsphase und die Geburt. Mein Anliegen ist vielmehr eine gesunde Atmung (s. Übungsfolge I, S. 74ff.). Ebenso wie Unbeweglichkeit in unserer Kultur epidemische Ausmaße erreicht hat, ist auch eine eingeschränkte Atmung weit verbreitet!

Bei unserer modernen Lebensweise ist es im Alltag häufig gar nicht notwendig, daß wir unsere körperlichen Möglichkeiten voll ausschöpfen. Viele von uns strengen sich den ganzen Tag über nicht einmal genügend an, damit eine gesunde Atemtätigkeit angeregt wird. Als Folge davon wird unsere Atmung flacher und schneller als das normalerweise der Fall wäre. Dadurch können sowohl die Sauerstoffversorgung als auch die Abatmung von Kohlendioxid eingeschränkt sein.

Wenn Sie sich die natürliche Atmung eines Babys oder Kleinkindes anschauen, werden Sie schnell feststellen, daß sich der Bauch bei jedem Atemzug wie ein Blasebalg bewegt, wogegen der Brustkorb relativ ruhig bleibt und die Schultern entspannt sind. Das ist eine natürliche, entspannte, tiefe Atmung. Viele von uns atmen, wenn sie das Erwachsenenalter erreicht haben, viel zu flach, hauptsächlich in den oberen Bereich des Brustkorbs und nicht in den Bauchraum hinein, und lediglich ein Drittel des Umfangs unserer Atemkapazität wird genutzt. Indem wir schneller als nötig atmen, nehmen wir einen neuen Atemzug, bevor die verbrauchte Luft unsere Lungen verlassen hat, so daß ein Teil der verbrauchten Luft sich mit der frischen, eingeatmeten Luft vermischt. Dadurch verringert sich die Sauerstoffzufuhr und auch unsere Vitalität.

Unser Leben und unsere Gesundheit hängen von unserer Atmung ab die Atmung ist einer der Grundrhythmen unseres Körpers. Bei jeder Einatmung nehmen wir Luft, das lebensspendende Element, in uns auf; bei jeder Ausatmung entledigen wir uns der Abfallstoffe. Dieses ständige

Geben und Nehmen, dieser Energiefluß, beginnt im Augenblick der Geburt und dauert unser ganzes Leben hindurch an, in uns pulsierend wie ein Wechselstrom. Jede unserer Körperaktivitäten ist eng mit unserer Atmung verbunden.

Was geschieht, wenn wir atmen?

Der Zugang zu den Atemwegen ist die Nase. Winzige Härchen in den Nasenflügeln verhindern, daß Staubpartikel in die Lunge gelangen. Der Atemweg durch die Nase ist mit Schleimhaut ausgekleidet; er erwärmt die Luft und filtert Staub und Keime aus ihr. Drüsen wehren Bakterien ab, und unser Geruchssinn bewahrt uns davor, schädliche Gase einzuatmen.

Die direkt an der Atmung beteiligten Muskeln sind das Zwerchfell, die kräftige Muskelmembran, die Brustraum und Bauchraum voneinander trennt, und die interkostalen Muskeln zwischen den Rippen. In der Lunge selbst gibt es keine Muskeln, sie dehnt sich in den sie umgebenden freien Raum hinein aus, den Thorax. Durch die starke Membran, von der die Lunge umgeben ist, ist sie mit der Brustwand verbunden, deren Bewegung bewirkt, daß die Lunge sich beim Einatmen und Ausatmen dehnt beziehungsweise zusammenzieht.

Bei der flachen Atmung setzen wir hauptsächlich die Interkostalmuskeln ein. Bei der tiefen Atmung bewegt sich auch die Zwerchfellmuskulatur rhythmisch auf und nieder, so daß sich der Brustraum völlig ausdehnen kann.

Eine wirksame Atmung beruht auf einer guten Haltung. Wenn Ihr Brustraum eingeengt ist und Sie die Schultern nach vorne fallen lassen, verringert sich der Platz im Brustkorb: die Atmung wird eingeschränkt. Das gewölbte Zwerchfell drückt die Bauchorgane abwärts und die Bauchdecke nach außen, wenn Sie einatmen. Wenn Sie ausatmen, entspannt es sich und wölbt sich aufwärts in den Brustraum. Das spüren Sie bei der tiefen Atmung: Ihr Bauch dehnt sich bei der Einatmung aus und zieht sich bei der Ausatmung zusammen. Durch die Auf- und Abwärtsbewegung bei jedem Atemzug übt das Zwerchfell einen leichten Druck auf die Leber, den Magen und andere innere Organe aus. Der Rhythmus der Lungenbewegung setzt sich in eine sanfte Massage um, die die natürliche Funktion der inneren Organe fördert. Durch jeden Atemzug werden der Blutzufluß zu diesen Organen gefördert und der Stoffwechsel angeregt. Zu solch einer wohltuenden Massage kommt es jedoch nicht, wenn wir nur im oberen Brustbereich atmen.

Einatmung: Wenn die Luft in die Lunge einströmt, bewegt sich das Zwerchfell abwärts; der Druck im Bauchraum erhöht sich.

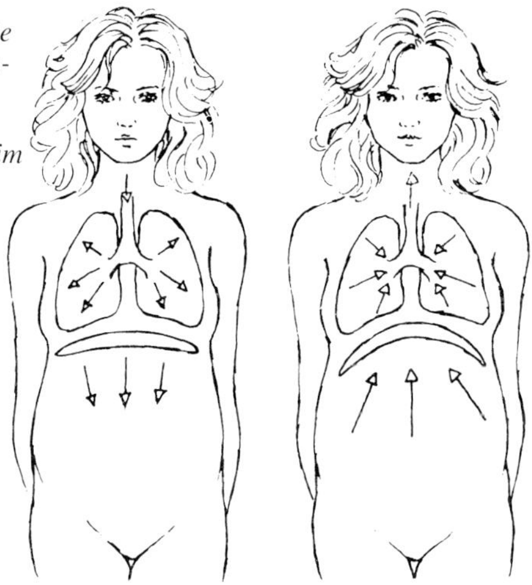

Ausatmung: Wenn die Luft aus der Lunge hinausfließt, bewegt sich das Zwerchfell nach oben; der Druck im Bauchraum wird geringer.

Wir können zwar wochenlang ohne feste Nahrung und tagelang ohne Wasser überleben, Leben ohne Luft ist dagegen nur wenige Minuten möglich. Jede lebende Zelle nimmt Sauerstoff auf und gibt Kohlendioxid ab. In der Schwangerschaft und bei der Geburt atmen Sie sowohl für Ihre Körperfunktionen als auch für Ihr Baby.

Das Atmen während der Eröffnungsphase

Normalerweise atmen wir durch die Nase ein und aus. In der Übung zur tiefen Atmung (s. Übungsfolge I, S. 74ff.) empfehle ich die Ausatmung durch den Mund. Der Grund ist, daß während starker Wehen in der Eröffnungsphase wie bei allen Anstrengungen die meisten Frauen ganz natürlich dazu übergehen, durch den Mund auszuatmen. Während Sie also normalerweise durch die Nase ein- und ausatmen, ohne darüber nachzudenken, ziehen Sie es vielleicht vor, durch den Mund auszuatmen, wenn Sie die Übung zur tiefen Atmung machen, ebenso bei Bedarf auch in der Eröffnungsphase oder während der Übungen. Wenn sie diese Übung regelmäßig machen, wird Ihre Atmung tiefer, was Ihnen dabei hilft, die gesamte Kapazität Ihres Brustraums zu nutzen und die Zwerchfellmuskeln richtig einzusetzen. Sie lernen so auch, Ihre Aufmerksamkeit nach innen zu richten und sich auf den Grundrhythmus Ihrer Atmung zu konzentrieren. Anders als der Herzrhythmus oder die Wehentätigkeit der Gebärmutter, die willentlich nicht beeinflußbar sind, ist der Atemrhythmus der einzige Körperrhythmus, der sowohl willkürlich als auch unwillkürlich vor sich geht. Wir können bewußt unsere Atemfrequenz verändern, und das wirkt sich direkt auf unseren Bewußtseinszustand aus.

Sie werden bald spüren, daß Ihre Atmung sehr eng mit gedanklichen und emotionalen Vorgängen verbunden ist. Im Hatha-Yoga stellt die tiefe Atmung eine Vorstufe zur Meditation dar. Die Versenkung in sich selbst und die Konzentration auf die Atmung sind ein einfaches, sehr wirkungsvolles Mittel, um tiefere Bewußtseinszustände zu erleben.

In der Schwangerschaft hilft Ihnen die tiefe Atmung, geistige Ruhe zu finden und sich zu sammeln, so daß ihre Gedanken in den Hintergrund treten. Sie können dann die Stille in sich wahrnehmen und mit Ihrer Aufmerksamkeit zum Baby in Ihrem Bauch gehen. Die tiefe Atmung kann Ihre Wahrnehmung der friedvollen und freudigen Zeit der Schwangerschaft vertiefen und eine Hilfe sein, wenn Sie sich ängstigen oder aus dem Gleichgewicht geraten sind.

Bei der Geburt kann Ihnen die Atmung helfen, mit den tiefen, intensiven Gefühlen umzugehen, die auftreten. Es gibt keine speziellen Techniken, die Sie sich für die Geburt merken müssen; Ihre Atmung kann ganz spontan erfolgen. Wenn Sie sich jedoch während der Geburt angespannt, beunruhigt oder ängstlich fühlen, können Sie die tiefe Atmung einsetzen, um sich zu beruhigen, Ihre Mitte zu finden und Ihre Aufmerksamkeit nach innen zu richten. Das hilft Ihnen dabei, das auszublenden, was um sie herum vor sich geht und den Bewußtseinszustand zu erreichen, der der Geburt zuträglich ist.

Eine sehr große Hilfe stellt die Konzentration auf die tiefe Atmung dar, wenn die Wehen allmählich schmerzhaft werden. Wenn Sie sich auf dem Höhepunkt einer Wehe auf das lange, langsame Ausatmen konzentrieren, fällt es Ihnen leichter, während der Wehen entspannt zu bleiben und sich in den Wehenpausen auszuruhen. Wenn die Wehen intensiver werden, hilft es Ihnen vielleicht, daß Sie bei der Ausatmung tiefe Töne kommen lassen und zusätzlich die im 6. Kapitel vorgeschlagenen Bewegungen und Haltungen anwenden. Eine solche Atmung trägt dazu bei, daß Sie dem Schmerz Ausdruck verleihen können, anstatt ihn für sich zu behalten, sich ausgeliefert zu fühlen und zu verspannen.
Viele Frauen haben mir berichtet, daß die Konzentration auf die Atmung ihnen geholfen hat, die Wehen zu verarbeiten. Eine Frau meinte: »Bei jeder Wehe atmete ich tief, manchmal ziemlich heftig und geräuschvoll, doch immer mit voller Konzentration und Wahrnehmung des Wehenhöhepunkts und des anschließend nachlassenden Schmerzes. Ich nahm sehr deutlich wahr, wo das Baby war und wie es mir körperlich ging. Nachher sagte man mir, wie entspannt ich die ganze Zeit gewesen sei und die Wehen geschehen lassen konnte.«
Wenn Sie während der Schwangerschaft regelmäßig die tiefe Atmung anwenden, können Sie sich bei der Geburt besser auf Ihren Atemrhythmus konzentrieren. Je mehr Sie das vorher üben, umso leichter fällt es Ihnen, diese Atmung ohne besondere geistige Anstrengung am Tag der Geburt anzuwenden. Ebenso wie Meditation können Sie die tiefe Atmung immer besser anwenden, je regelmäßiger Sie sie praktizieren. Wunderbar wäre es, wenn Sie die Atemübungen mit der Person zusammen machten, die auch bei der Geburt dabeisein wird.
Wenn Sie damit beginnen, die tiefe Atmung zu üben, werden Sie anfangs das angenehme Gefühl von Ruhe und Entspannung genießen. Nach einer gewissen Zeit geht dieses Gefühl in den Zustand einer beglückenden Meditation über, in dem Geist und Körper vereint sind und Sie eine erhöhte Wahrnehmung für Ihr Kind in Ihrer Gebärmutter erleben. Das ähnelt sehr dem Frieden in den Wehenpausen bei der Geburt. Die tiefe Atmung hilft Ihnen auch, sich zu entspannen, wenn Sie in den Tagen und Wochen nach der Geburt lernen, das Baby zu stillen und zu versorgen.

5 Massage

In Kombination mit Bewegung, Haltungen und Atmung kann Massage während der Schwangerschaft und bei der Geburt für Sie von großem Nutzen sein. Für viele Menschen gibt es nichts Angenehmeres und Beruhigenderes als die Berührung durch einen anderen Menschen. Vielleicht sind Sie überrascht von der entspannenden, heilenden Kraft Ihrer Hände. Durch Berührung können wir die Liebe und Zuneigung füreinander zum Ausdruck bringen, und wir können uns selbst und anderen Erleichterung verschaffen, indem wir Unbehagen, Schmerzen und unnötige Muskelverspannungen lindern und beheben.

Massage ist eine Kunst, die es zu kultivieren gilt, und die einzige Möglichkeit, sie zu erlernen, besteht im Ausprobieren und Experimentieren. Es gibt viele verschieden Arten von Massage, in diesem Buch werden wir uns jedoch mit der einfachsten Art, der »intuitiven« Massage, beschäftigen und keine speziellen Techniken anwenden.

Beginnen Sie bei sich selbst. Entdecken Sie, was Ihnen guttut und welche Bereiche Ihres Körpers Massage brauchen. Machen Sie dann die Massage gemeinsam mit jemand anderem, am besten mit der Person, die auch bei der Geburt dabeisein wird. Und denken Sie daran, daß manche Frauen währen der Geburt gerne massiert werden und es als sehr schmerzlindernd empfinden, andere dagegen lieber überhaupt nicht berührt werden möchten. Sie können vorher nicht wissen, ob Sie überhaupt während der Wehen angefaßt werden möchten, wann und wie. Eine Massage während der Wehen kann manchmal ablenken oder stören, aber viele Frauen empfinden sie als Mittel zur Schmerzlinderung sehr angenehm und hilfreich. Während der Schwangerschaft werden Sie die Massage wahrscheinlich genießen, und Sie können dann zum gegebenen Zeitpunkt herausfinden, was für Sie während der Wehen das Richtige ist.

Es gibt vier Grundformen der Massage:

☐ *Ausstreichen an der Oberfläche*
Üblicherweise wird das mit der Handfläche gemacht. Bei starken Schmerzen oder Krämpfen oder bei einem Baby oder Kleinkind ist dieses sehr leichte Ausstreichen oft die einzig mögliche Massageart.

☐ *Tiefergehendes Ausstreichen*
Diese Form der Massage erfolgt auf die gleiche Weise wie das oberflächliche Ausstreichen, doch mit festeren Bewegungen unter Anwendung von mehr Druck.

☐ *Tiefgehender Druck*
Hierbei wird mit den Fingerkuppen, den Daumen oder auch den Fingerknöcheln oder Ellenbogen auf einen kleinen Bereich Druck ausgeübt, wobei tieferliegende, verspannte Stellen im Körper erreicht werden. Manchmal werden auch kreisende Bewegungen zur Lockerung ausgeführt. Die tiefe Massage wirkt auf das Muskelgewebe und die Knochen und nicht über die Haut.

☐ *Kneten*
Dabei wird mit der ganzen Hand Muskelgewebe abwechselnd zusammengedrückt und wieder losgelassen. Das ist sehr sinnvoll bei großen Muskelbereichen, wie zum Beispiel dem Gesäß und den Oberschenkeln.

Am besten fangen Sie damit bei Ihren eigenen Händen und Füßen an.

Massage der Hände

1. Erkunden Sie mit einer Hand die Hautoberfläche der anderen und die darunterliegenden Knochen. Erkunden Sie den Bewegungsspielraum aller Gelenke. Biegen Sie jeden Finger zurück und nach vorn, ziehen Sie ihn sanft und drehen Sie ihn. Biegen Sie dann Ihre Finger einen nach dem anderen seitlich auseinander.
2. Gehen Sie jetzt tiefer in die Zwischenräume der Knochen des Handrückens und des Armgelenks.
3. Schütteln Sie zum Schluß Ihre Hände schnell aus; die Bewegungen

kommen dabei aus dem Schultergelenk. Lassen Sie den ganzen Arm entspannt und die Handgelenke völlig locker.
4. Massieren Sie die andere Hand genauso.

Erkunden Sie dann auf die gleiche Weise Ihre Füße.

Fußmassage

1. Probieren Sie mit den Daumen unterschiedlichen Druck aus. Üben Sie mit den Daumen in kreisenden Bewegungen möglichst festen Druck auf das Fußgewölbe aus. Wenn Sie eine schmerzhafte Stelle finden, behandeln Sie diese eine Weile, und versuchen Sie, den Schmerz wegzumassieren. Wahrscheinlich bemerken Sie kleine Knoten unter der Haut, die auf die feste Massage hin nachgeben und zu verschwinden scheinen.
2. Machen Sie das gleiche an der Wurzel Ihres großen Zehs, an der Fußsohle, dem Knöchel und der Wade.
3. Erkunden Sie schließlich den Spann und dann die Zehen, einen nach dem anderen, biegen Sie sie vor und zurück und dehnen Sie jedes Gelenk, soweit es geht. Ziehen Sie die Zehen in die Länge, drehen Sie sie, und biegen Sie dann einen nach dem anderen seitlich auseinander.
4. Machen Sie das gleiche mit dem anderen Fuß.

Nachdem Sie sich selbst in den Genuß einer solchen Fußmassage gebracht haben, können Sie das auch mit Ihrem Partner machen. Anschließend bekommen Sie vielleicht Lust, mit verschiedenen Körperteilen, dem Nacken und den Schultern, dem Rücken und Ihrer Körpervorderseite zu experimentieren. Je mehr Erfahrung Sie dabei sammeln, umso mehr können Sie es genießen. Ihr eigener Einfallsreichtum weist Ihnen dabei den Weg. Wenn Sie sich intensiver für Massage interessieren, können Sie auf eines der vielen ausgezeichneten Bücher hierüber zurückgreifen (s. »Literatur«) oder auf das große Angebot an Massagekursen.

Massage in der Schwangerschaft

In der Schwangerschaft, wenn das zusätzliche Gewicht Ihres Bauchs und die vermehrte Körperflüssigkeit zur Belastung werden und zu Beschwerden führen, ist Massage besonders wohltuend. Vor allem der Kreuzbereich, die Schultern und die Füße sind sehr empfindlich. Regelmäßige Massage erleichtert Ihnen die Umstellung auf die riesigen Veränderungen, die Ihr Körper in diesen Monaten durchmacht.

Selbstmassage

Erkunden Sie nach dem Baden Ihren ganzen Körper, Sie können Ihre Haut mit einem guten Pflanzenöl, beispielsweise mit Weizenkeim- oder Mandelöl einreiben, vor allem den Bauch und den Busen. Wenn Sie außerdem Übungen machen und sich gut ernähren, ist die Wahrscheinlichkeit von Schwangerschaftsstreifen geringer.
Manche Hebammen empfehlen, in den letzten Schwangerschaftsmonaten den Dammbereich täglich nach einem Bad mit Öl zu massieren und sanft zu dehnen, um ihn auf die Geburt vorzubereiten. Wenn Sie mit Ihrem Genitalbereich vertraut sind, so ist das ein großer Vorteil. Tasten Sie auch die Beckenknochen ab, und massieren Sie die Leistengegend, damit jegliche Anspannung verschwindet. Vielleicht möchten Sie auch den Muttermund ertasten (probieren Sie das ganz sanft in der Hocke nach dem Baden).
Massieren Sie, wenn Sie die Übungen machen, den Körperteil, wo Sie die Dehnung spüren. Besonders gut ist dies an der Innenseite der Oberschenkel.

Partnermassage

Vor allem vor dem Schlafengehen ist eine Partnermassage sehr wohltuend. Sie können sich dadurch auch gut auf die Babymassage nach der Geburt vorbereiten.
Zum Einstimmen probieren Sie folgendes:

Kopf- und Nackenmassage

Vorsicht

Am Anfang der Schwangerschaft kann die Rückenlage sehr bequem sein, doch sollten Sie gegen Ende der Schwangerschaft, während der Geburt und immer, wenn Ihnen dabei schwindlig wird oder es unbequem ist, die Rückenlage meiden. Ihr Partner kann Ihren Nacken und Ihre Schultern auch massieren, während Sie aufrecht sitzen oder knien.

Legen Sie sich in der Rückenlage auf den Boden, winkeln Sie die Knie an, und legen Sie die Beine hoch, entweder auf einen Stuhl oder das Bett. Legen Sie die Hände bequem neben sich ab. Ihr Partner sitzt oder kniet hinter Ihnen und sollte unbedingt für eine bequeme Haltung sorgen. (Sie können sich auch aufs Bett legen, Ihr Partner sitzt dann hinter Ihnen auf einem Stuhl.) Ihr Partner macht nun folgendes:

1. Sie drücken mit den Händen die Schultern der Liegenden nach unten, um deren Entspannung beim Ausatmen zu unterstützen. Lassen Sie dann Ihre Hände zum Nacken gleiten, und streichen Sie ihn fest vom Nacken zum Kopf hin abwechselnd mit beiden Händen aus. Wiederholen Sie das einige Male, so daß der Nacken immer länger wird.
2. Behandeln Sie diesen Bereich weiter, indem Sie jetzt mit Ihren Fingerspitzen kleine Kreise beschreiben, ganz langsam den Nacken aufwärts.
3. Heben Sie nun mit den Händen den Kopf an, und drücken Sie ihn langsam ganz sanft nach oben und vorne, so daß das Kinn näher zum Brustbein kommt. Halten Sie den Kopf ein oder zwei Sekunden lang in dieser Stellung, und legen Sie ihn dann ganz langsam wieder am Boden ab. Drehen Sie jetzt den Kopf behutsam zur Seite, und streichen Sie den Hals seitlich fest nach oben aus. Beenden Sie die seitliche Massage mit festen, kreisenden Bewegungen am Schädelknochen. Machen Sie das eine Weile, drehen Sie dann den Kopf auf die andere Seite, und machen Sie das Gleiche dort noch einmal.
4. Ertasten Sie dann die Kieferknochen, den Oberkiefer und den Mund, die Wangen, die Wangenknochen, die Nase, die Schläfen und die Ränder der Augenhöhlen. Streichen Sie überall mit gleichmäßigen Bewegungen von der Mitte nach außen. Machen Sie dann an den

gleichen Stellen festere, kleine, kreisende Bewegungen, und wenden Sie mehr Druck an.

5. Streichen Sie die Augenbrauen von der Mitte nach außen hin aus, und legen Sie schließlich ihre Hände seitlich an den Kopf, wobei Sie mit Ihren Fingern sanft die Augenlider bedecken. Bleiben Sie eine Minute lang ruhig sitzen und atmen Sie beide dabei tief. Lösen Sie dann sanft, ganz sanft Ihre Hände.

Rückenmassage

Gegen Ende der Schwangerschaft und während der Wehen kann diese Massage äußerst angenehm sein. Da die Nerven des Beckens ihren Ausgang im Lenden- und Kreuzbeinbereich (lumbaler und sakraler Bereich) der Wirbelsäule haben, kann besonders im Kreuzbereich eine Behandlung sehr wirksam sein, um während der Wehen die Schmerzen zu lindern. Wahrscheinlich ist es Ihnen am angenehmsten, wenn Ihr Partner Sie während einer Wehe massiert und in den Pausen aufhört. Vielleicht mögen Sie tiefergehenden Druck, oder Sie ziehen leichtes Ausstreichen vor. Möglicherweise möchten Sie einfach nur einen Druck am Steißbein spüren. In der folgenden Übung können Sie und Ihr Partner alle Arten ausprobieren. Wenn Sie auf der Haut massieren, verwenden Sie angenehm riechenden Puder oder Massageöl, damit die Haut gleitfähig ist.

Für die Rückenmassage suchen Sie sich eine bequeme Haltung im Knien, wobei Sie sich mit gespreizten Knien und nach innen gerichteten Zehen auf einen Kissenberg stützen. Ihr Partner kniet mit geradem Rücken hinter Ihnen. (Sie können sich auch umgedreht auf einen Stuhl setzen und sich auf der Rückenlehne abstützen. Ihr Partner kann dann hinter Ihnen am Boden knien oder gleichfalls auf einem Stuhl sitzen.)

Ihr Parter sollte folgendes machen:

1. Erspüren Sie am Schädel beginnend jeden einzelnen Wirbel des Rückgrats, und massieren Sie ihn mit kleinen Kreisbewegungen. Arbeiten Sie sich langsam abwärts bis zum Kreuzbein vor.
2. Massieren Sie mit den Daumen die Muskeln seitlich der Wirbelsäule, wobei Sie soviel Druck anwenden, wie es Ihrer Partnerin angenehm

ist. Machen Sie dabei wieder kleine, kreisende Bewegungen. Beschäftigen Sie sich mit Verhärtungen etwas länger.

3. Legen Sie Ihre Hände auf die weichen Muskeln an den Schultern, und massieren Sie sie knetend, bis die Spannung nachläßt.
4. Führen Sie mit den Handflächen und vor allem mit der Handunterkante leichte, langsame, rhythmische Kreisbewegungen über dem Kreuzbereich aus. Verstärken Sie den Druck auf Wunsch Ihrer Partnerin, und versuchen Sie, Ihre Massagebewegungen an deren Atmung anzupassen. Am besten gelingt Ihnen das, indem Sie selbst beim Massieren tief atmen.
5. Führen Sie nun mit den Handflächen langsame, gleichmäßige Bewegungen aus. Beginnen Sie in der Mitte des Lendenbereichs, und streichen Sie dann auswärts zu den Oberschenkeln hin. Heben Sie dann die Hände an, und wiederholen Sie das Ganze.
6. Legen Sie eine Hand auf das untere Ende der Wirbelsäule, so daß Sie mit der Handunterkante das Steißbein bedecken. Üben Sie mit ruhiger Hand leichten Druck aus, damit die Wärme aus Ihrer Hand in den Rücken Ihrer Partnerin fließen kann. Manche Frauen finden diese Berührung während der Wehen angenehm. Die Frau kann den Druck selbst bestimmen, indem sie ihren Körper zur Hand ihres Partners hin bewegt.
7. Legen Sie die Handfläche Ihrer linken Hand ganz oben auf die Wirbelsäule, und streichen Sie sie fest nach unten zum Kreuzbein hin aus. Wiederholen Sie dann das Gleiche mit Ihrer rechten Hand, und machen Sie das rhythmisch abwechselnd mit beiden Händen. Das ist sehr beruhigend und kann angewandt werden, wenn Ihre Partnerin während der Wehen zu zittern anfängt.

Oberschenkel-, Waden- und Fußmassage

Oft verspannen sich die Muskeln an der Innenseite der Oberschenkel während der Eröffnungsphase. Manche Frauen spüren dort auch die Wehenschmerzen. Sanftes Ausstreichen führt zur Entspannung der Adduktoren, der Muskeln an der Innenseite der Oberschenkel, und begünstigt die Eröffnung des Muttermundes und das Loslassen von Spannungen im gesamten Beckenbereich.

Eine Massage der Waden kann Krämpfen in den Beinen während der Schwangerschaft vorbeugen und hilft ebenso gegen Wasseransammlung in den Füßen und bei Müdigkeit.
Auch die Fußmassage ist in der Schwangerschaft sehr wohltuend, wenn die Füße aufgrund des zusätzlichen Gewichts schmerzen; sie kann auch während der Wehen sehr hilfreich sein. Bei der Fußreflexzonenmassage wird davon ausgegangen, daß über bestimmte Punkte in den Fersen und den Achillessehnen Einfluß auf die Gebärmutter und den Genitalbereich ausgeübt werden kann. Manche Frauen verspüren durch eine tiefgehende Massage an der Knöchelbasis der Fußaußenseite geringere Wehenschmerzen. Eine Fußmassage trägt außerdem zur Entspannung des gesamten Körpers bei und hilft so der Frau, die Wehenschmerzen gut zu verarbeiten.
Setzen Sie sich bequem auf einen Stuhl, beugen Sie sich leicht vor, die Beine sind gespreizt, die Füße stehen fest auf dem Boden. Ihr Partner kniet in einer bequemen Haltung vor Ihnen. Er macht folgendes:

1. Streichen Sie mit beiden Händen gleichzeitig von der Leistenbeuge aus die Innenseite der Oberschenkel mit festen Bewegungen zu den Knien hin aus. Wiederholen Sie das Ausstreichen mit rhythmischen Bewegungen, die Sie der Atmung Ihrer Partnerin anpassen.
2. Stellen Sie jetzt deren Fuß in Ihren Schoß. Biegen Sie mit der einen Hand die Zehen aufwärts zum Bein hin. Mit der anderen Hand umfassen Sie die Wadenmuskeln und kneten sie sanft.
3. Behandeln Sie jetzt den Fuß. Halten Sie ihn in der einen Hand, und machen Sie mit der anderen sanft kreisende Bewegungen an beiden Seiten der Fersen und anschließend gleichmäßige Ausstreichbewegungen auf beiden Seiten der Achillessehne hinter den Fußknöcheln. Machen Sie das in der Schwangerschaft nur sehr sanft, da eine tiefgehende Massage der Fersen nach der Reflexzonentheorie wehenauslösend wirken kann. Während der Wehen jedoch kann eine festere Massage bedenkenlos zur Wehenförderung und Schmerzlinderung eingesetzt werden.
4. Massieren Sie nun die Wade und den Fuß des anderen Beins.

Bauchmassage

Während der Geburt, wenn Sie die Wehen sehr intensiv empfinden, kann eine ganz leichte Massage mit den Fingerspitzen auf Ihrem Unterbauch sehr angenehm sein. Probieren Sie das im Stehen bei sich selbst aus: Streicheln Sie ganz sanft Ihren Unterbauch, indem Sie einen Halbkreis beschreiben. Heben Sie die Hand an, und wiederholen Sie diese Bewegung im Rhythmus Ihrer Atmung.
Lassen Sie das Gleiche dann Ihren Partner ausprobieren.

Ihr Partner wird allmählich mit den Bereichen Ihres Körpers, die Sie gewöhnlich bei Streß anspannen, vertraut und kann dann während der Geburt ganz intuitiv diese Spannungen ausstreichen, sei es ein Stirnrunzeln, angespannte, hochgezogene Schultern, geballte Fäuste usw.
Viele Frauen genießen die entspannende Wirkung einer Massage während der Geburt. Es kann jedoch sein, daß Sie lieber nicht angefaßt werden möchten oder daß die Massage Sie zu sehr ablenkt. Vielleicht sind Ihnen ganz sanfte Berührungen lieber, oder Sie brauchen tiefergehenden Druck. Teilen Sie Ihrem Partner mit, was Sie mögen und was nicht, und haben Sie keine Hemmungen, um das zu bitten, was Sie brauchen, denn nur so kann er wissen, wie er Sie am wirkungsvollsten unterstützen kann.

6 Geburt

Zur besseren Veranschaulichung kann die Geburt in drei Phasen eingeteilt werden: In der ersten Phase, der Eröffnungsphase, öffnet sich der Muttermund immer mehr; die Phase, in der das Kind hinausgeschoben und geboren wird, ist die Austreibungsphase, und die dritte Phase, wenn Sie und Ihr Baby den ersten Kontakt miteinander aufnehmen und dann die Plazenta und die Eihäute ausgestoßen werden, ist die Nachgeburtsphase.

In den letzten Wochen vor dem Geburtstermin nehmen Sie wahr, wie Ihre Gebärmutter sich zusammenzieht. Diese »Probe-« oder »Übungswehen« sind gewöhnlich nicht schmerzhaft. Während der Kontraktion können Sie mit den Händen Ihren Bauch härter werden fühlen. Dieses Zusammenziehen kann 15 Minuten oder länger andauern und ist meist am deutlichsten spürbar, wenn Sie sich viel bewegt haben. Doch nicht alle Frauen nehmen die verstärkte Gebärmuttertätigkeit in den letzten Schwangerschaftswochen wahr.

Irgendwann innerhalb der letzten Wochen stellt sich wahrscheinlich der Kopf des Babys ins kleine Becken ein und ist bereit für die Geburt. Sie spüren dann möglicherweise deutliche Senkwehen. Doch kann es auch sein, daß der Kopf sich erst nach Wehenbeginn ins Becken einstellt. Dies ist häufig ab dem zweiten Kind der Fall. Manche Frauen haben etwa einen Tag vor der Geburt häufige leichte Wehen; oft dauern sie einige Stunden an und hören dann ganz auf. Das sind Vorwehen. Es ist wichtig, darauf eingestellt zu sein. Wenn Sie sich nicht sicher sind, ob wirklich die Geburt begonnen hat, haben Sie wahrscheinlich noch keine geburtswirksamen Wehen.

Die große Frage lautet: Woran merken Sie, daß die Geburt beginnt? Wirklich begonnen hat die Geburt, wenn sich Ihr Muttermund mehr als zwei Zentimeter geöffnet hat. Meist werden die Eröffnungswehen ganz langsam intensiver.

Es gibt verschiedene Möglichkeiten, wie die Geburt beginnen kann:

1. Es kann sein, daß es »zeichnet«. Das heißt, Sie haben ganz leichte Schmierblutungen, wenn der Schleimpfropf abgeht, der den Muttermund während der Schwangerschaft fest verschlossen hat. Der Schleimpfropf kann auch schon vor Wehenbeginn oder erst zu einem späteren Zeitpunkt der Eröffnungsphase abgehen. Wenn der Schleimpfropf abgeht und gleichzeitig die Fruchtblase platzt, enthält das Fruchtwasser möglicherweise anfangs etwas Blut, sollte dann aber sehr bald klar werden.
2. Manchmal platzt als erstes die Fruchtblase, das ist der Blasensprung. Das Wasser kann in einem Schwall abgehen oder leicht tröpfeln, wenn das Wasser vor dem Kopf des Babys, das Vorwasser, langsam hinausrinnt. Auch dazu kann es erst in der fortgeschrittenen Eröffnungsphase kommen oder aber bereits 24 Stunden oder mehr vor dem eigentlichen Geburtsbeginn. (Wenn die Wehen nach zwölf Stunden nicht begonnen haben, wird von einem höheren Infektionsrisiko ausgegangen. Es sollte möglichst nicht vaginal untersucht und unbedingt auf Hygiene geachtet werden, insbesondere nach einem Toilettengang. Es ist besser, nicht in der Badewanne zu liegen, sondern zu duschen oder aufrecht in der Wanne zu knien. Wenn Sie alle zwei bis drei Stunden sieben oder acht Knoblauchpillen und 1 Gramm Vitamin C nehmen, kann das Infektionen vorbeugen.) Manchmal bleibt die Fruchtblase auch bis zum Moment der Geburt intakt, oder das Baby wird sogar mit intakter Fruchtblase, in der »Glückshaube«, geboren. In den meisten Fällen platzt die Fruchtblase jedoch vor der Austreibungsphase.

   »Ich spürte etwas platzen und warmes Wasser aus mir hinausfließen. Ich war sofort hellwach und sehr aufgeregt.«

3. Die Geburt kann mit fortwährenden, dumpfen Rückenschmerzen beginnen, die durch die Wehen ausgelöst werden.
4. Das erste Anzeichen für den Geburtsbeginn kann Durchfall sein, denn oft entleert sich der Darm vor Wehenbeginn ganz natürlich von selbst.
5. Die Wehen können mit Zittern einhergehen. Auf diese Weise leitet der Körper Spannungen ab. Oft passiert dies bei Wehenbeginn, doch

kann es auch während der Geburt dazu kommen. Am besten lassen Sie das Zittern einfach passieren, atmen dabei tief und lassen sich vielleicht den Rücken oder die Füße massieren.

6. Das zuverlässigste Zeichen für den Geburtsbeginn sind Wehen, die heftiger sind als die Vorwehen. Sie können sich ähnlich wie Menstruationskrämpfe im Unterbauch, im Lendenbereich oder an den Innenseiten der Oberschenkel anfühlen.

»Allmählich bemerkte ich ein Zusammenziehen und leichte Krämpfe im Bauch – Empfindungen, die mir bekannt vorkamen. Bis dahin hatte ich tief geschlafen, deshalb war mir nicht sofort klar, daß es jetzt angefangen hatte. Doch da diese Schmerzen etwa alle fünf Minuten kamen, war ich sicher, daß das Baby bald da sein würde.«

Die ersten Wehen fühlen sich wahrscheinlich sehr unangenehm an, sie können aber auch so leicht sein, daß Sie weiterschlafen, ohne sie zu bemerken. Frauen erleben Wehen ganz unterschiedlich, und selbst von Geburt zu Geburt können sie bei der gleichen Frau ganz verschieden sein. Sie können am Anfang schwach oder auch gleich sehr heftig sein. Sie können im Abstand von einer halben Stunde oder aber auch alle zehn Minuten kommen, manchmal sind sie gänzlich unregelmäßig. Ihre Gebärmutter zieht sich zusammen und wird hart. Der Muttermund dünnt sich aus und verstreicht, dann öffnet er sich langsam. Manche Frauen beschreiben Wehen als Energieansturm. Jede beginnt wie eine Welle – anfangs ist sie noch flach, steigert sich dann zum Höhepunkt und ebbt ab. Auf dem Höhepunkt kann eine Wehe sehr schmerzhaft sein, doch vor Beginn der nächsten gibt es eine Pause. Es hilft, sich Wellen am Strand vorzustellen.

»Ich hatte erst sehr leichte Wehen im Abstand von zehn Minuten, als ich in der Klinik ankam. Die Hebamme wollte mich gar nicht aufnehmen, sie meinte, ich wäre so ruhig und es sei gar nicht sicher, ob die Geburt überhaupt schon begonnen hätte.
Ich ging umher und hockte mich hin, und als sie mich nach 30 Minuten wieder untersuchte, war sie ganz erstaunt, wie schnell es vorangegangen war. Die Wehen kamen jetzt alle fünf Minuten und waren stark, und mir

ging es am besten, wenn ich mich gegen eine Wand lehnte oder in den Vierfüßlerstand ging.«

Im Verlauf der Eröffnungsphase werden die Wehen heftiger und häufiger, die Pausen dazwischen werden kürzer. Wenn die Geburt richtig in Gang gekommen ist, werden die Wehen so stark, daß sie Ihre ganz Aufmerksamkeit erfordern.

»Die Wehen nahmen mich jetzt sehr viel mehr in Anspruch. Meistens saß ich aufrecht auf der Bettkante oder rittlings auf einem Stuhl und konzentrierte mich auf die tiefe Bauchatmung.«

»Ich hatte am Anfang alle zehn Minuten das Gefühl wie zu Beginn der Menstruation. Wenn ich dabei tief atmete, konnte ich gut mit diesem Ziehen zurechtkommen. Anfangs war ich dabei noch sehr aktiv und erledigte meine Arbeit im Haus, doch als die Wehen heftiger wurden, mußte ich mich in den Pausen über einen Kissenberg gebeugt ausruhen.«

Empfindungen bei der Geburt

Die Geburt ist ein ganz besonderes Ereignis in Ihrem weiblichen Sexualleben – eine Zeit des Wandels: Sie werden Mutter, Sie schenken einem Menschen das Leben. Wenn Ihre Gebärmutter sich mit den Wehen völlig öffnet, erleben Sie eine Veränderung Ihres normalen Bewußtseinszustands. In den Stunden der Eröffnungswehen fällt es Ihnen wahrscheinlich schwer, sich auf die Alltagsdinge zu konzentrieren. Ihre Aufmerksamkeit richtet sich ganz natürlich nach innen, als würde sich die ganze Welt auf das konzentrieren, was in Ihrem Körper vor sich geht. In Ihrer geistigen Welt nimmt die Zeit eine neue Dimension an. In einem Zeitraum, der Ihnen wie Minuten vorkommt, können Stunden vergangen sein; vielleicht fühlen Sie sich »außerhalb der Zeit«, wie das eine Frau beschrieben hat. Es ist, als wären Sie in einer anderen Welt.

Dieses Öffnen ereignet sich nur einmal oder nur wenige Male in Ihrem Leben. Es ist eine sehr tiefgehende emotionale Erfahrung, die Sie auf grundlegende Gefühle zurückführt, als wäre alles, was Sie je erlebt haben, Teil der Gegenwart. Vielleicht haben Sie eine unbewußte Erinnerung daran, daß Sie selbst einmal im Mutterleib waren, selbst geboren worden sind, ein ganz kleines Kind waren. Und gleichzeitig spüren Sie die Anfänge Ihres eigenen Mutterwerdens und eine ganz intime Einheit zwischen sich, Ihrem Körper und Ihrem Kind darin. Ihre Gebärmutter ist der Ort Ihrer tiefsten Gefühle. So, wie Sie sich ganz in Ihre eigenen, innersten Gefühle versenken, wenn Sie einen Orgasmus erleben, fühlen Sie den Drang, instinktiv auf die Impulse und Botschaften Ihres Körpers zu reagieren, wenn Sie in der Eröffnungsphase sind und bald Ihr Kind zur Welt bringen werden.

In gewisser Weise müssen Sie sich ganz gehenlassen, sich dem Geburtsvorgang hingeben und Vertrauen haben, denn das ist etwas, das ohne Ihre bewußte Kontrolle vor sich geht. Sie müssen sich von Ihrem Verstand und allem, was Sie wissen, lösen und es einfach geschehen lassen. Das ist eine Zeit der Hinwendung nach innen; Sie überlassen sich dem Unbekannten und denken nicht im voraus darüber nach, was sein wird. Lassen Sie Augenblick für Augenblick vergehen, und überlassen Sie sich den natürlichen, unwillkürlichen Rhythmen Ihres Körpers. Eine Frau drückte das so aus: »Wenn man sich entspannt, dann fühlt man sich getragen, wenn man sich wehrt und kämpft, geht man unter.«

Wahrscheinlich werden Sie ganz verschiedenartige, intensive Gefühle erleben, von Agonie bis zu Ekstase, von Verzweiflung und Schwäche bis zu Mut und Stärke, von Erschöpfung bis zu unglaublicher Energie und Kraft. Vielleicht wird Ihnen auch übel. Manche Frauen leiden überhaupt nicht unter Übelkeit, andere sehr. Das ist nichts Beängstigendes, vielmehr können Würgreiz und Erbrechen eine große Erleichterung bedeuten und dazu beitragen, daß sich Spannungen und Ängste lösen. Geburt bedeutet leerwerden. Es ist also nicht überraschend, daß Magen und Darm sich ihres Inhalts entledigen. Erbrechen kann sogar ein Zeichen für eine schnelle Eröffnung sein. Ungefähr jede Stunde sollten Sie auch Ihre Blase entleeren, denn eine volle Blase könnte das Baby behindern, wenn sich sein Kopf durch Ihr Becken schiebt.

Lebensspendender Schmerz

Über Schmerzen bei der Geburt wird viel Negatives erzählt. Zweifellos ist Gebären – das wird Ihnen jede erfahrene Mutter bestätigen – gewöhnlich etwas Schmerzhaftes. Es ist sicher realistisch, sich auf Schmerzen einzustellen, selbst wenn sich herausstellen sollte, daß Sie zu den glücklichen Frauen gehören, die keine Schmerzen dabei haben – und es gibt einige! Die meisten Frauen empfinden auf dem Wehenhöhepunkt Schmerzen. Das sind sehr akute Empfindungen, keine ständigen, bohrenden, und gewöhnlich hören sie mit der Wehe auf. Oft folgt auf eine sehr heftige Wehe eine leichtere. Der Schmerz fühlt sich nicht so wie bei einer Verletzung an. Vielmehr beschreiben etliche Frauen sie als positive, lebensfördernde Schmerzen und fühlen sich in den Wehenpausen besonders wohl.

Einer der Hauptgründe für unnötige Schmerzen bei der Geburt kann die Rückenlage sein. Selbst wenn Sie im Rücken von vielen Kissen und Polstern abgestützt sind, gleichen Sie in dieser Lage einem Käfer, der auf dem Rücken gelandet ist. Sie sind völlig hilflos, und die Wehen verursachen größere Schmerzen. Andere Haltungen wie vornübergebeugtes Knien, Stehen, Hocken oder aufrechtes Sitzen lindern die Schmerzen und helfen Ihnen, sich auf das einzustellen, was in Ihrem Inneren geschieht. Sie brauchen die Freiheit, Ihren ganzen Körper einzusetzen und herauszufinden, was am besten für Sie ist.

»Jedesmal, wenn ich mich hinlegte, fühlte ich mich total unwohl. Aufrecht zu sein war die einzige Möglichkeit, mich voll auf die Entspannung zu konzentrieren und bei der tiefen Atmung zu bleiben.«

»Mir halfen kleine Bewegungen sehr; irgendwann einmal bemerkte ich, daß das fast wie ein Tanz war. Mich an etwas Hartes anzulehnen war völlig unmöglich, am allerschlimmsten war die Rückenlage.«

Oft führen auch eine falsche Umgebung und eine unangenehme Atmosphäre zu mehr Schmerzen. Während der Schwangerschaft und bei der Geburt produziert Ihr Körper Hormone, die Endorphine, die auf natürliche Weise entspannen und Schmerzen lindern. Ein weiteres Hormon in Ihrem Körper ist das Oxytozin, das die Wehen und den Geburtsvorgang fördert. Die Ausschüttung dieser Hormone hängt sehr stark von Ihren Emotionen ab. Ihr Körper bildet mehr dieser Hormone, wenn Sie sich sicher fühlen, entspannt sind, sich nicht eingeschränkt fühlen und Sie selbst sein können. Das Gefühl, beobachtet zu werden, kann die Hormonausschüttung stören und auch zu Anspannung führen. Die Wahl der Menschen, die bei der Geburt dabei sein sollen, und des Ortes, an dem das Kind geboren werden soll, sind wichtige Erwägungen. Die Anwesenheit von zu vielen Menschen im Raum oder von jemandem, mit dem Sie sich unwohl fühlen, kann sich störend auf den Geburtsvorgang auswirken. Für manche Frauen ist es notwendig, daß sie völlig ungestört sind.

»Die Positionen hatten dazu beigetragen, daß ich mich immer freier fühlte, und da ich zu Hause war, war ich sehr sicher und gelassen. Ich seufzte und stöhnte und setzte auch auf diese Weise Kräfte frei – ich fühlte mich großartig. Ganz intuitiv ließ ich alles durch mich hindurch – Toby wurde geboren, und mein Körper machte ganz einfach auf.«

Es ist wichtig, daß Sie Hilfe von Leuten bekommen, denen Sie vertrauen. Sie brauchen bei der Geburt den Zuspruch und die Unterstützung Ihres Mannes oder einer Ihnen nahestehenden Person. Selbst Frauen, die in Ruhe gelassen werden möchten, wünschen sich Helfer oder ihren Partner in Reichweite, falls sie sie brauchen. Andere möchten die Helfer ganz nahe bei sich haben.

»Durch die dauernde Ermunterung von meinem Mann und der Hebamme fühlte ich mich angespornt. Ismail sagte mir später, wie froh er sei, daß er mir helfen konnte – zum Beispiel, mich zu unterstützen, wieder zur tiefen Atmung zurückzufinden, wenn ich aus dem Rhythmus kam.«

Ich habe schon die Bewußtseinsveränderung in der Eröffnungsphase erwähnt. Es hilft sehr, wenn die Frau dann im Halbdunkel sein kann und möglichst wenigen sensorischen Reizen ausgesetzt ist. Sanfte, beruhigende Musik kann für sie und auch für die Helfer gut sein. Wasser ist eines der wirksamsten Mittel zur Schmerzlinderung. Ein großes Wasserbecken wäre ideal, ansonsten tut es auch eine Badewanne oder eine Dusche. Wenn Sie das Gefühl haben, daß es nicht weitergeht, oder wenn Sie sich gehemmt fühlen, versuchen Sie es mit einem warmen Bad (s. 8. Kapitel).

»Das Baden half mir sehr, und ich drehte mich dabei in den Hüften und massierte meinen Bauch. Ich hatte das Bild vor mir, daß ich dem Baby durch alles hindurchhalf, indem ich es streichelte und tröstete. Schließlich saßen wir beide im selben Boot!«

Es besteht ein deutlicher Zusammenhang zwischen Befürchtungen und Ängsten auf der einen Seite und Schmerzen auf der anderen. Wenn Sie Angst haben, frieren oder überreizt sind, wird in Ihrem Körper Adrenalin ausgeschüttet, ein Hormon, daß sich in der Eröffnungsphase hemmend auf den Geburtsvorgang auswirkt (zu Beginn der Austreibungsphase jedoch auch ein helfende Funktion haben kann). Ihre Muskeln spannen sich an, Ihre Atmung wird flach, Sie versuchen, vor dem davonzulaufen, was in Ihrem Inneren vor sich geht. Dadurch verstärken sich die Schmerzen. Sobald Sie sich entspannen, können Sie sich darauf einlassen, und die Schmerzen lassen dann nach.
Eine gute körperliche und geistige Vorbereitung während der Schwangerschaft hilft Ihnen, mit Zuversicht an die Geburt heranzugehen. Wenn Sie während der Schwangerschaft die Yoga-Übungen machen, sind Sie für die Geburt körperlich fit und können sich mit Ihren Schmerzen anfreunden und einige davon noch vor der Geburt loslassen. Wenn Sie sich auf Ihre Atmung und Ihr inneres Selbst konzentrieren, lernen Sie, geistig ruhig zu werden und sich den heftigen Empfindungen in Ihrem Inneren zu überlassen.
Jede Geburt ist anders: Die Größe und der Umfang des Babys und seine Lage wirken sich unterschiedlich auf die Schmerzen aus (s. S. 234ff.). Auch werden Geburtsschmerzen sehr subjektiv empfunden, da wir ganz unterschiedliche Toleranzschwellen haben. Manche Frauen berichten von unerwartet heftigen Schmerzen bei der Geburt, andere sagen, daß Sie die Empfindungen gar nicht als Schmerzen bezeichnen würden.

»Die Schmerzen waren schlimmer, als ich erwartet hatte – sie waren viel heftiger. Ich hatte das Gefühl, von der Hand eines Riesen hochgehoben und über einem tobenden schwarzen Meer geschüttelt zu werden. Doch

immer, wenn ich meinte, ich würde untergehen, holten mich die Augen meiner Freundin wieder zurück. Sie hatte diese Erfahrung schon gemacht und konnte ahnen, durch was ich da hindurchging.«

»Ich empfand die Geburt als eine wunderbare Erfahrung – überhaupt nicht schmerzhaft, nur sehr anstrengend. Es war wunderbar, daß ich mich frei bewegen und aufrecht bleiben konnte. Die meiste Zeit konnte ich bei mir bleiben.«

Wenn Sie bei der Geburt aktiv sein können, wenn die Umgebung dem Geburtsvorgang förderlich ist und Ihre Helfer einfühlsam und aufmerksam sind, können Sie Schmerzen sehr viel besser ertragen. Unter solchen idealen Bedingungen brauchen nur wenige Frauen Schmerzmittel oder verlangen auch nicht danach, selbst wenn Sie sofort zur Verfügung stehen.
Wenn Sie sich auf ein so unbekanntes Abenteuer einlassen, empfiehlt es sich jedoch immer, sich nicht vorher festzulegen. Wenn Sie die Schmerzen unerträglich finden, kann die Geburt für Sie zu einem positiveren Erlebnis werden, wenn Sie die Hilfe durch Schmerzmittel annehmen. Allerdings gelangen sie in den Blutkreislauf des Babys und haben bestimmte Nebenwirkungen, die sie sorgfältig abwägen sollten (s. S. 248ff.). Manche Nebenwirkungen können schädlich sein. Bringen Sie deshalb möglichst viel über die zur Verfügung stehenden Schmerzmittel in Erfahrung, über die Vor- und Nachteile und wie Sie sie am nutzbringendsten für sich anwenden können. Es gibt wirksame homöopathische Mittel, die keine schädliche Wirkung haben (s. S. 250).
Immer wieder habe ich von Müttern den Satz gehört: »Es hat zwar sehr weh getan, doch ich bin reich dafür belohnt worden!«

»Diese Geburt war so ganz anders als beim ersten Kind. Damals wurde ich dazu gedrängt, Dolantin zu nehmen, und dadurch war ich sehr schläfrig – ich wußte nicht mehr, was vorging. Dieses Mal nahm ich keine Schmerzmittel, blieb wach und fühlte mich körperlich sehr in mir, obwohl ich glaube, daß die Schmerzen sehr viel heftiger waren.«

Es kommt vor, daß Frauen berichten, der Augenblick der Geburt sei für sie wie der größte Orgasmus gewesen, den sie je erlebt haben. Frauen verwenden Begriffe wie Ekstase und Glücksgefühle, sie sprechen über tief empfundene Freude und Liebe.

»Ich war von einem Gefühl des Ganzseins, der Erleichterung, Freude und Dankbarkeit erfüllt. Meinem Mann ging es ähnlich, die Tränen liefen ihm übers Gesicht.«

Es ist wichtig, sich darüber klar zu sein, daß die Schmerzen nur ein Teilaspekt der intensiven Gefühlsvielfalt sind, die Sie bei der Geburt erleben. Und wenn die Schmerzen ausgeschaltet werden, werden im allgemeinen weitgehend auch die anderen Gefühle ausgeschaltet.
Wenn Sie die Schmerzen akzeptieren und tolerieren können, so daß die Natur ihren Lauf nehmen kann, ohne daß der Geburtsvorgang gestört wird, besteht der größte Vorteil darin, daß Ihr Baby am Ende wach, gesund, unversehrt und lebhaft in Ihren Armen liegt und Ihre Beziehung einen guten Anfang nehmen kann.

Die Eröffnungsphase

Ehe die Wehen einsetzen, ruht der Kopf des Babys auf dem kleinen Becken, bereit zur Geburt. Der Muttermund ist noch geschlossen und durch einen Schleimpfropf gut abgedichtet. Die Fruchtblase ist noch intakt, das Baby schwimmt im darin enthaltenen Fruchtwasser. Vor Geburtsbeginn ist der Gebärmutterhals etwa 3-4 cm lang. Etwa eine Woche vor der Geburt bewirken von Ihrem Körper freigesetzte Hormone, daß der Muttermund weich und »geburtsreif« wird, bereit, sich mit den Wehen zu öffnen.

Was mit Ihrem Baby geschieht

Durch die Wehen stellt sich der Kopf des Babys ins kleine Becken ein. Der größte Durchmesser des Oberkopfes füllt dann den größten Durchmesser des Beckeneingangs aus, der seitlich verläuft, also queroval ist. Wenn sich der Muttermund öffnet, tritt der Kopf allmählich immer tiefer ins Becken.

Beim Tiefertreten übt der Kopf Druck auf den Muttermund aus, dieser Druck unterstützt die Eröffnung. Der immer weiter werdende Muttermund wird um den Kopf des Babys herum wie ein Handschuh immer mehr hochgezogen, wenn das Baby sich durch den Geburtskanal bewegt. Wenn Sie vollständig eröffnet sind, ist er bis zu den Ohren des Babys hochgezogen und ist weit genug, um den Körper des Babys hindurchzulassen.

Was mit Ihnen geschieht

Wenn die Geburt begonnen hat, wird durch die anfänglichen Wehen der Gebärmutterhals hochgezogen, so daß er immer dünner wird, »verstreicht« und der Muttermund bereit ist, sich zu öffnen. Manchmal verstreicht er auch schon vor dem eigentlichen Geburtsbeginn, vor allem ab dem zweiten Kind. Es kann sein, daß Sie etwa 24 Stunden vor Geburtsbeginn Vorwehen haben, die sehr schwach sind und auch immer wieder ganz aufhören. Irgendwann werden diese Wehen dann regelmäßig.
Der »klassische« Geburtsbeginn zeichnet sich durch regelmäßige Wehen aus, die im Abstand von etwa 20 bis 30 Minuten kommen und 20 bis 30 Sekunden dauern. Nach einiger Zeit, wenn sich Ihr Muttermund allmählich öffnet, werden die Pausen kürzer, sie dauern nur noch etwa 15 Minuten und sind 30 bis 35 Sekunden lang. Dann kommen sie etwa alle zehn Minuten und dauern 35 bis 40 Sekunden, dann alle fünf Minuten mit einer Dauer von 40 bis 45 Sekunden, dann alle drei Minuten, die Dauer beträgt 45 bis 50 Sekunden, bis schließlich am Ende der Eröffnungsphase, wenn der Muttermund fast vollständig eröffnet ist, die Wehen 60 bis 90 Sekunden lang sind und die Pause dazwischen nur noch eine halbe Minute dauert.

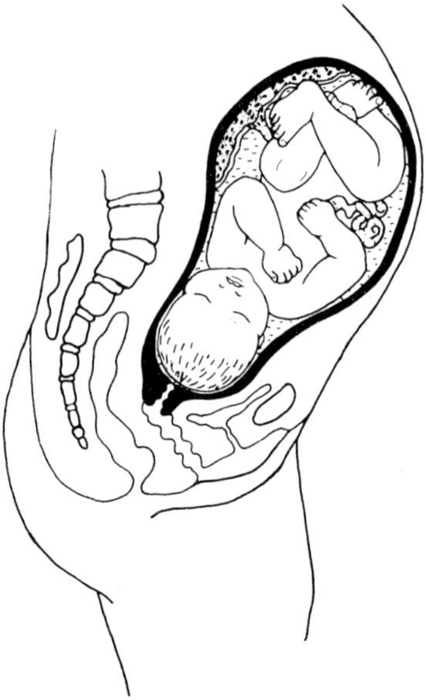

Vor Geburtsbeginn: das geburtsreife Baby in der Gebärmutter.

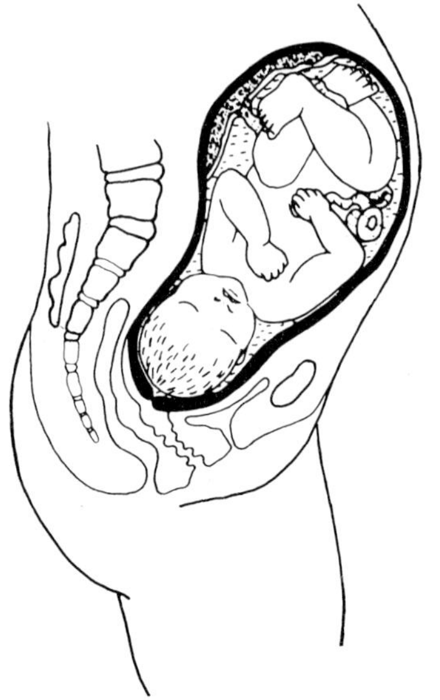

Die Geburt beginnt: der Gebärmutterhals verstreicht und wird dünner, wenn er durch die ersten Wehen hochgezogen wird.

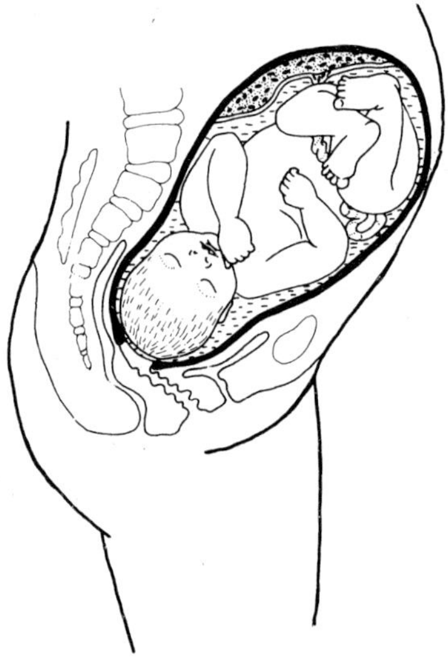

Frühe Eröffnungsphase: der Muttermund öffnet sich.

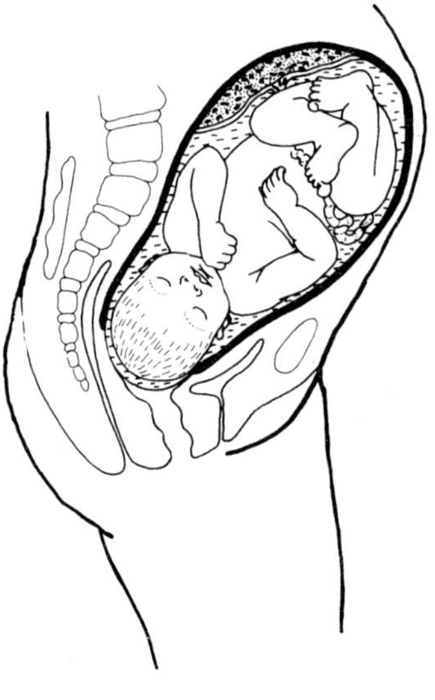

Gegen Ende der Eröffnungsphase: der Muttermund zieht sich über den Kopf des Babys.

Doch erleben die wenigsten Frauen eine »klassische« Geburt wie im Lehrbuch. Der Ablauf und die Rhythmen der Geburt sind ganz unterschiedlich. Bei manchen Frauen dauern die Wehenpausen die ganze Zeit über zehn oder fünf Minuten.

Ganz unabhängig davon werden die Wehen stärker, länger, und die Abstände dazwischen kürzer, während sich Ihr Muttermund stetig von 0 auf 10 cm öffnet (vollständig eröffnet ist er bei 10 cm). Sie oder Ihre Hebamme können das durch eine vaginale Untersuchung mit der Hand feststellen, und dann hören Sie vielleicht den Ausdruck »vier oder fünf Zentimeter weit eröffnet«. (Wenn die Fruchtblase gesprungen ist, ist es jedoch besser, möglichst selten vaginal zu untersuchen, um nicht das Infektionsrisiko zu erhöhen. Manchmal sind überhaupt keine vaginalen Untersuchungen nötig!) Kurz vor der vollständigen Eröffnung sind die Wehen am intensivsten, und dann ist der Moment der Geburt Ihres Kindes nicht mehr weit.

Die Dauer der Eröffnungsphase kann sehr unterschiedlich sein, sie kann von ein bis zwei Stunden bis zu zwei, drei Tagen dauern, mit zeitweiligem Wehenstillstand. Die durchschnittliche Dauer der Eröffnungsphase bei der ersten Geburt beträgt acht bis 16 Stunden.

In den Kliniken wird heute meist nicht länger als 24 Stunden gewartet und dann oft ein Oxytozintropf gegeben, um die Geburt zu beschleunigen. Einer der Vorteile der aktiven Geburt besteht darin, daß die Wehen regelmäßiger und geburtswirksamer sind und die Geburt nicht so lange dauert. Es ist jedoch ganz normal, wenn es bei einigen Frauen sehr langsam vorangeht. Wenn Sie sich in den Wehenpausen gut erholen und es zwar langsam aber stetig vorangeht, besteht kein Anlaß zu Eingriffen. Die Voraussetzung ist jedoch immer, daß Sie sich stark genug fühlen und es dem Baby gut geht.

Da sich Ihre Gebärmutter beim Zusammenziehen während der Wehen nach vorn neigt, kann sie am meisten bewirken und stößt auf möglichst wenig Widerstand, wenn Sie in aufrechter Haltung vornübergebeugt sind. Wenn Sie sich in einem ruhigen Zimmer mit angenehmem Licht aufhalten können, das möglichst wenig Leute betreten und in dem Sie kaum abgelenkt sind, trägt das dazu bei, daß die Eröffnung schneller vorangeht.

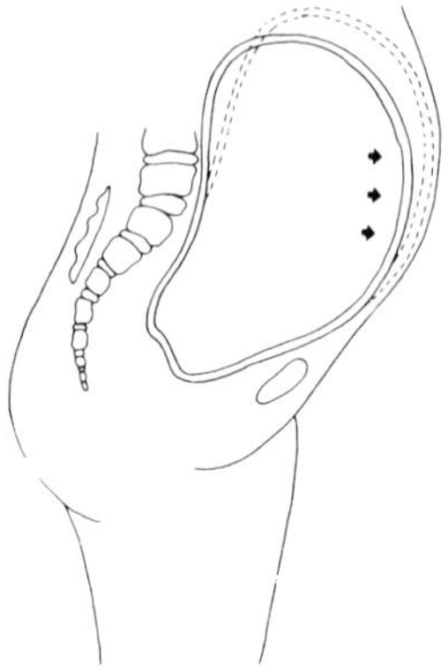

Die Gebärmutter neigt sich während einer Wehe nach vorn. In aufrechter Haltung setzt ihr die Schwerkraft also keinen Widerstand entgegen.

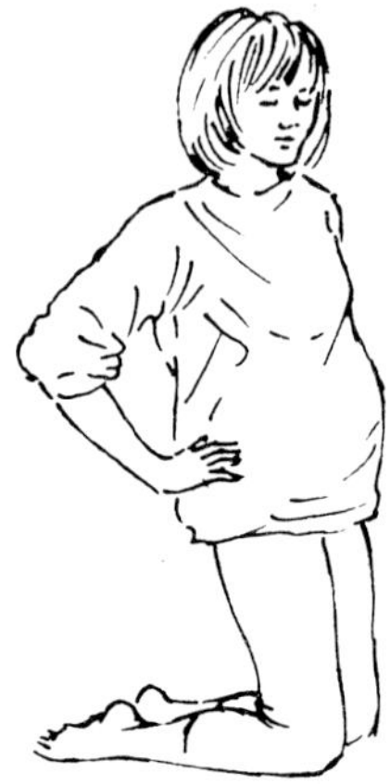

In der halbliegenden Position muß die Gebärmutter bei einer Wehe der Schwerkraft entgegenwirken.

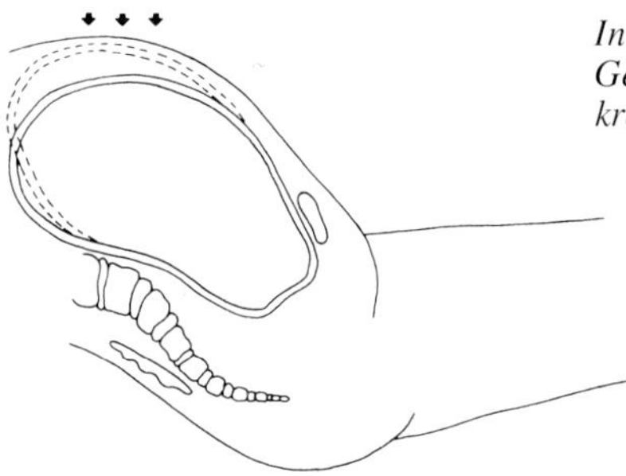

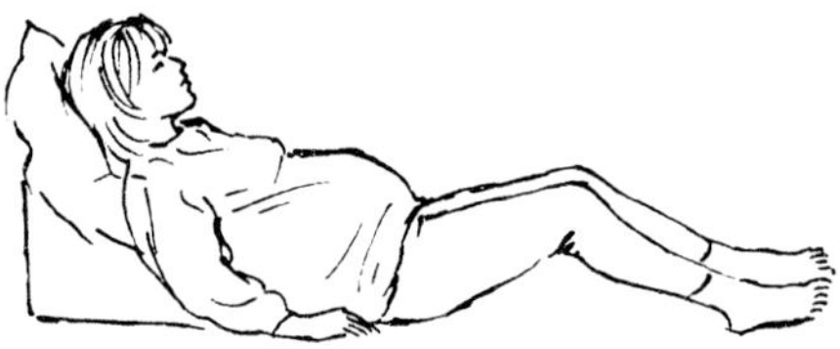

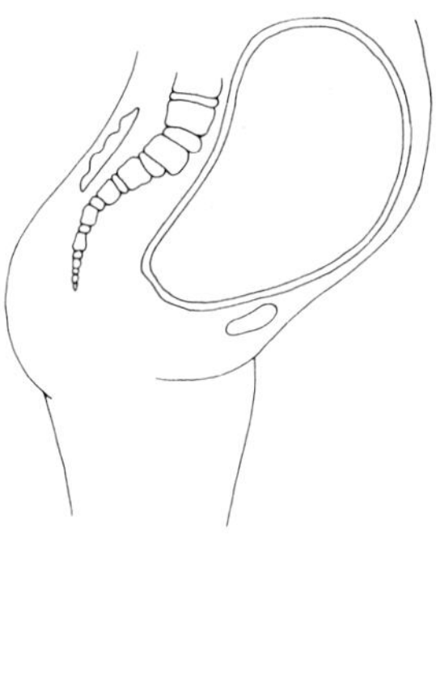

Vornübergebeugt im Stehen (oder Knien) helfen Sie der Gebärmutter, denn durch die Schwerkraft herrscht so der geringste Widerstand.

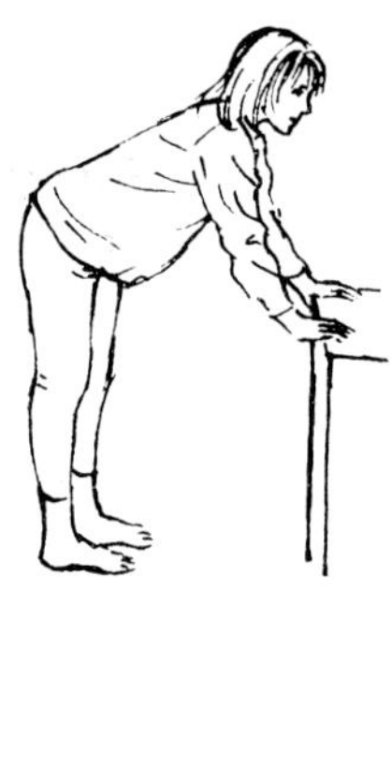

Die Atmung in der Eröffnungsphase

Versuchen Sie, so lange wie möglich Ihren Ruhepunkt zu finden, indem Sie sich auf die Atmung konzentrieren, ohne sie zu beeinflussen. Soweit Sie das Bedürfnis danach haben, wenden Sie die tiefe Atmung an, und konzentrieren Sie sich auf die Ausatmung. Versuchen Sie dabei, vor allem in den Schultern ganz entspannt zu bleiben.
Wenn die Wehen sehr heftig werden, ist ihnen vielleicht nach Stöhnen, Seufzen, Summen, Singen oder auch Schreien zumute. Unterdrücken Sie solche Impulse nicht, denn Sie sind ganz natürlich und können schmerzlindernd wirken. Wenn Sie Geräusche machen, regt das die Ausschüttung von Endorphinen an, die als natürliches Schmerzmittel wirken und Sie in einen anderen Bewußtseinszustand versetzen können. Aus verschiedenen Meditationsformen und aus religiösen Zeremonien ist bekannt, daß Gesänge beruhigend auf den Geist wirken und Menschen in einen tieferen, konzentrierteren Bewußtseinszustand versetzen können.

»Mit zunehmender Konzentration begann ich zu stöhnen und zu schreien. Als die Schmerzen schlimmer wurden und mich fast überwältigten, war ich innerlich immer noch davon überzeugt, daß ich gut damit zurechtkam.«

Haltungen und Bewegungen in der Eröffnungsphase

In der frühen Eröffnungsphase empfiehlt es sich, zur Lockerung einige Übungen aus diesem Buch zu machen. Die liegenden Positionen lassen Sie dabei aus.
Sie brauchen einen Schemel oder einen großen Stapel Bücher, den Sie sich in der Hocke unter Ihr Gesäß schieben können, eine feste Unterlage zum Hinknien, eine weiche Matte oder eine Decke zum Unterlegen, viele Kissen und zwei große Sitzkissen oder einen Sitzsack. Eine Wärmflasche kann nützlich sein.
Nehmen Sie ein Bad, und machen Sie einfach weiter mit Ihrer gewohnten Beschäftigung, bis die Wehen Ihre gesamte Aufmerksamkeit in Anspruch nehmen. Wenn die Wehen nachts beginnen, versuchen Sie, weiterzuschla-

fen. So sparen Sie Kräfte für die wirklich starken Wehen. Wenn Sie nicht mehr schlafen können, dann ruhen Sie sich in einer bequemen, aufrechten Haltung, von Kissen abgestützt, auf dem Bett aus.
Die in diesem Abschnitt beschriebenen Übungen ergeben sich in der Eröffnungsphase oft ganz von selbst. Betrachten Sie sie als Anregung, und wechseln Sie von Zeit zu Zeit die Position. Machen Sie es sich so bequem wie möglich, und lassen Sie sich von Ihrer eigenen Intuition leiten. Lassen Sie sich einige Wehen lang Zeit, um sich an eine neue Haltung zu gewöhnen.
Wichtig ist es, sich in den Wehenpausen zu erholen! Keinesfalls sollten Sie das Wort »aktiv« mißverstehen und sich verausgaben. Versuchen Sie vielmehr, in den Wehenpausen Spannungen abzubauen und sich in einer bequemen Haltung auszuruhen.
Wenn Sie sich während der Wehen rhythmisch im Becken wiegen, kann das sehr angenehm sein, wobei Sie sich entweder vor und zurück oder hin und her bewegen oder kleine Kreise beschreiben. Diese Bewegungen fördern die Eröffnung des Muttermundes und das Tiefertreten des Babys, und auch die Schmerzen werden so verteilt.

»Die Wehen waren so stark, daß ich nur noch eines machen konnte: umhergehen, pausenlos, in einem ziemlichen Tempo!«

Gehen oder Stehen

Durch Umhergehen verkürzt sich die Eröffnungsphase, die Wehen werden geburtswirksamer.[28] Versuchen Sie, zu Beginn der Eröffnungsphase umherzugehen und sich während der Wehen vorzubeugen.

»In der Eröffnungsphase ging ich meist im Entbindungszimmer umher. Während der Wehen beugte ich mich leicht vor und hielt mich am Bettende fest, mein Mann massierte mir den Rücken. Ich wiegte mich während der Wehen in den Hüften. Ich fand sie überhaupt nicht schmerzhaft, nur sehr unbequem und anstrengend.«

Wenn Sie aufrecht sind, wird das Tiefertreten des Babys von der Schwerkraft unterstützt. Manche Frauen bleiben während der ganzen Geburt in der aufrechten Haltung – auch in der Austreibungsphase. Andere Frauen

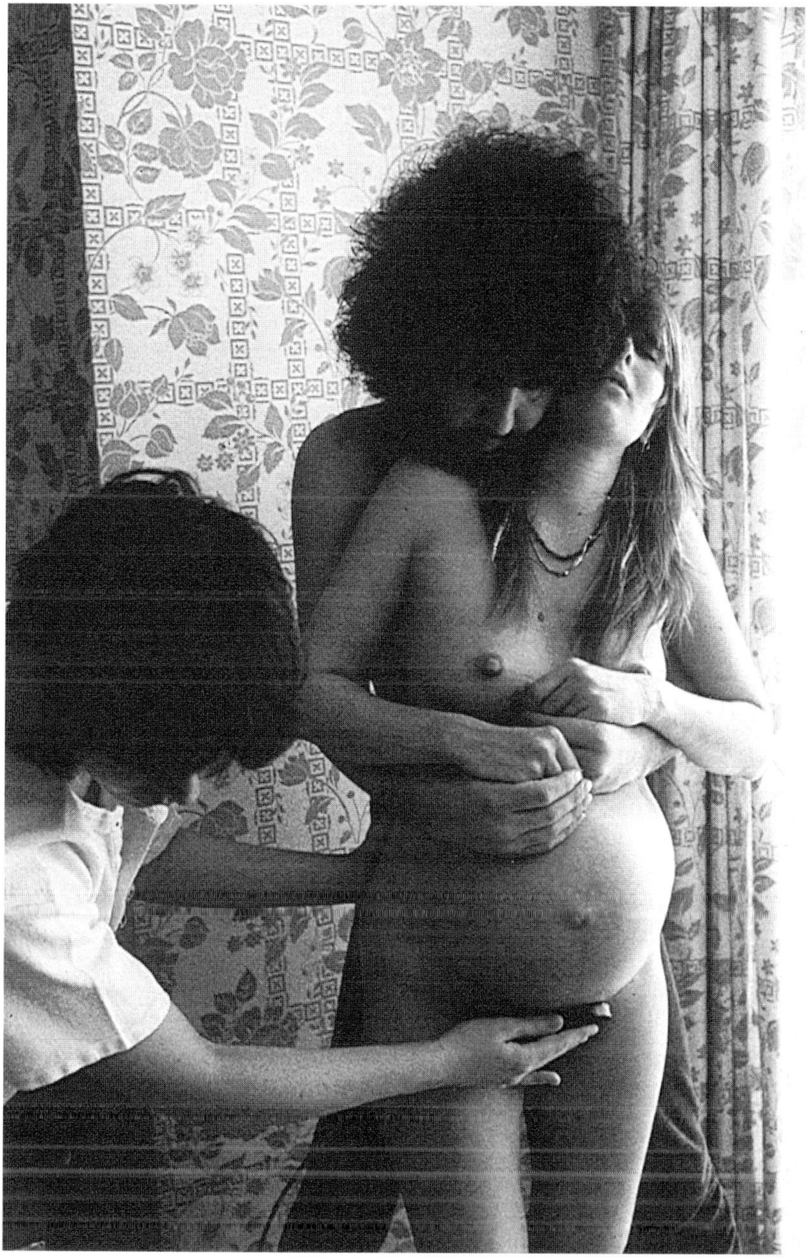

Die Hebamme hört mit einem Dopton die Herztöne des Babys ab.

berichten, daß die Schmerzen besser zu ertragen sind, wenn sie sich an einem Seil oder einer Stange festhalten und sich hängenlassen (es gibt Berichte über Frauen in anderen Kulturen, die das ebenso machen). Es kann sehr hilfreich sein, die Arme um die Schultern von jemandem zu legen und sich hängen zu lassen. Die Person, die den Halt bietet, sollte die Schultern locker lassen, die Knie leicht beugen und sich zurücklehnen, dabei das Becken vorschieben, um Ihr Gewicht zu übernehmen, ohne Rückenschmerzen zu bekommen (s. S. 183f.). Es ist ratsam, das vorher auszuprobieren. Manche Frauen finden es sehr wohltuend, während der Wehe im Stehen festgehalten zu werden; sie sehnen sich nach engem Körperkontakt mit jemandem, oft mit einer Frau. Wenn Sie während der Eröffnungsphase lieber allein sind und es Ihnen genügt, daß Ihr Partner und die Hebamme im Nebenzimmer für Sie erreichbar sind, dann können Sie sich während einer Wehe mit den Unterarmen an der Wand abstützen und in den Wehenpausen auf einem niedrigen Schemel hocken.

»Am späten Nachmittag machten Kurt und ich einen Spaziergang zu zweit. Ich wollte ihn während der Wehen einfach nur festhalten, denn ich spürte so viel Kraft von ihm ausgehen. Als ich wieder ins Haus zurückging, waren die Wehen sehr stark, und ich schlang meine Arme um Kurts Hals und ließ mich einfach hängen. Bis gegen Ende der Eröffnungsphase hatte ich eigentlich wenig von Kurt gewollt, weil mir die weiche Berührung einer Frau angenehmer gewesen wäre, doch dann war seine Unterstützung wunderbar, seelisch als auch körperlich.«

Hocken

Diese Haltung ist während der Eröffnungsphase und bei der Geburt physiologisch am wirksamsten. In jeder Phase der Geburt kann die Hocke hilfreich sein, vor allem, wenn Sie möchten, daß es schneller vorangeht. Ihr Becken ist so am weitesten geöffnet, die Schwerkraft unterstützt den Geburtsvorgang, und die Wehen werden durch den größeren Druck des kindlichen Kopfes auf den Muttermund intensiver.
Sie können während der Wehen oder in den Wehenpausen hocken. Wenn Sie während einer Wehe in die Hocke gehen, werden Sie sie wahrscheinlich

stärker spüren. In den Wehenpausen hilft die Hocke, Ihr Becken zu weiten; sie fördert damit das Tiefertreten des Kopfes Ihres Babys.
Das Hocken kann sehr ermüdend sein, wenn Sie es übertreiben. Es ist wichtig, sich in den Wehenpausen völlig auszuruhen. Lassen Sie sich von jemandem stützen (s. S. 164), oder nehmen Sie einen Schemel, einen großen Stapel Bücher oder ein festes Kissen zur Hilfe, um es sich möglichst bequem zu machen.

»Während der Wehen ging ich immer wieder in die Hocke. Diese Haltung war für mich am natürlichsten und bequemsten, besonders, wenn ich meine Knie so weit wie möglich spreizte und mich von einer Seite zur anderen bewegte. Dabei versuchte ich, eine langsame, tiefe Atmung aufrechtzuerhalten und mich auf die Ausatmung zu konzentrieren.«

Manche Frauen empfinden die Wehen in der Hocke als zu heftig. Sie nehmen lieber andere aufrechte Haltungen ein, die nicht so anstrengend sind, wie zum Beispiel vornübergebeugt über einem Sitzsack knien, und heben sich das Hocken für den Schluß auf.

Sitzen

Fast alle Frauen finden es sehr angenehm, in der Eröffnungsphase aufrecht auf einem Stuhl, auf dem Bett oder am Boden zu sitzen. Die Wehen sind dabei nicht so intensiv wie in der Hocke, doch dadurch lassen sie sich leichter handhaben, und die Schwerkraft wirkt ebenso in dieser Haltung. In den Wehenpausen ruhen sie sich aus, indem sie sich einfach auf einem Sitzsack, einem Kissen oder dem Bett vornübergebeugt abstützen.

»Ich stellte fest, daß der Toilettensitz ein sehr bequemer Ort war, weil ich dort gut abgestützt war, mein Beckenboden jedoch Platz hatte.«

Knien

Die meisten Frauen fühlen sich beim Knien, in aufrechter Haltung oder im Vierfüßlerstand am wohlsten, wenn die Geburt intensiver wird und

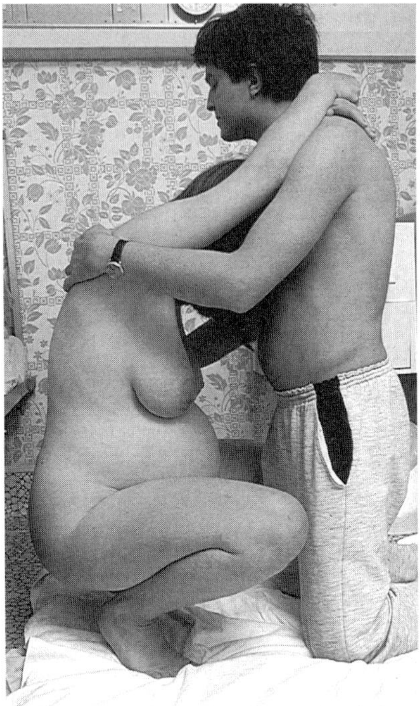

Abgestütze Hocke in der Eröffnungsphase

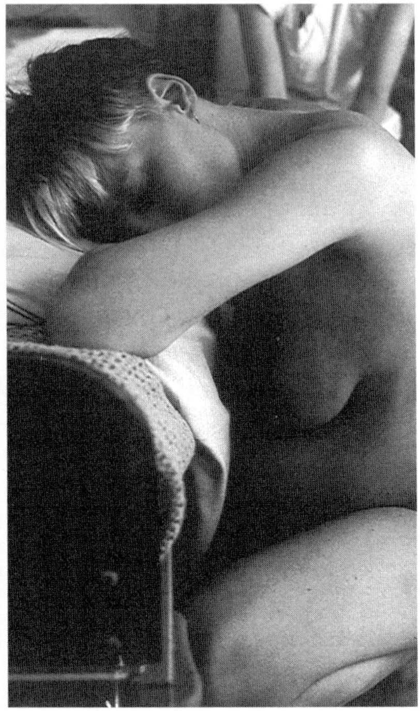

Vornübergebeugt hocken, auf einem Bett abgestützt

sich dem Ende der Eröffnungsphase (6 bis 10 cm Eröffnung) nähert. Viele Frauen verbringen sogar die ganze Eröffnungsphase kniend. Manchen ist es eine Hilfe, wenn sie während der Wehen im Knien das Becken rhythmisch bewegen, es entweder kreisen lassen oder hin- und herwiegen. In den Wehenpausen kann sich die Frau in der knienden Haltung über einen Kissenberg oder Sitzsack gebeugt völlig entspannen.

»Ich ging in den Vierfüßlerstand und merkte, daß durch sanftes Wiegen des Beckens der Schmerz gelindert wurde. Mein Partner massierte fast ununterbrochen meinen Rücken.«

Besonders hilfreich ist die kniende Haltung, wenn Sie die Wehen hauptsächlich im Rücken spüren oder sich das Baby in der hinteren Hinterhauptslage befindet (s. S. 235). Rhythmisches Kreisen im Becken oder

spontane Beckenbewegungen können dazu beitragen, daß sich das Baby in die vordere Lage dreht.
Sie können aufgerichtet knien, vielleicht ziehen Sie es aber vor, sich auf einem Kissenberg oder an einem Möbelstück abzustützen. Achten Sie auf eine Haltung, in der die Schwerkraft den Geburtsvorgang unterstützen

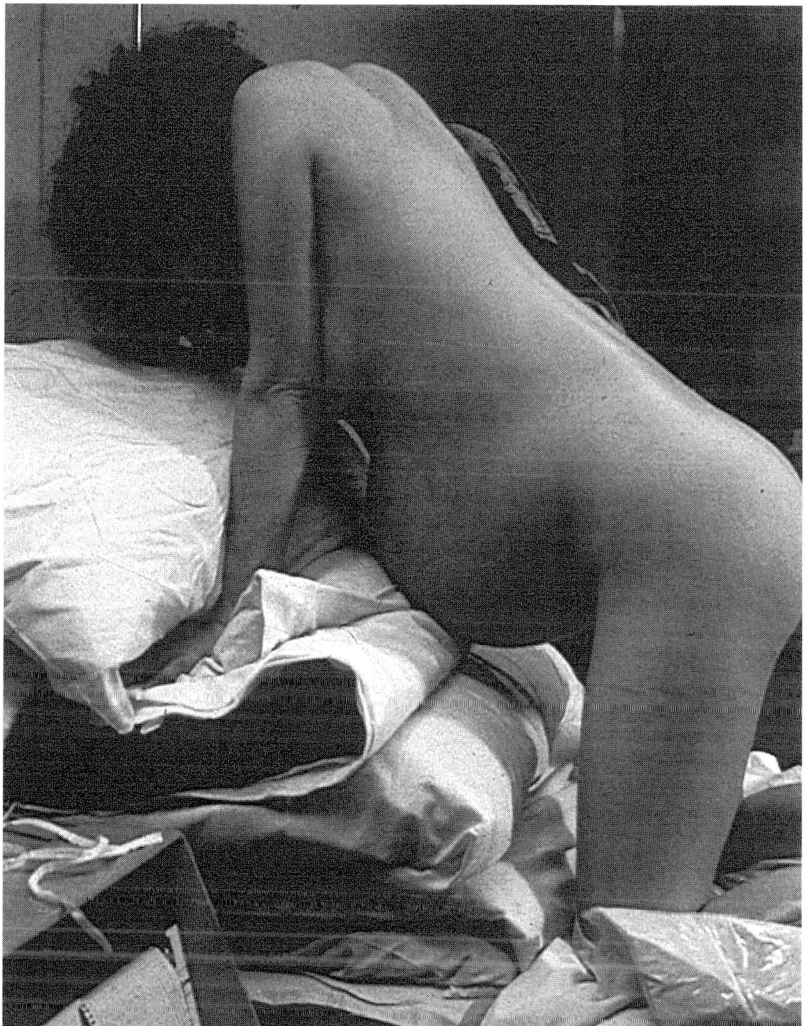

Wenn Sie aufrecht knien, hilft die Schwerkraft Ihrem Baby beim Tiefertreten.

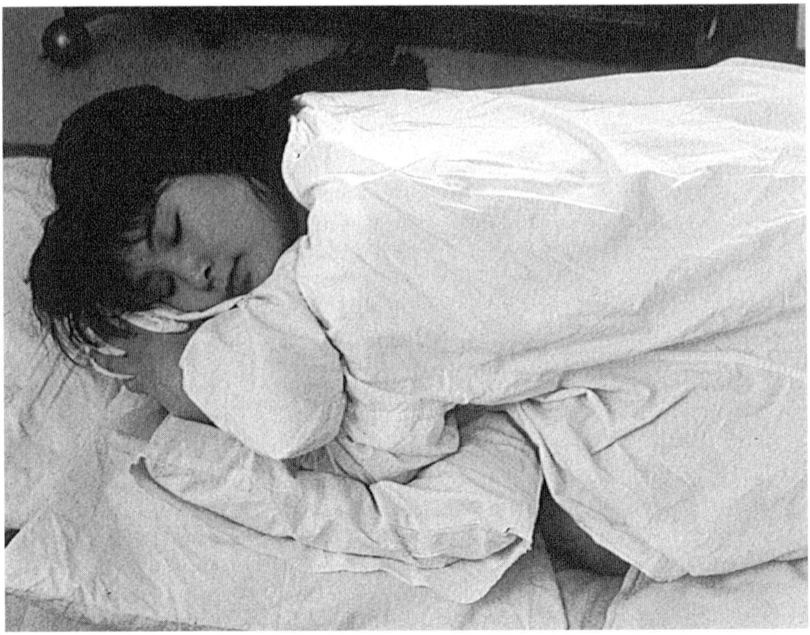

Ausruhen während der Wehen

kann. Legen Sie sich etwas Weiches unter die Knie, denn wenn Sie lange auf einer harten Unterlage knien, kann dies ziemlich schmerzhaft werden. Ein Kissen oder eine ca. 5 cm dicke Schaumgummimatte sind gut geeignet.

»Als die Wehen deutlich heftiger wurden, beugte ich mich über den Sitzsack und drehte mich in den Hüften. Das half gut, es schien das Natürlichste von der Welt zu sein!«

Wenn die Geburt sehr schnell vorangeht, können Sie den Oberkörper in die Waagrechte bringen, um die Intensität der Wehen etwas abzumildern. Je weniger aufrecht Ihr Oberkörper ist, umso langsamer kommen die Wehen, da die Wirkung der Schwerkraft auf den Muttermund geringer wird. Wenn es zu schnell geht, hilft die Knie-Ellenbogen-Position (s. S. 167 und 172), um die Wehentätigkeit etwas zu beruhigen und nicht von den Wehen überwältigt zu werden.

»Ich wußte, daß es bei mir sehr schnell ging, und ich hätte es lieber etwas langsamer gehabt. Im Knien legte ich meine Stirn auf den Boden und streckte den Po in die Luft.«

In vielen Religionen wird im Knien gebetet; Knien kann dazu beitragen, die Aufmerksamkeit nach innen zu richten. So können Sie sich auf die Wehen konzentrieren und sind nicht abgelenkt von dem, was um sie herum passiert.
Nehmen Sie auch abwechselnd zur knienden die halb kniende, halb hockende Haltung ein. Das ist leichter als Hocken. Wechseln Sie bei jeder Wehe die Beinstellung, und wiegen Sie sich während der Wehe vor und zurück. Diese Haltung wirkt sich günstig auf die Eröffnung des Muttermundes aus und kann Rückenschmerzen lindern.

»Ich fand die halb kniende, halb hockende Haltung sehr bequem, und in dieser Haltung platzte während einer sehr heftigen Wehe auch die Fruchtblase. Das empfand ich als große Erleichterung.«

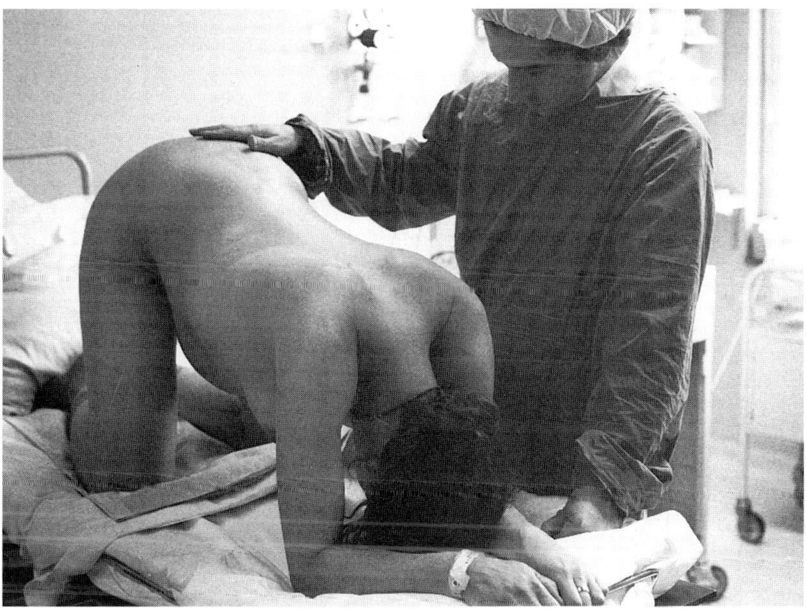

Die Knie-Ellenbogen-Haltung mit dem Kopf nach unten ist bei intensiven Wehen sehr hilfreich.

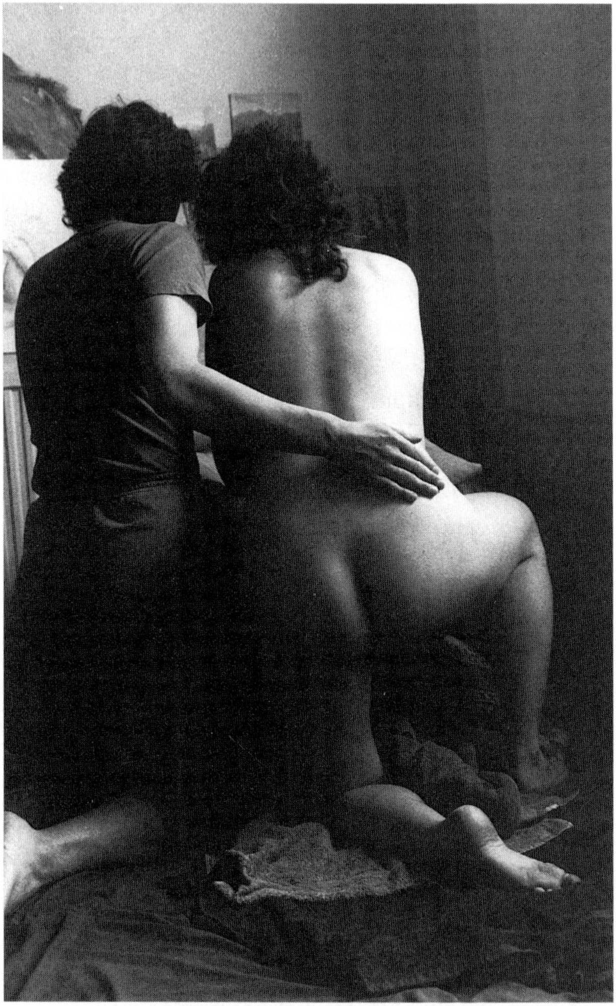

Die halb kniende, halb hockende Haltung in der Eröffnungsphase

Seitliches Liegen

Wenn Sie sich in der Eröffnungsphase gern hinlegen möchten, ist die Seitenlage am besten. Ihr Rumpf sollte dabei gut mit Kissen abgestützt sein. Legen Sie sich am besten auch ein Kissen unters Knie. Wenn die Wehen zu schwer zu ertragen sind, können Sie in den Vierfüßlerstand gehen und sich in der Wehenpause zum Ausruhen wieder hinlegen.

Übergangsphase

Ich hörte einmal, wie eine Hebamme einer Frau in der Eröffnungsphase erklärte, daß die Eröffnungsphase mit einer Bergtour zu vergleichen wäre: Am Ende eines steilen Abhangs erreicht man ein sehr schwieriges Felsgebiet; zwar sind der Gipfel und der Ausblick zur anderen Seite schon ganz nah, doch kann es einem endlos vorkommen, und man verzagt. Ebenso kann es einer Frau ergehen, die mit diesen letzten äußerst schwierigen Wehen während dieser Phase kämpft.

Das ist eine sehr zutreffende Beschreibung der Übergangsphase. Sie ist die Brücke zwischen den letzten Eröffnungswehen und dem Beginn des Preßdrangs in der Austreibungsphase. Die Übergangsphase kann nur einige Sekunden dauern oder zwei bis drei Stunden und länger. Bei der ersten Geburt ist die Übergangsphase meist länger als bei weiteren Geburten.

Die Übergangsphase ist eine Zeit großer Empfindsamkeit. Der Muttermund öffnet sich jetzt völlig, die Geburt steht kurz bevor. Ebenso wie kurz vor dem Orgasmus ist es wichtig, daß Sie nicht gestört und abgelenkt werden und sich den unwillkürlichen Impulsen überlassen können, durch die Sie Ihrem Baby auf die Welt verhelfen.

Was mit Ihrem Baby geschieht

Ihr Baby tritt während der Übergangsphase noch etwas tiefer in den Geburtskanal. Der Muttermund ist fast ganz über den Kopf des Babys gezogen. Das Kind verläßt jetzt die Gebärmutter und kann geboren werden.

Was mit Ihnen geschieht

Ihre Wehen kommen schnell und heftig mit sehr kurzen Pausen dazwischen. Ihr Muttermund ist ca. 8 – 9 cm eröffnet, doch bei den letzten zwei Zentimetern kann es sehr lange dauern. Häufig steht nur noch ein Saum, das heißt, vorne steht noch ein Rand des Muttermundes, der hochgezogen werden muß, ehe Sie mitschieben und das Baby zur Welt bringen können.

Wie Sie sich fühlen

Das ist schwer zu beschreiben! Für viele Frauen ist die Übergangsphase der Teil der Geburt, der ihnen am meisten abverlangt. Sie sind jetzt schon weit geöffnet und sehr empfindlich. Für Schmerzmittel ist es zu spät, denn das Einsetzen des Preßdrangs könnte dadurch abgeschwächt werden, was das Hinausschieben Ihres Babys erschweren würde. Es ist noch zu früh zum Mitschieben, doch spüren Sie vielleicht schon einen Preßdrang. Es kann sein, daß Sie verzweifelt, reizbar und ängstlich sind und gleich darauf glückselig und freudig erregt. Es kann aber auch sein, daß Sie in dieser Phase das Gefühl haben, am Ende Ihrer Kräfte zu sein. Vielleicht haben Sie vergessen, daß Sie ein Kind zur Welt bringen und möchten am liebsten aufgeben. Sie erleben noch die letzten Eröffnungswehen, die Ihren Muttermund ganz öffnen, während schon der Preßdrang beginnt, der sich völlig anders anfühlt. Das kann Sie in Verwirrung stürzen, Sie wissen nicht, was passiert. Nach kurzer Zeit, wenn Sie nur noch Preßwehen haben, ist die Verwirrung vorbei.

Sie werden wahrscheinlich sehr intensive Körperempfindungen haben. Es wird Ihnen möglicherweise übel, Sie beginnen zu zittern. Ihr Kopf ist ganz heiß, gleichzeitig haben Sie kalte Füße. Es ist wichtig, sich darüber bewußt zu sein, daß dies vorübergehen wird und daß die Anstrengungen der Eröffnungsphase fast vorbei sind. Viele Frauen machen in dieser Geburtsphase den Eindruck, als seien sie in Trance.

»Ich hockte und kniete auf einer Matte, meine Freundin und mein Mann stützten mich links und rechts ab, meine Übergangsphase war kurz und sehr entspannt. Ich glaube, ich habe sogar kurz geschlafen.«

»Das war das Allerschwierigste, denn ich wußte gar nicht, daß das die Übergangsphase war und wollte pressen. Ich war beunruhigt, denn zum Pressen kam es mir noch viel zu früh vor. Ich stütze mich im Knien auf den Kissen ab. Ich merkte, daß Blickkontakt mit meinem Mann in dieser Phase äußerst wichtig war. Als ich in Panik geriet, atmete mein Mann mit mir, damit meine Atmung wieder langsamer wurde. Daraufhin gewann ich wieder die Oberhand.«

Angstgefühle in der Übergangsphase sind häufig, schließlich steht die Geburt kurz bevor, und Sie werden zum erstenmal Ihr Baby zu Gesicht bekommen! Viele Frauen meinen, daß sie es nicht schaffen oder sogar, daß sie zerrissen werden oder sterben müssen. Diese irrationale Angst ist ihnen manchmal nicht einmal bewußt. Michel Odent bezeichnet das als »physiologische Angst«. Er meint, daß diese Angst unmittelbar vor der Geburt die Funktion hat, den Adrenalinspiegel zu heben. Während in einer früheren Phase der Geburt das Adrenalin die Wirkung der Endorphine stören könnte, dient es jetzt dazu, den unwillkürlichen Preßdrang in der Austreibungsphase auszulösen. Odent ist der Ansicht, daß die Geburtshelfer die Mutter in dieser Phase nicht übermäßig beruhigen oder stören sollten. Er hat die Beobachtung gemacht, daß, wenn die Frau beim Erleben dieser Angst mehr oder weniger sich selbst überlassen bleibt, es sehr bald zu einem wirksamen Preßdrang kommt.[29]

Es kann sein, daß Sie in der Übergangsphase großen Durst haben. Dieses ungewöhnliche Durstgefühl und eine gleichzeitige Pupillenerweiterung kommen in der Übergangsphase häufig vor und sind Zeichen eines erhöhten Adrenalinspiegels. Es hilft, in kleinen Schlucken Wasser zu trinken oder an einem Naturschwamm zu lutschen – Frauen erleben oft einen primitiven Saugreflex während der Geburt.

Wischen Sie das Gesicht in den Wehenpause zur Erfrischung mit einem kalten Waschlappen ab.

Manchen Frauen hilft es, wenn Sie in dieser Phase der Geburt in einem abgedunkelten Raum ganz für sich sind, andere dagegen brauchen einfühlsame, unaufdringliche Unterstützung.

»Meine Schwiegermutter gab mir in kleinen Schlucken Wasser mit etwas Honig und wusch meine Hände und mein Gesicht. Sehr beruhigend und erfrischend fand ich es auch, an einem nassen Schwamm zu saugen.«

Die Atmung in der Übergangsphase

Bleiben Sie bei der tiefen Atmung, und konzentrieren Sie sich auf die Ausatmung, das unterstützt die Entspannung. Wenn Ihre Atmung von selbst flacher wird, gehen Sie Ihren eigenen Impulsen nach. Manche

Frauen schreien in dieser Phase oder stöhnen, fluchen oder sind irgendwie geräuschvoll, um mit den Schmerzen umzugehen. Andere dagegen möchten es völlig ruhig haben. Am wichtigsten ist, daß Sie nicht gestört oder unnötig abgelenkt werden. Ruhe hilft Ihnen, sich in dieser Phase ganz in sich selbst zu versenken.

»Mir half es sehr, beängstigend zu grunzen und zu schreien, wenn der Schmerz seinen Höhepunkt erreichte. So konnte ich sowohl körperlich als auch geistig die Kontrolle behalten.«

»Die Wehen waren sehr heftig, in den Pausen war ich unendlich müde. Ich stütze mich auf zwei große Kissen und hatte das Gefühl, sogar ein paar Augenblicke zwischen den Wehen schlafen zu können. Ich achtete auf meine Energiereserven. Ich antwortete nicht einmal, wenn ich angesprochen wurde.«

Haltungen in der Übergangsphase

Folgen Sie auch hier Ihren Impulsen, und nehmen Sie all die Haltungen ein, die Ihnen bisher geholfen haben.
Am liebsten knien die meisten Frauen in der Übergangsphase. Stützen Sie sich vornübergebeugt auf einen großen Kissenberg oder Ihren Partner, um sich in den kurzen Wehenpausen völlig ausruhen zu können. Versuchen Sie, sich tief zu entspannen. Gehen Sie während der Wehenpausen auch manchmal in den Fersensitz, und strecken Sie die Arme hoch.
Versuchen Sie, bei einer sehr langen Übergangsphase von Zeit zu Zeit die Position zu wechseln. Setzen Sie sich aufrecht auf die Bettkante oder auf einen Stuhl, stehen Sie auf, gehen Sie langsam umher, oder legen Sie sich gut mit Kissen abgestützt auf die Seite. Vielen Frauen hilft es, sich auf die Toilette zu setzen.

Knie-Ellenbogen-Haltung zur Reduzierung des Preßdrangs

Gewöhnlich ist das zwar nicht nötig, doch möglicherweise möchte Ihre Hebamme Sie in dieser Phase vaginal untersuchen, um festzustellen, ob Sie schon vollständig eröffnet sind. Wenn sie den Muttermund überhaupt

nicht mehr fühlen kann, sind Sie bereit für die Austreibungsphase. Wenn sie jedoch noch einen Saum vor dem Kopf des Babys ertasten kann, rät sie Ihnen wahrscheinlich, mit dem Schieben zu warten, bis der Saum verschwunden ist, vor allem, wenn er anzuschwellen beginnt.
Dem Preßdrang zu widerstehen kann äußerst schwierig sein. Die Knie-Ellenbogen-Haltung, bei der Ihr Kopf tiefer als Ihr Becken ist, hilft Ihnen dabei. In dieser Haltung kann das Baby tiefer treten, der Druck auf den Muttermund läßt nach. Bewegen Sie während der Wehen Ihre Hüften; das unterstützt die Eröffnung. Der Saum ist wahrscheinlich nach ein paar Wehen verschwunden. Falls der Preßdrang sehr stark ist, versuchen Sie, wenn der Drang kommt, in kurzen Atemzügen zu blasen, als würden Sie eine Kerze ausblasen wollen. Machen Sie das aber nicht länger als 15 Minuten, denn die Wehen könnten kürzer werden, wenn Sie zu lange versuchen, den Preßdrang zu unterdrücken. Wenn der Drang zum Mitschieben unwiderstehlich ist, dann wird der Saum wahrscheinlich mit dem Preßdrang weggeschoben.

»Billie spürte, daß noch ein Saum stand, und ich begab mich in die Knie-Ellenbogen-Haltung, um dem starken Preßdrang entgegenzuwirken. Zum Glück war er nach wenigen Wehen, bei denen ich ausblies, vorbei, und ich stand wieder auf.«

Die Austreibungsphase

Die Austreibungsphase beginnt, wenn der Kopf Ihres Babys auf den Beckenboden trifft. Dadurch wird der Preßdrang ausgelöst. Er bewirkt, daß Ihr Kind durch den gekrümmten Geburtskanal geschoben wird. Der Kopf tritt durch, wenn er den Damm erreicht; dann ist das Baby geboren.

Was mit Ihrem Baby geschieht

Nach der vollständigen Eröffnung des Muttermundes ist der Kopf des Babys nicht mehr von der Gebärmutter umschlossen, die Wehen befördern Ihr Kind bis zur Beckenmitte. Zu diesem Zeitpunkt trifft der Kopf auf den Beckenboden. Der Kopf ist bereits in der Eröffnungsphase immer tiefer gerutscht, und das Gesicht hat sich dabei zum Rücken der Mutter gedreht. Die Drehung des Kopfes ist meist erfolgt, bevor der Hinterkopf des Babys in Ihrer Vulva sichtbar wird. Dann ist der Oberkopf des Babys zu sehen, der die Scheide immer weiter dehnt. Nach weiteren Preßwehen gleitet das Gesicht am Damm entlang. Wenn der Kopf geboren ist, dreht sich der Körper, dann wird die vordere, anschließend die hintere Schulter geboren. Nun rutscht der Körper des Babys ziemlich schnell heraus.

Beim Passieren des Beckens war der Kopf Ihres Kindes starkem Druck ausgesetzt. Das schadet ihm jedoch nicht, weil die Knochen sehr weich und die Schädelnähte noch nicht geschlossen sind, so daß die Schädelknochen sich übereinanderschieben können. Der Kopf Ihres Babys kann nach der Geburt durch diese Verformung leicht länglich erscheinen, nimmt jedoch bald eine runde Form an.

Bei der Geburt und noch einige Minuten danach wird Ihr Kind durch die Plazenta über die Nabelschnur mit Sauerstoff versorgt. Nachdem der Kopf geboren ist, macht das Baby vielleicht schon seinen ersten Atemzug, doch dauert es eine Weile, bis es selbständig atmen kann. Die Nabelschnur sollte erst durchtrennt werden, wenn sie nicht mehr pulsiert.

Wenn Sie in der Austreibungsphase eine aufrechte Haltung einnehmen, ist dafür gesorgt, daß Ihr Kind soviel Sauerstoff bekommt, wie es braucht. Der Druck auf den Kopf des Babys wird durch diese Haltung verringert.

Was mit Ihnen geschieht

Wenn die Austreibungsphase beginnt, ist der Muttermund vollständig geöffnet, Sie sind bereit, Ihr Kind zur Welt zu bringen. Ihre Gebärmutter fängt an, sich von oben aus kräftig zusammenzuziehen, um das Baby nach unten und durch den Geburtskanal unter dem Schambein hindurch zum Beckenboden zu schieben. Sie können schon einen Preßdrang haben, bevor der Muttermund vollständig eröffnet ist, er kann jedoch auch erst fünf bis zehn Minuten nach der vollständigen Eröffnung oder noch später einsetzen. Nach einer langen Übergangsphase braucht Ihr Körper möglicherweise Erholung. Wenn eine solche Ruhepause eintritt, dann nutzen Sie sie zum Ausruhen und um sich ganz auf die Geburt einzustellen. Gelegentlich dauert diese Pause recht lange, doch am Ende kommt es zum Austreibungsreflex. Die Dauer der Austreibungsphase ist sehr unterschiedlich, sie kann zwei bis drei Minuten, aber auch mehrere Stunden dauern.

»Mein Muttermund war vollständig eröffnet, doch mein Körper war noch nicht zum Mitschieben bereit. Er benötigte Ruhe, um sich für die Geburt bereitzumachen. Das dauerte über eine Stunde.«

Wie Sie sich fühlen

Diese Wehen fühlen sich völlig anders an als die Eröffnungswehen. Die Pausen sind im allgemeinen länger. Auch wenn Sie gegen Ende der Eröffnungsphase sehr erschöpft waren, bekommen Sie nun wahrscheinlich einen richtigen Energieschub, der Ihnen hilft, Ihr Baby zur Welt zu bringen. Frauen beschreiben diese Wehen wie riesige Flutwellen, die sie im ganzen Körper empfinden. Der Preßdrang ist völlig unwillkürlich. Er kann sehr schnell nach der vollständigen Eröffnung einsetzen oder eine Weile auf sich warten lassen.
Meist ist der Drang zum Mitschieben unwiderstehlich, doch nicht allen Frauen ergeht es so. Wenn Sie sich gegen diese Empfindungen nicht wehren, sondern sich ihnen überlassen, wird diese Muskelarbeit oft als angenehm empfunden. In dieser Geburtsphase entsteht ein enormer Druck, und jeder Widerstand gegen diesen Preßdrang verursacht Unbehagen und Schmerzen.

»Ich wußte nicht so genau, was das für ein Gefühl war, bis ich plötzlich einen heftigen Preßdrang spürte, der sich ganz anders anfühlte als alle bisherigen Empfindungen. Genau in diesem Moment kam der Arzt herein. Die Austreibungsphase dauerte eine halbe Stunde, doch hatte ich jedes Zeitgefühl verloren. Mir kam es sehr schnell vor.«

Lassen Sie sich vom natürlichen Wehenrhythmus leiten. Lassen Sie Ihren Körper die Führung übernehmen, dann kann die Gebärmutter ihre Arbeit verrichten.

»Alles ging seinen natürlichen Gang. Mein ganzer Körper beteiligte sich wie von selbst mit rhythmischen Bewegungen an der enormen Anstrengung beim Hinausschieben des Babys. Ich spürte, wie sein Kopf, seine Schultern und sein Körper geboren wurden.«

Das Durchtreten des Kopfes

Der Kopf und der Hals Ihres Babys werden nach hinten gestreckt, wenn sie unter dem Schambein und durch die Krümmung des Geburtskanals hindurchgleiten. Sobald der Hinterkopf des Kindes in der Scheide sichtbar wird, ist es Zeit, eine geeignete Haltung für die Geburt des Babys zu finden (s. S. 180ff.). Vielleicht möchten Sie mit Ihrer Hand den Kopf des Babys beim Tiefertreten erspüren. Dieser erste Kontakt mit Ihrem Kind ist etwas Unvergeßliches; außerdem können Sie genau ertasten, was vor sich geht.

Ihr Kind gleitet bei der Geburt durch den Beckenboden hindurch. Vom Geburtsgeschehen her betrachtet kann der Beckenboden in zwei Bereiche aufgeteilt werden – in den vorderen Teil am Schambein und in den hinteren Teil im Kreuzbeinbereich. Die äußerste Schicht der Beckenbodenmuskulatur ist wie eine Acht angeordnet, wobei die eine Schleife um Harnröhre und Scheide liegt, die andere um den After. Die Mitte dieser Acht wird als Damm bezeichnet.

Damit sich, wenn das Baby geboren wird, der hintere Bereich des Beckenbodens nach hinten frei auffächern kann, muß er entspannt sein. In dieser Phase ist Ihre Körperhaltung von größter Wichtigkeit. Wenn Sie auf dem Rücken liegen, kann sich das Kreuzbein nicht frei nach hinten bewegen, und der hintere Bereich des Beckenbodens ist nicht entspannt. Deshalb drückt der kindliche Kopf nach vorn gegen den knöchernen Schambeinbogen und nicht nach hinten gegen das Kreuz- und Steißbein, die beweglich sind und nachgeben. Wenn Sie jedoch hocken, knien oder stehen, verändert sich die Position Ihres Beckens, und das Kreuz- und Steißbein sind nach hinten gerichtet. Wenn der Kopf des Kindes dann gegen das Dammgewebe drückt, ist es entspannt und kann sich so weit wie möglich ausdehnen.

Nach dem Durchtritt des Kopfes wird das Baby geboren. Es kann sein, daß zunächst mit einer Wehe der Kopf des Kindes geboren wird, eine Pause folgt und dann mit der nächsten Wehe der Körper hinausgleitet. Das Baby kann aber auch mit einer einzigen Wehe geboren werden. Sobald der Kopf geboren ist, dreht sich das Baby, so daß die Schultern sich in einer Linie mit dem größten Durchmesser des Beckenausgangs befinden. Dann werden die Schultern geboren, und schließlich gleitet der ganze Körper nach.

Wie Sie sich dabei fühlen

In diesem Stadium sind die Empfindungen sehr stark; sie sind eine einzigartige Mischung aus Schmerz und Ekstase. Wenn der Kopf mit seinem größten Umfang durchtritt, also kurz bevor er geboren und das Dammgewebe maximal gedehnt wird, spüren Sie eine heftige Dehnung und ein Brennen – ähnlich dem Gefühl, wenn man mit den Fingern die Mundwinkel auseinanderzieht. Gleichzeitig spüren Sie das den ganzen Körper erfassende Gefühl der Wehen. Sobald jedoch der Kopf als größter Körperteil des Babys geboren ist, fühlen Sie sich unglaublich erleichtert. Hat das Kind breite Schultern, werden Sie eine weitere Dehnung erst durch die vordere, dann durch die hintere Schulter spüren. Wenn der Körper des Babys hinausgleitet, ist das meist eine sehr angenehme Empfindung, die oft mit dem Gefühl beim Orgasmus verglichen wird.

»Das Baby kam ganz allmählich und leicht, ohne daß ich pressen mußte. Ich spürte ein Brennen am Damm, als es geboren wurde, und es stellte sich heraus, daß er kein bißchen gerissen war.«

»Ich spürte eine unglaubliche Präsenz im Zimmer, alle waren voll konzentriert und mit Ihren Gefühlen dabei. Die Schmerzen waren beinahe unerträglich, doch jetzt war der unwiderstehliche Drang zum Mitschieben da. Ich glaube, das war die intensivste Körperempfindung, die ich je hatte. Kurz darauf sah ich ihren Kopf im Spiegel; sie hatte dicke schwarze Haare. Mit einem außergewöhnlichen Energieschub kam ihr Kopf heraus, die Energie zum Mitschieben war so stark, daß sofort danach ihr ganzer Körper herausschoß. Ich war so erleichtert und so froh, voller ungläubigen

Staunens und Dankbarkeit. Mit Worten läßt sich das Gefühl bei der Geburt nicht beschreiben. Ich hätte am liebsten geweint und vor Freude geschrien.«

Die Atmung in der Austreibungsphase

Wenn Sie aufrecht hocken oder knien, kann Ihre Atmung spontan fließen. Vielleicht hilft es Ihnen aber auch, sich jedesmal, wenn eine Wehe beginnt, auf die Ausatmung zu konzentrieren und sich den starken Impulsen zu überlassen, die aus Ihrem Innern kommen.
Atmen Sie tief, und konzentrieren Sie sich auf die Ausatmung, sobald Sie die Wehe kommen fühlen. Wahrscheinlich haben Sie den unwiderstehlichen Drang, auf dem Höhepunkt einer Wehe nach unten mitzuschieben, während Ihre Gebärmutter Ihr Baby nach unten drückt. Der Preßdrang ähnelt dem Gefühl bei der Darmentleerung. Setzen Sie der Wehe keinen Widerstand entgegen, denn das könnte sehr schmerzhaft sein. Schieben Sie einfach mit, wenn Ihnen danach zumute ist, geben Sie dem Drang nach, und halten Sie die Luft für kurze Zeit an, wenn Sie möchten. Sie brauchen das nicht vorher zu üben, Ihr Körper weiß, worum es geht, wenn es soweit ist.
Manche Hebammen spornen Frauen immer noch zum Luftanhalten und zum Pressen an, Anweisungen, die mit deren eigenen Impulsen nicht unbedingt übereinstimmen. Dies wurde zur üblichen Vorgehensweise, als Frauen auf dem Rücken liegen und mit aller Anstrengung pressen mußten, damit das Baby es den Geburtskanal bergauf gegen die Schwerkraft schaffen konnte. Angestrengt zu pressen und lange Zeit die Luft anzuhalten ist gar nicht immer nötig, vor allem nicht, wenn Sie aufrecht sind. Der kurzzeitige Sauerstoffmangel, der beim Pressen auftreten kann, ist an den evtl. langsamer werdenden Herztönen zu hören und ist für das Kind tolerierbar.
Wenn die Austreibungsphase schwierig ist, nehmen Sie die Haltung ein, die sich die Schwerkraft am meisten zunutze macht: die aufrechte Hocke. Atmen Sie weiterhin ganz spontan, wobei Sie nur mitschieben, wenn Sie den Drang dazu spüren. Wenn es jedoch auf diese Weise nicht vorangeht,

sollten Sie die Hebamme darum bitten, Sie zu aktiverem Schieben anzuleiten.
Lassen Sie Ihrer Stimme freien Lauf, wenn Sie Ihr Kind zur Welt bringen. Ein charakteristischer Geburtsschrei ist in der Austreibungsphase ganz natürlich und erfolgt instinktiv, besonders, wenn das Baby sich durch die Scheidenöffnung schiebt. Wehren Sie sich nicht dagegen, denn ein Schrei unterstützt Sie auf ganz natürliche Weise bei der Geburt. Die Lösung von Spannung in Ihren Stimmbändern bewirkt ebenso eine Spannungslösung in der Beckenbodenmuskulatur. Oft berichten Frauen, überhaupt keine Schmerzen empfunden zu haben, wenn Sie während der Austreibungsphase schrien.
Wenn der Kopf des Babys durchtritt, weist Ihre Geburtshelferin Sie wahrscheinlich an, nicht so heftig zu pressen oder zu hecheln, denn wenn Sie sich in diesem Augenblick etwas zurückhalten, besteht ein geringeres Risiko, daß der Damm reißt. Manche Frauen finden diese Anweisung hilfreich, andere überlassen sich lieber ganz dem Geschehen, sie schieben mit und ruhen sich aus, wenn ihnen danach zumute ist, und machen so viele Geräusche, wie sie möchten. Sie können so laut und kraftvoll oder so sanft und leise gebären, wie Sie wollen. Was für Sie stimmt, werden Sie wissen, wenn es soweit ist.

»Ich hockte auf dem Bett, die Hebamme und mein Mann stützten mich, und ich spürte, wie das Baby kam. Ich streckte meine Arme aus, und als ich den Kopf fühlte, entrang sich mir ein unheimliches Stöhnen, das mein Baby in meine Hände beförderte. Sie war warm, cremig, glatter und sanfter als alles, was ich je berührt hatte.«

Stimmen Sie sich auf jeden Fall auf die rhythmisch wiederkehrenden Empfindungen ein, die Sie haben werden, ganz gleich, wie Ihr natürliches Verhalten bei der Geburt auch sein mag. Überlassen Sie sich dem, was Ihr Körper Ihnen mitteilt.

»Während der eineinhalb Stunden dauernden Austreibungsphase hockte ich fast die ganze Zeit am Boden, gelegentlich stellte ich mich hin. Dafür, daß ich Wehen hatte, war es so bequem wie möglich, und in dieser gut abgestützten Haltung hatte ich Einfluß auf meine Atmung und konnte gut

mit den Preßwehen mitarbeiten. Ich konnte relativ gut den sich langsam herausschiebenden Kopf im Spiegel sehen, der vor mir aufgestellt war. In dieser hockenden Haltung brachte ich das Baby auch zur Welt.«

Haltungen in der Austreibungsphase

Ihre Haltung in der Austreibungsphase ist ausschlaggebend für die Dauer und die Wirksamkeit der Wehen. Das Tiefertreten des Kopfes wird in einer aufrechten Haltung, bei der die Schwerkraft zu einer sicheren Geburt Ihres Kindes beiträgt, sehr erleichtert. Bis zum Durchtritt des Kopfes sind Stehen, Sitzen, Knien oder Hocken ausgezeichnete Haltungen. Danach ist es wichtig, daß Sie eine passende Haltung für die eigentliche Geburt einnehmen.
Versuchen Sie folgendes, um sich die Vorteile der aufrechten Haltung bewußt zu machen:

1. Gehen Sie auf Zehenspitzen in die Hocke. Atmen Sie ein, und spannen sie den Beckenboden an. Halten Sie die Spannung eine Sekunde, und lassen Sie dann langsam den Beckenboden beim Ausatmen los. Wiederholen Sie das mehrmals.
2. Versuchen Sie jetzt das gleiche in der Rückenlage mit einem Kissen unter dem Kopf. Sie werden feststellen, daß die Bewegungsmöglichkeit Ihrer Dammuskulatur sehr viel geringer ist und es Ihnen schwerer fällt, die Beckenbodenmuskeln lockerzulassen.
3. Versuchen Sie es nochmals in der Hocke, und achten Sie auf den Unterschied, wenn die Schwerkraft hilft, den Beckenboden loszulassen.

Der Kopf des Babys ist vom Becken so dicht umschlossen, daß die geringste Vergrößerung des Beckenraums bedeutsam ist. Versuchen Sie folgendes, um sich das zu verdeutlichen:

1. Hocken Sie sich auf Zehenspitzen mit gespreizten Knien hin. Schließen Sie die Augen, und konzentrieren Sie sich auf den Beckenausgang. In dieser Haltung ist das Becken am weitesten geöffnet, und Ihr Kreuz- und Steißbein haben Bewegungsfreiheit, wenn Ihr Baby sich durch den Beckenausgang bewegt.

2. Probieren Sie jetzt die halb liegende Haltung aus. Legen Sie ein paar Kissen auf den Boden oder an die Wand, und legen Sie sich auf den Rücken, so daß ihr Rumpf einen 15 Grad-Winkel zum Boden bildet. Legen Sie die Hand unter Ihren Rücken, und spüren Sie, wie das ganze Gewicht Ihres Körpers, Ihrer Gebärmutter und Ihres Babys auf Ihrem Kreuzbein lastet, das völlig geschlossen ist.
   Untersuchungen ergeben, daß die Möglichkeiten zur Öffnung des Beckens zu einem großen Teil – bis zu einem Drittel – nicht genutzt werden (s. 1. Kapitel).

In der Rückenlage drückt das Gewicht der Gebärmutter auch auf die großen Blutgefäße im Beckenraum, so daß die Sauerstoffzufuhr zum Baby verringert wird, was zu einer schlechten Versorgung des Babys führen kann. Ihre Gebärmutter neigt sich nach vorn, wenn sie sich zusammenzieht, und muß daher in der halb liegenden Haltung der Schwerkraft entgegenwirken. Dadurch werden die Wehen schmerzhafter und weniger wirksam.

»Es gab eine Situation, in der ich mich auf den Rücken legte, damit die Hebamme mich untersuchen konnte. In dem Moment hatte ich eine Wehe. Das tat furchtbar weh. Ich möchte das nicht noch einmal durchmachen müssen.«

Ihr Steißbein kann ausweichen, wenn der Kopf des Babys tiefer tritt. Wenn Sie bei der Geburt jedoch auf dem Steißbein sitzen, ist der Beckenausgang eingeengt, was sogar zu einer Verformung des Steißbeins führen und noch Monate nach der Geburt sehr schmerzhaft sein kann.
Das sind einige der Gründe, weshalb Frauen mit Entscheidungsfreiheit bei der Wahl der Gebärhaltung sich selten für die halb liegende und noch seltener für die Rückenlage entscheiden. (In Pithiviers haben sich im Lauf eines Jahres nur zwei von 898 Frauen für die Rückenlage entschieden.)
Jede aufrechte Haltung hat bestimmte Vorteile, und Sie werden bei der Geburt herausfinden, welche Haltung für Sie am besten geeignet ist. Probieren Sie alle Positionen in den letzten Wochen vor der Geburt mit Ihrem Partner aus, damit Ihr Körper alle Möglichkeiten kennt. Natürlich können der Ort und die Umstände Ihre Wahlmöglichkeiten einschränken. Idealerweise sollte das Zimmer möglichst leer sein, so daß Sie in voller

Bewegungsfreiheit die richtigen Haltungen herausfinden können. Doch lassen sich aufrechte Haltungen auch auf dem Bett und dem Boden einnehmen (s. 7. Kapitel).
Sie werden möglicherweise verschiedene Haltungen einnehmen, werden stehen und hocken oder hocken und knien oder knien und aufrecht sitzen, während das Baby sich immer weiter vorschiebt – es sei denn, die Austreibungsphase ist sehr kurz. Es ist eine Hilfe, wenn Sie dabei von zwei Personen abgestützt werden.
Wenn das Kind tiefer tritt, kann es angenehm sein, auf der Toilette zu sitzen. Sobald der Kopf durchtritt und Sie das Baby kommen spüren, ist es natürlich an der Zeit, die passende Gebärhaltung einzunehmen.
Viele Frauen gehen zu früh in die Hocke. Falls Sie an diese Haltung nicht gewöhnt sind und sich nicht sehr wohl dabei fühlen, werden Sie schnell müde, wenn Sie in der Austreibungsphase zu bald diese Haltung einnehmen. Bis der Kopf des Babys durchtritt ist jede aufrechte Haltung gut geeignet. Erst dann ist es Zeit für die Ihnen entsprechende Gebärhaltung. Wenn die Austreibungsphase sehr schnell verläuft, fühlen Sie sich vielleicht im Vierfüßlerstand am wohlsten, den Sie für die eigentliche Geburt beibehalten können. Wenn die Austreibungsphase lange dauert, dann ist das Hängenlassen in der Hocke (s. nachfolgende Seiten) während einiger Wehen eine Möglichkeit, damit der Kopf des Babys schneller tiefer tritt.

Die abgestützte Hocke

Die abgestützte Hocke im Stehen, bei der die Schwerkraft optimal ausgenutzt wird, bewirkt ein schnelles Tiefertreten des Babys. In den Wehenpausen stehen Sie oder gehen umher, doch wenn eine Wehe kommt, gehen Sie in die Knie und möchten sich dann vielleicht festhalten. Sie können sich im Nacken Ihres Partners einhängen (»Hängenlassen in der Hocke«), oder Ihr Partner stützt Sie von hinten ab, während Ihr ganzes Gewicht nach unten sinkt und Sie sich den Wehenkräften überlassen. Nachdem die Wehe vorüber ist, können Sie sich frei bewegen, bis die nächste kommt und Sie wieder abgestützt werden.

Tips für den Partner

Das Abstützen fällt Ihnen leicht, wenn Sie es üben. Selbst wenn Sie relativ klein sind, können Sie, sobald Sie sich in die Bewegungsdynamik eingefühlt haben, auch eine große, schwere Frau mit wenig Mühe und Anstrengung stützen. Wenn Sie einen schwachen Rücken oder ein Wirbelsäulenproblem haben, sollten Sie einen Stuhl benutzen (s. S. 193f.).
Am besten sind Sie dabei barfuß. Ihre Füße stehen etwa 60 bis 90 cm weit auseinander. Beugen Sie die Knie, und spannen Sie die Oberschenkel- und Gesäßmuskeln an. Lehnen Sie sich dabei ein wenig zurück, so daß Ihr Gewicht von Ihrem Becken gehalten wird. Halten Sie den Rücken gerade, und beugen Sie sich nicht nach vorn, denn das würde den Lendenbereich sehr belasten.

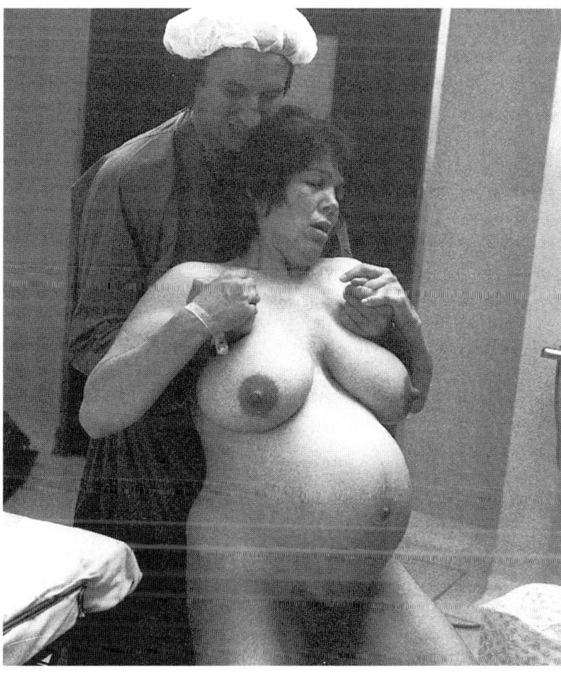

Der Kopf des Babys tritt durch, die Frau nimmt die abgestützte Hockhaltung ein und ist bereit für die Geburt.

Arme und Schultern bleiben entspannt, so daß die stützende Kraft hauptsächlich von den Oberschenkeln ausgeht, während Ihr Oberkörper so gut wie überhaupt nicht angespannt ist. Ihre Knie bleiben gebeugt, und Sie bekommen Kontakt zum Boden, indem Sie tief atmen. Versuchen Sie, »durch die Fußsohlen auszuatmen«.

Sobald Füße und Unterkörper in der richtigen Haltung sind, können Sie das Gewicht der Gebärenden übernehmen. Wenn die Mutter beim Mitschieben knien bleibt, kann es lange dauern, bis der Kopf tiefer tritt. Er kann den Damm erreichen und dann in den Wehenpausen wieder zurückrutschen. In diesem Fall ist eine aufrechte Haltung besser geeignet, damit die Schwerkraft dazu beitragen kann, daß der Kopf durchtritt. Sie können der Frau in den Wehenpausen vorschlagen, eine aufrechte Haltung einzunehmen, damit sich das Baby leichter durchs Becken bewegt.

Helfen Sie ihr dann von hinten auf, lassen Sie ihr Zeit, ganz langsam in eine aufrecht kniende Haltung und anschließend, ein Bein nach dem anderen, zum Stehen zu kommen. Helfen Sie ihr dann in die stehende Hocke, die Schultern und Oberarme bleiben dabei entspannt. Sie schieben Ihre Hände mit den Handflächen nach oben unter die Arme der Frau. Sie kann nun ihre Hände auf die Ihren legen, so daß sich beide Handflächen berühren und Sie die Finger verschränken können, wenn sie das mag. Sie kann auch Fäuste mit den Daumen nach oben machen, und Sie ergreifen ihre Daumen. Ihre Arme und Hände bleiben so entspannt wie möglich, wenn sie sich an Ihnen festhält. Es ist ratsam, einen Sitzsack oder ein Bett hinter sich zu haben, denn es kann sein, daß sich Ihre Partnerin sehr weit nach unten hängen läßt, wenn das Baby geboren wird. Dann können Sie sich auf den Sitzsack setzen, und sie geht zwischen Ihren Beinen in die Hocke.

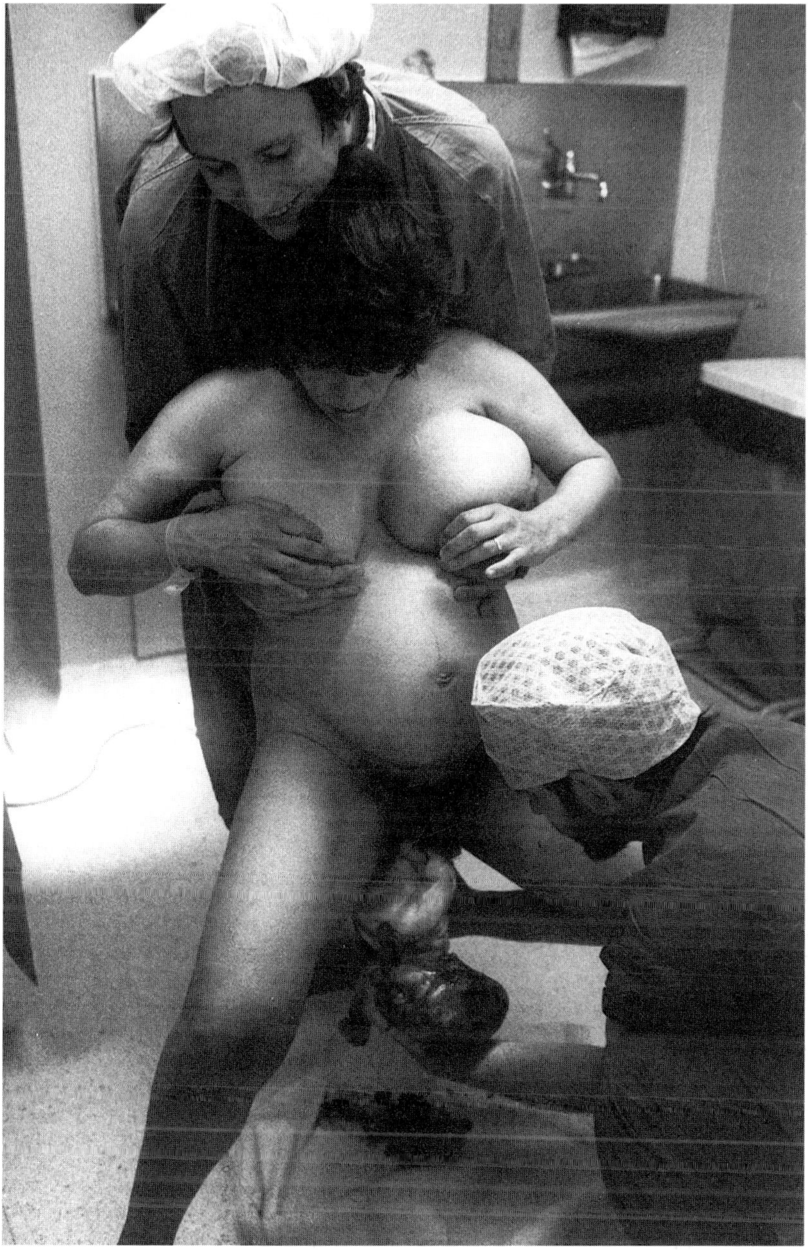

Das Baby wird mit einer einzigen Wehe geboren.

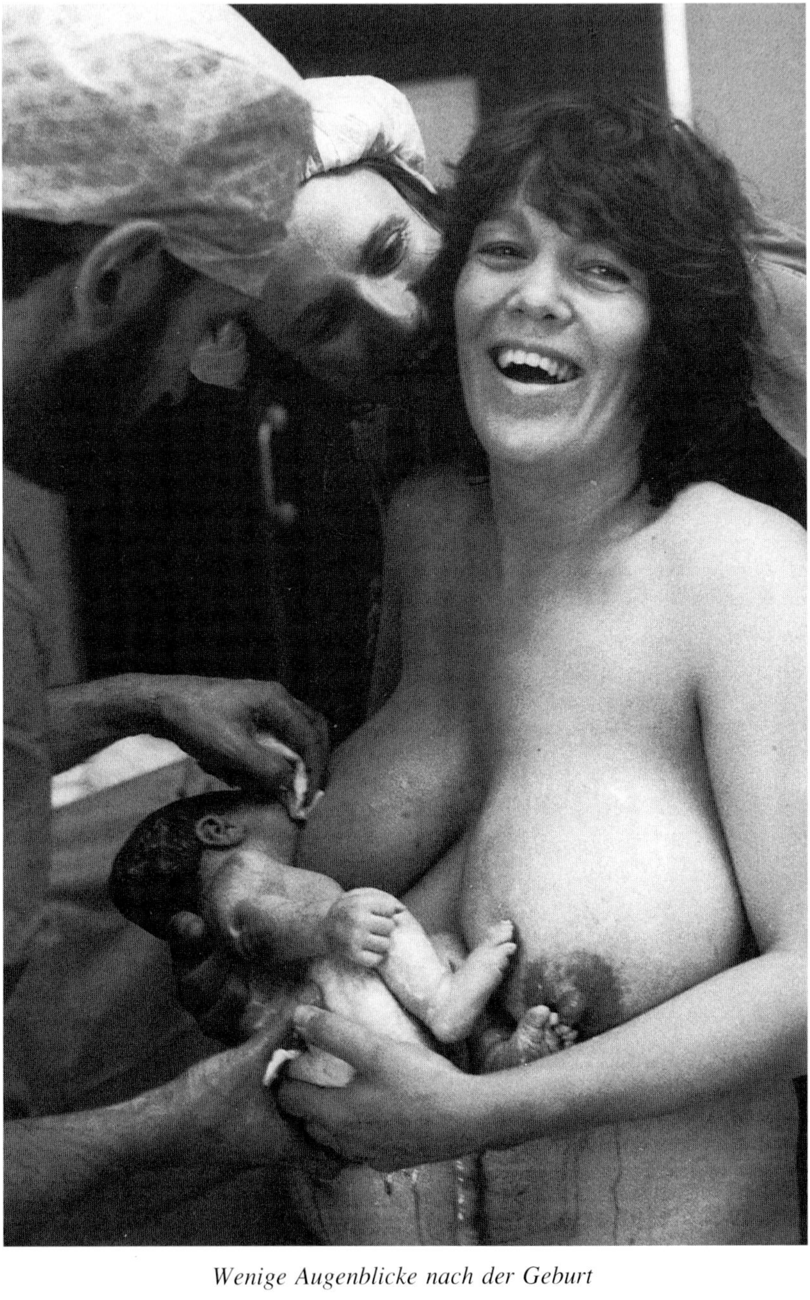

Wenige Augenblicke nach der Geburt

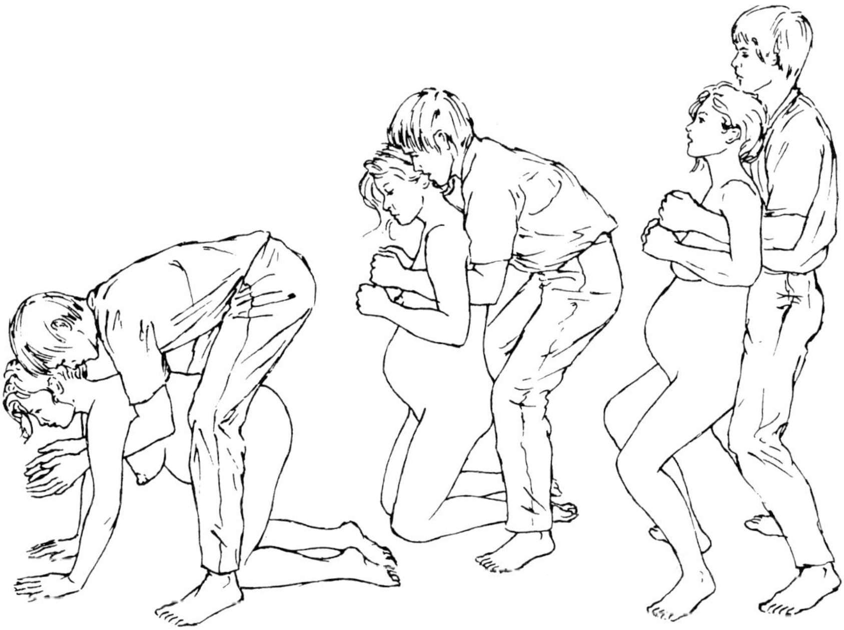

Um der Frau aus der knienden Haltung in die stehende Hocke zu helfen, steht ihr Partner über ihr und schiebt in der Wehenpause seine Hände unter ihre Arme.

Der Partner ergreift die Daumen der Frau. Sie erhebt sich langsam in eine kniende Haltung.

Die Frau steht langsam auf. Dabei geht der Partner etwas zurück und geht in die Stützhaltung für die stehende Hocke.

Entspannen Sie sich nun völlig, sobald Sie die richtige Position gefunden haben, gegen den Körper Ihres Partners gelehnt. Lassen Sie Ihr Gewicht ganz nach unten sinken, wenn Sie in die Hocke gehen, und stellen Sie die Füße dabei nach Möglichkeit flach auf den Boden, damit ein Teil Ihres Gewichts darauf ruhen kann. Entspannen Sie den Hals, und lehnen Sie den Kopf an den Körper Ihres Partners. Überlassen Sie sich dann mit weit geöffneten Beinen und schwerem Becken ganz der Kraft der Wehen, die Ihr Baby zur Welt bringen.

Die Hocke im Stehen hat mehrere *Vorteile*. In dieser Haltung ist Ihr Becken weit geöffnet, durch die Schwerkraft werden Sie maximal unterstützt. Die aufwärts gerichtete Kraft der Person, die Sie abstützt, bildet

ein Gegengewicht zu der abwärts gerichteten Kraft der Wehen. Die Austreibungsphase verläuft in dieser Haltung meist am schnellsten. Gewöhnlich kommt das Kind nach dem Durchtreten des Kopfes mit einer weiteren Wehe zur Welt. Und das ist ein großer Vorteil, wenn die Austreibungsphase lang oder schwierig war, das Baby sich in einer schwierigen Lage (hintere Hinterhauptslage oder Steißlage) befindet oder sehr groß ist oder wenn es Anzeichen für einen schlechten Zustand des Kindes gibt (was bei einer aktiven Geburt weniger wahrscheinlich ist). Die Hocke im Stehen läßt Ihnen viel Freiraum für instinktives Verhalten, um sich Ihren natürlichen Impulsen überlassen zu können.
Sobald das Baby geboren ist, kann die Hebamme es auf einem Tuch vor Sie hinlegen. Dann können Sie sich hinsetzen und Ihr Kind willkommen heißen!

»Als ich das erste Mal einen Preßdrang verspürte, suchte ich eine Haltung, die mir dabei half. Am besten war es, wenn mein Mann mich von hinten abstützte, wobei er seine Arme unter meine schob und ich mich einfach nur locker hängen ließ. Das war bequem für mich, und seine körperliche Stärke wirkte belebend auf meinen jetzt schon sehr erschöpften Körper, sie bedeutete außerdem eine große Verbundenheit. Das Mitschieben ging ganz von selbst, und nach nur vier Preßwehen war unser Baby da, ein wunderschönes, glitschiges, glucksendes kleines Mädchen.«

Tips für Geburtshelfer

Es ist schwere Arbeit, die Frau in der stehenden Hocke abzustützen, deshalb empfiehlt es sich, diese Haltung erst einzunehmen, sobald der Kopf des Babys durchzutreten beginnt. Sie können nun davon ausgehen, daß das Baby nach wenigen Preßwehen geboren sein wird. Wenn der Kopf sehr langsam tiefer tritt, kann das Hängenlassen in der Hocke auch schon vor dessen Durchtritt die geeignete Haltung sein, damit der Kopf beim Tiefertreten unterstützt wird.

Um das Baby in Empfang zu nehmen, kann zwischen die Beine der Mutter ein sauberes Laken gelegt werden, das mit einem saugfähigen Handtuch oder einer Wegwerfunterlage bedeckt ist. Gewöhnlich ist es nicht nötig, einen Dammschutz zu machen, da das Baby in dieser Haltung meist sehr schnell geboren wird. Wenn die Austreibungsphase jedoch langsam vorangeht, hilft eine warme Kompresse am Damm, das Reißen zu verhindern. Sie ist außerdem für die Mutter sehr angenehm.
Jede Frau macht ihre Sache ohne Anweisungen gewöhnlich am besten. Sie gibt einfach dem körperlichen Drang nach und schreit, wenn das Baby geboren wird. Manche Frauen jedoch wissen in diesem Moment eine zurückhaltende Anleitung zu schätzen. Sehr wichtig ist es, den Preßdrang abzuwarten, ohne die Mutter zu stören oder ihr unnötige Anweisungen zu geben. Wenn die Frau in einer aufrechten Haltung ist, ist es normalerweise nicht nötig, sie zum Pressen aufzufordern, vielmehr sollte es ihr ermöglicht werden, sich ganz den Wehen zu überlassen, ohne sich zurückzuhalten.
Sehr nützlich kann eine feste, etwa 5 cm dicke Schaumstoffmatte mit einem waschbaren Bezug sein (oder eine rutschfeste, leichte, waschbare Yogamatte). Das Baby kann einige Minuten lang mit dem Gesicht nach unten auf ein saugfähiges Tuch über dieser Matte gelegt werden, bis die Mutter bereit ist, ihr Kind zu begrüßen. Mittlerweile können Fruchtwasser und Schleim mit Hilfe der Schwerkraft ganz natürlich abfließen; es braucht nur selten abgesaugt zu werden.
Auch in der Nachgeburtsphase sollte die Frau aufrecht bleiben, damit der erste Kontakt mit dem Baby leichter wird und sich die Plazenta besser löst. Es ist kein künstliches Oxytozin für die Nachgeburtsphase nötig, wenn die Frau nicht stark blutet und die Geburt nicht eingeleitet wurde.

Die Mutter sitzt aufrecht auf dem Entbindungsbett, nachdem sie das Baby auf dem Bett hockend zur Welt gebracht hat. In dieser Haltung kann sie ungehindert Kontakt zu ihrem Baby aufnehmen. Das Baby öffnet die Augen, und es kommt zum ersten Blickkontakt.

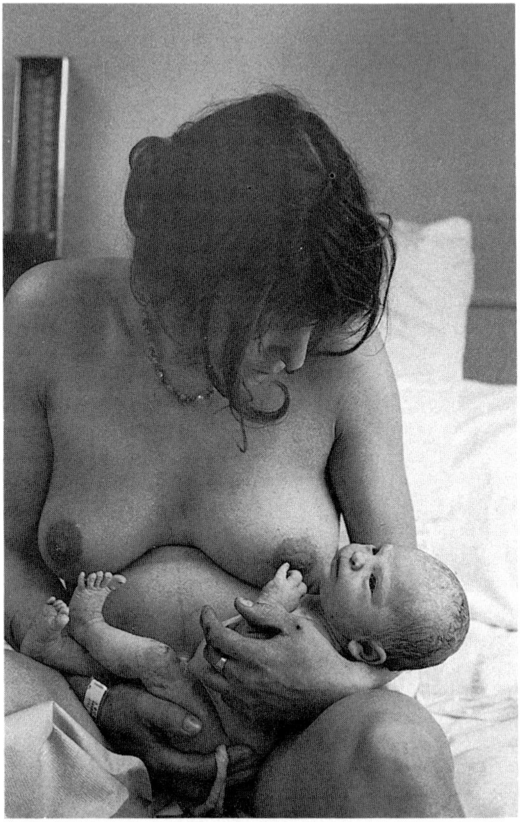

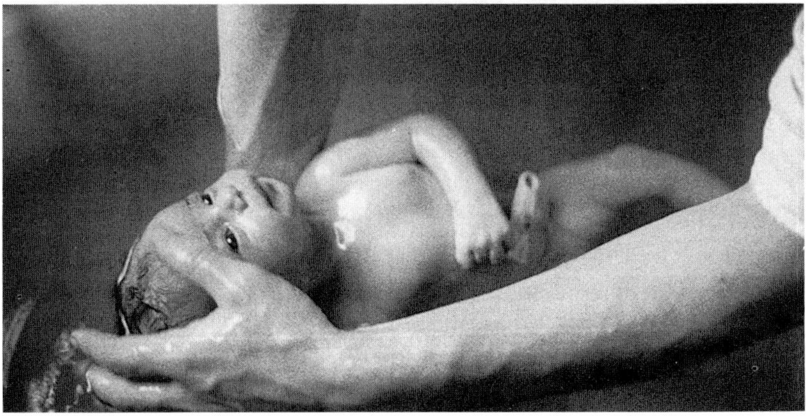

Das Baby wird kurz nach der Geburt gebadet.

Wenn Sie nach der Geburt aufrecht sitzen, können Sie das Baby in genau dem Winkel halten, der für das Stillen günstig ist. (In der Rückenlage rutscht die Brust leicht seitlich weg, und das Kind kann sie schwerer erreichen.) Dieser erste liebevolle Kontakt der Haut und der Augen zwischen Ihnen und Ihrem Baby regt die Bildung von Hormonen an, die die Wehentätigkeit und die Loslösung der Plazenta in der Nachgeburtsphase fördern.
Sie können, wenn Sie möchten, bevor die Plazenta geboren und die Nabelschnur durchtrennt wird, das Baby in einer Wanne zwischen Ihren Beinen baden. Sie können aber auch etwas später, wenn die Plazenta sich gelöst hat, zusammen mit dem Kind in der Badewanne baden.

»Er blickte mich aufmerksam an und begann dann, an meiner Brust zu saugen. Die Nabelschnur pulsierte aus und wurde weiß. Es gab kein Gefühl von Trennung, nur Kontinuität, eine tiefe Freude und Zufriedenheit. Alles war genau richtig, es ging mir wunderbar, ich war kein bißchen müde.«

Von zwei Personen abgestützte Hocke

Die vollständige Hocke kann für eine Frau ideal sein, wenn ihr diese Haltung leicht fällt oder sie während ihrer ganzen Schwangerschaft diese Position immer wieder eingenommen hat. Das Becken ist weit geöffnet, die Schwerkraft hilft dem Kind beim Tiefertreten. Da die Beckenbodenmuskulatur entspannt ist, kann der Kopf des Babys gut hindurchgleiten, und ein Reißen wird verhindert.
Während der Wehe hockt die Mutter am Boden. Ihre beiden Helfer knien seitlich neben ihr, jeder hat ein Knie unter ihrem Gesäß. Sie kann dann ihre Arme um die Schultern ihrer Helfer legen, diese wiederum legen ihren Arm um den Rücken der Frau. Zwischen den Wehen kann sie sich hinstellen oder in den Vierfüßlerstand gehen.
Wichtig ist, daß die Helfer bequem knien. Es hilft, ein Kissen zwischen Wade und Gesäß oder unter die Knie zu legen.
In der abgestützten Hocke kann die Frau nach unten schauen und völlig entspannt die Geburt Ihres Babys beobachten. Sie kann auch mit ihren eigenen Händen fühlen, wie der Kopf des Kindes tiefer tritt, zur Lockerung

des Dammgewebes beitragen und das Baby in Empfang nehmen, wenn es geboren wird. Manche Frauen haben den starken Impuls, dies alles selbst zu machen.
Es ist leicht, sich aus dieser Haltung zum Stehen aufzurichten oder in den Vierfüßlerstand zu gehen.

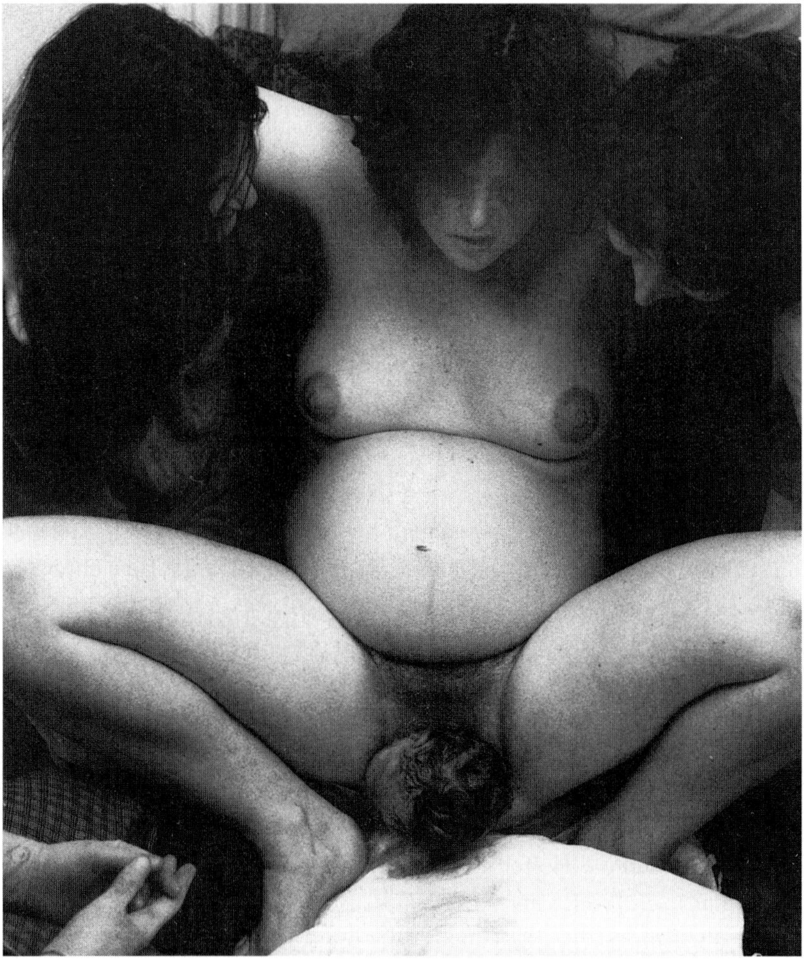

Zwei Helfer unterstützen die Gebärende beim Hocken. Die Hebamme wartet darauf, mit der nächsten Wehe das Baby in Empfang zu nehmen.

Wenn sich die Frau in dieser vollständigen Hockhaltung befindet, gleitet das Baby ohne Unterstützung zwischen den Beinen der Mutter heraus und kommt sicher auf dem Boden vor ihr an, mit dem Gesicht nach unten. Sie kann dann ihr Kind selbst hochnehmen.
Diese Haltung ist auch günstig, damit die Flüssigkeit aus der Gebärmutter hinausfließen kann und sich nicht sammelt, wie das beim Liegen der Fall wäre. Ebenso kann sie bei der Geburt der Plazenta hilfreich sein.
Nach der Geburt kann die Mutter mit aufgerichtetem Oberkörper am Boden sitzen. In der aufrechten Haltung kann sie sehr viel besser mit dem Neugeborenen umgehen, und das Baby findet leichter die Brust.

»In der Austreibungsphase ging ich in die Hocke, in den Wehenpausen stellte ich mich hin und lockerte meine Beine. Es ging mir in dieser Phase, die etwa eine dreiviertel Stunde dauerte, großartig, ich war zuversichtlich und konnte Einfluß nehmen. Der Geburtshelfer, der sich einen Moment lang umdrehte, verpaßte den Moment der Geburt. Lara kam richtig herausgesegelt und probierte sofort ihre Stimmbänder aus – ein perfekter Soloauftritt!«

Abgestützte Hocke mit einem Stuhl

Auch mit nur einem Helfer kann die Frau in der tiefen Hocke gebären. Der Helfer sitzt auf einem Stuhl oder auf der Bettkante, die Mutter hockt zwischen seinen Beinen und stützt sich auf seinen Oberschenkeln ab. Viele Frauen empfinden diese Haltung angenehm und beruhigend und auch bequem. Am besten ist hierfür ein fester Stuhl, auf dem der Helfer ziemlich weit vorn sitzt, damit die Frau sich gegen seinen Körper lehnen kann. Diese Haltung ist auch ideal, wenn der Helfer einen schwachen Rücken hat.

»Ron saß auf einem Stuhl, und ich hockte zwischen seinen Knien und stützte mich mit den Ellenbogen auf seinen Oberschenkeln ab, mein Rücken ruhte in seinem Schoß. Wir schauten in den Spiegel und sahen zu, wie der Kopf des Babys kam. Und noch ehe die Hebamme Handschuhe

überstreifen konnte, war es schon da und wurde mir in die Arme gelegt, damit es saugen konnte.«

Die Mutter kann sich auch ihrem Helfer, der in einem Stuhl oder Sessel sitzt, gegenüber hocken. Sie halten einander mit geraden Ellenbogen an den Handgelenken fest, die Mutter hat dabei die Fersen fest am Boden. Diese Haltung ist sowohl für die Frau als auch für den Helfer sehr angenehm und wirkt sich besonders gut auf die Entspannung des Damms aus.

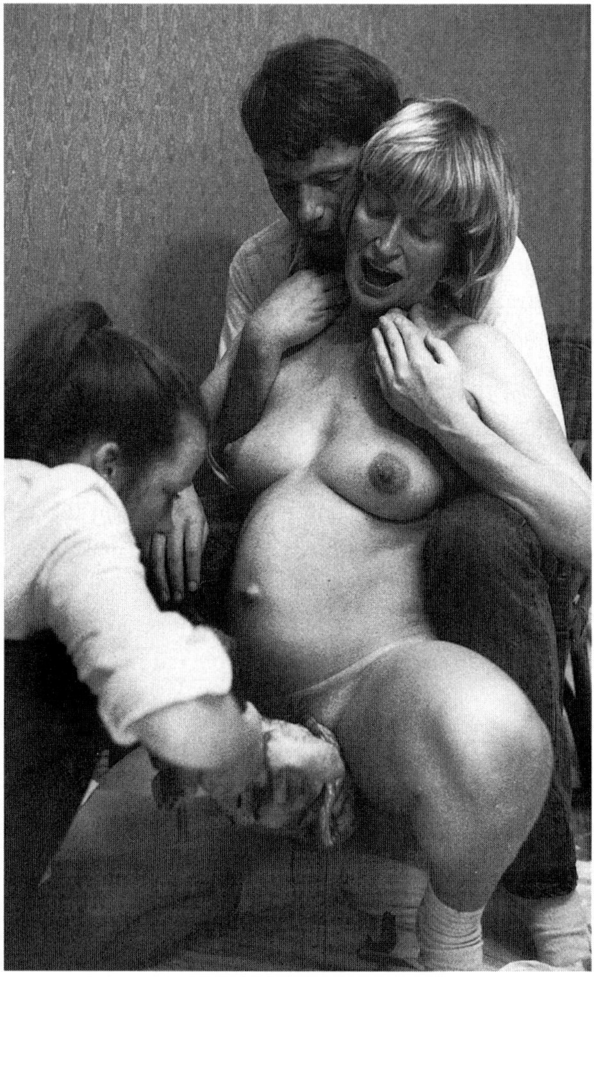

Der Partner sitzt auf einem Stuhl und stützt die vor ihm hockende Frau. Die Mutter schreit im Moment der Geburt ungehemmt.

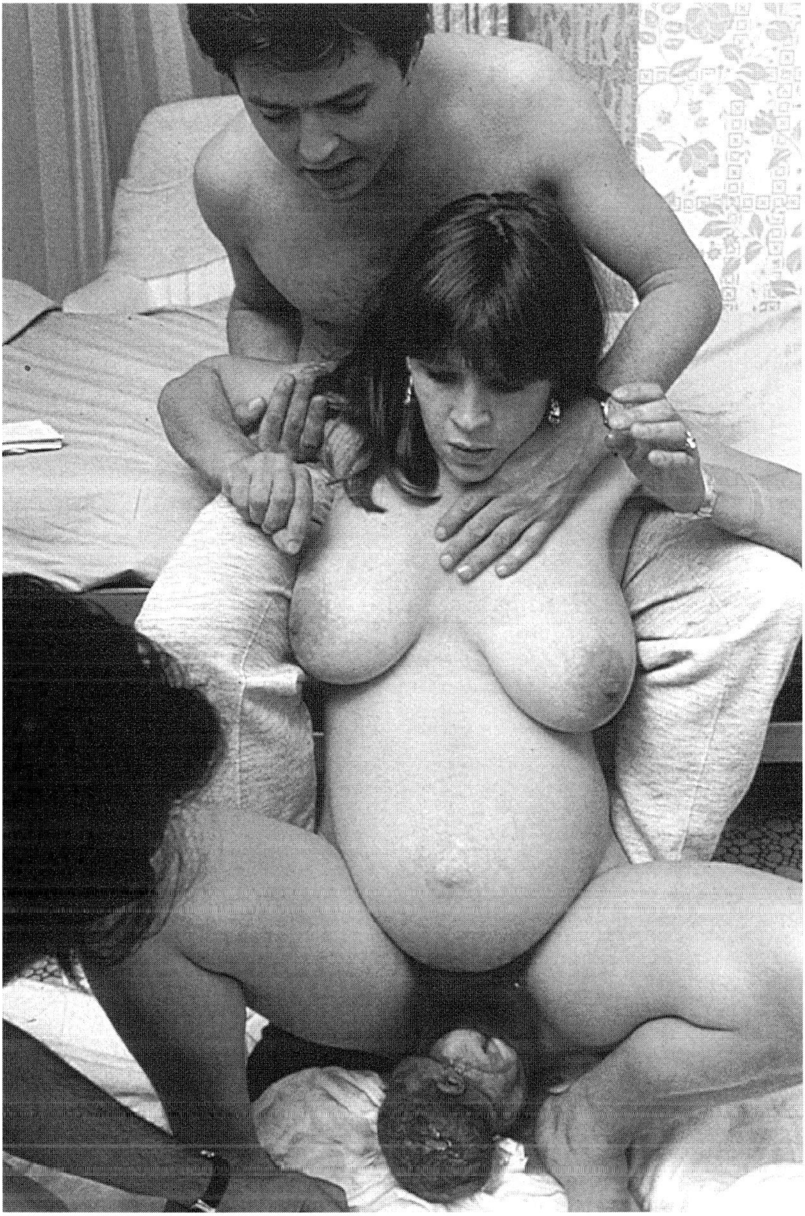

Der Vater sitzt auf der Bettkante und gibt der Frau Halt,
während das Baby geboren wird.

Das Knien im Vierfüßlerstand

Sie knien mit weit gespreizten Beinen und stützen sich auf den Händen oder auf einem Kissenberg ab.

In traditionellen Gesellschaften wird diese Haltung, die sich ganz natürlich von selbst anbietet, häufig eingenommen. Wenn die Eröffnungs- und die Austreibungsphase sehr schnell verlaufen, ist diese Haltung ideal, denn so haben Sie mehr Einfluß, und das Tiefertreten des Babys geht langsamer vor sich. Wenn sich das Kind in der hinteren Hinterhauptslage befindet, wird in dieser Haltung der Rücken entlastet, und Sie können Ihre Hüften sanft bewegen, damit sich das Baby beim Tiefertreten dreht. Viele Frauen meinen, dies sei eine einfache Art, ein Kind zu gebären. In den Wehenpausen können Sie aufrecht knien und die Arme lockern.

Sobald das Baby geboren und vom Arzt oder der Hebamme in Empfang genommen worden ist, kann man es Ihnen durch die Beine reichen und es mit dem Gesicht nach unten vor Sie hinlegen. Dann können Sie sich auf die Füße stellen oder aufrecht hinsetzen, um Ihr Kind zu betrachten und hochzunehmen.

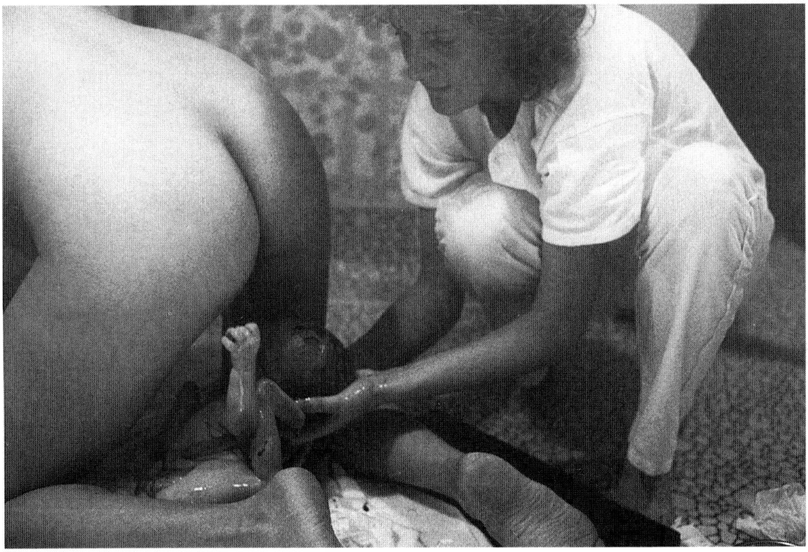

Die Hebamme hat sehr bequeme Kleidung an, um sich bei dieser Geburt im Vierfüßlerstand frei bewegen zu können.

Manche Frauen drehen sich instinktiv um und setzen sich, wenn sie in der knienden Haltung geboren haben. Oft bringen Frauen ihr Kind auch in halb kniender, halb hockender Haltung zur Welt. Diese Haltung ist gut geeignet, wenn Sie das Baby selbst in Empfang nehmen möchten.

»Als die Austreibungsphase begann, kniete ich aufrecht und hielt mich beim Mitschieben am Bettende fest. Es dauerte nur eine halbe Stunde. Ich brachte mein Kind im Vierfüßlerstand zur Welt. Die Nabelschnur war noch nicht durchtrennt, und ich drehte mich herum und bekam das Baby gereicht. Es war wunderbar! Da ich kniete und sehr gut beeinflussen konnte, wie schnell das Baby geboren wird, bin ich nicht gerissen und konnte deshalb gleich nach der Geburt ganz bequem umhergehen.«

Es kommt vor, daß es vom Durchtreten des Kopfes bis zur Geburt des Babys lange dauert, wenn die Mutter in der Austreibungsphase kniet. Während der Wehen ist der Kopf zu sehen, rutscht dann aber wieder zurück. Wenn das der Fall ist, empfiehlt es sich, eine aufrechte Haltung einzunehmen, damit die Geburt sich nicht zu lange hinzieht.
Im Fall einer unerwartet schnellen Austreibungsphase gehen Sie am besten in die Knie-Ellenbogen-Lage, um den Vorgang zu verlangsamen und wieder mehr Einfluß zu haben (s. S. 172).

Seitenlage

Da das Kreuzbein frei bleibt, kann die Seitenlage ebenso eine günstige Gebärhaltung sein. Für die Geburtshelfer bietet diese Lage die gleichen Vorteile wie die halb liegende Haltung: sie haben eine gute Sicht und brauchen sich nicht zu bücken. Da jedoch die Schwerkraft nicht genutzt wird, ist die Haltung bei einer langsamen Austreibungsphase nicht sinnvoll. Wenn das Baby jedoch ohne Schwierigkeiten seinen Weg nimmt, fühlen Sie sich vielleicht in der folgenden Haltung wohl:
Legen Sie sich auf die Seite, wobei Ihr Körper gut mit Kissen abgestützt ist, und umfassen Sie mit einer Hand das obere Knie, damit Ihr Bein Halt hat, wenn das Kind geboren wird.

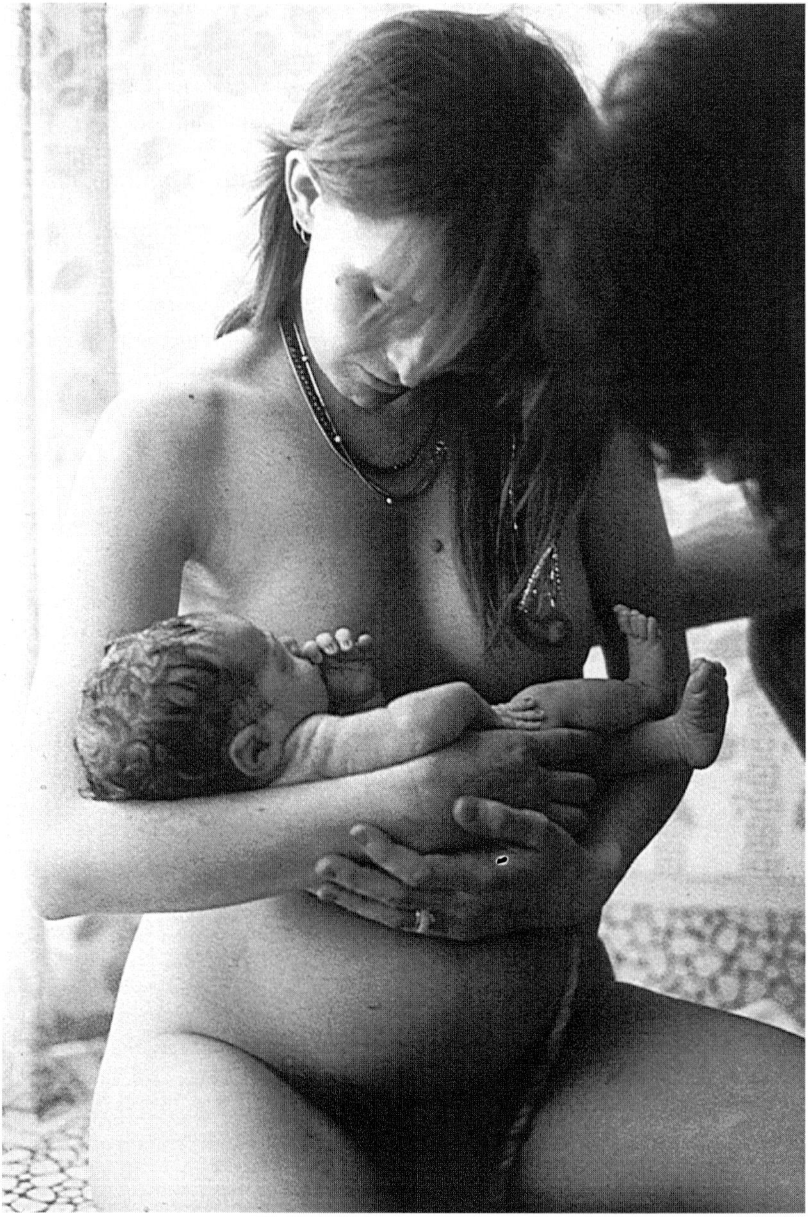

Eine Frau, die im Vierfüßlerstand geboren hat, sitzt auf ihren Fersen und hält ihr Baby in den Armen.

Setzen Sie sich nach der Geburt aufrecht hin, um Ihr Baby im Arm zu halten und an die Brust zu legen.

»Für mich war die richtige Haltung einfach die, die sich im Moment der Geburt richtig anfühlte. Und das war die linke Seitenlage, das Knie hatte ich an die Brust gezogen, mit meinen Händen weitete ich die Scheidenöffnung und berührte gleichzeitig den herauskommenden Kopf. So konnte ich durch Berührung dazu beitragen, daß mein Damm sich besser dehnte.«

Das Baby unmittelbar nach der Geburt

Bei der Geburt oder direkt danach kann es sein, daß Ihr Baby leicht blau oder grau aussieht. Das ist völlig normal. Sobald es atmet, nimmt es eine gesunde Farbe an.

Das Neugeborene ist sehr glitschig und feucht, vielleicht ein wenig blutig, und es ist mit einer weichen, cremigen Schicht bedeckt, der Käseschmiere. Sie sollte nicht abgewaschen werden, da sie nährende Substanzen enthält, die vom Körper des Babys absorbiert werden und Ihr Kind vor der Temperaturveränderung schützt. Innerhalb weniger Stunden wird die Käseschmiere von der Haut aufgenommen.

Vielleicht ist das Kind auch etwas faltig, doch nach kurzer Zeit wird sein Körper weich und gerundet sein. Manche Babys haben an den Ohren oder anderen Körperteilen ganz feine Haare, die aber in den ersten Wochen ausfallen. Anfangs ist der Kopf des Kindes im Verhältnis zum Rest des Körpers ziemlich groß und möglicherweise ein wenig länglich verformt. Die Geschlechtsteile wirken meist etwas geschwollen.

Das Baby wird die Augen sehr bald nach der Geburt öffnen, vielleicht noch vor der Geburt des ganzen Körpers. Das Kind ist wach und sucht nach Ihnen! Zu diesem Zeitpunkt sind alle Sinne des Babys empfänglich für Reize – die Haut, die Ohren, die Augen und der Mund. In den ersten ein oder zwei Stunden nach der Geburt ist es hellwach, wacher als in den kommenden Stunden und Tagen, denn es atmet und sieht das allererste Mal. Die Lungen und das Verdauungssystem nehmen ihre Funktion auf, wenn das Neugeborene atmet und die Vormilch (Kolostrum) aus Ihrer

Brust saugt. Das Baby möchte in den ersten Stunden, Tagen und Wochen nach der Geburt ganz nahe bei Ihnen sein, um Ihren Herzschlag zu hören und Ihre Körperwärme zu spüren.
Wenn Sie Zwillinge bekommen, können Sie das Erstgeborene begrüßen und stillen. Dieser erste Kontakt zwischen Mutter und Baby löst die Wehen aus, durch die der zweite Zwilling auf die Welt kommt.

Die Nachgeburtsphase

Wenn nach der Geburt das Baby in Ihren Armen liegt, bewirken die Gefühle, die dann auf Sie einstürmen, daß Ihr Körper Hormone ausschütten. Dadurch kommt es nach einer Weile zu Gebärmutterkontraktionen, und die Plazenta löst sich von der Gebärmutterwand. Der Vorgang geschieht ganz von selbst. Berührt das Kind Ihre Brust oder saugt es an Ihrer Brustwarze, werden verstärkt Hormone freigesetzt, so daß sich die Gebärmutter heftig zusammenzieht.
Inzwischen hat das Baby zu atmen begonnen, und nach 10 bis 15 Minuten (oder auch früher) atmet es völlig selbständig; die Nabelschnur pulsiert nun nicht mehr. Die Plazenta und die Nabelschnur sind noch so lange funktionsfähig, bis das Kind selbständig atmet. Damit ist sichergestellt, daß das Baby mit Sauerstoff versorgt und das Kohlendioxid abgeführt wird. Vor allem, wenn das Kind in keinem guten Zustand ist oder es Komplikationen gegeben hat, ist durch die Nabelschnur auf natürliche Weise für genügend Sauerstoff gesorgt, bis das Baby selbständig atmen kann.
Wenn ein Neugeborenes keinen Sauerstoff erhält, ist das äußerst gefährlich und kann zu Gehirnschädigungen führen. Ebenso gefährlich ist es, wenn das Baby keine Möglichkeit hat, das Kohlendioxid abzuatmen. Wird das Kind noch über die Plazenta mit Sauerstoff versorgt, weil die Nabelschnur nicht vorschnell durchtrennt wurde, ist eine Gehirnschädigung sehr viel weniger wahrscheinlich.
Eine Hebamme hat mir die Geschichte einer äußerst ungewöhnlichen Situation auf dem Land erzählt, wo es keinen ärztlichen Hintergrunddienst

gab. Das Baby atmete eineinhalb Stunden lang sehr unregelmäßig. Sie durchtrennte deswegen die Nabelschnur nicht, und gab dem Neugeborenen außerdem immer wieder etwas Sauerstoff, bis es regelmäßig atmete. Sie machte die Beobachtung, daß die Nabelschnur die ganzen eineinhalb Stunden weiterhin funktionierte und dann schließlich auspulsierte, als das Kind nicht mehr auf die Sauerstoffversorgung aus der Plazenta angewiesen war. Später löste sich die Plazenta ab. Das Baby war in einem ausgezeichneten Zustand.

Wenn die Nabelschnur auspulsiert hat, wird sie ganz schlaff und schließt sich von selbst. Dann ist der richtige Moment, sie durchzuschneiden und so Baby und Plazenta voneinander zu trennen. Es kann aber auch bis nach der Geburt der Plazenta gewartet werden.

Selbst bei Zwillingen ist es sehr wichtig, die Nabelschnur nicht zu früh zu durchtrennen oder abzuklemmen. Der zweite Zwilling wird wahrscheinlich bald nach dem ersten geboren werden, und beide Plazenten werden anschließend ausgestoßen. Da die Ansatzfläche der Plazenta bei Zwillingen größer ist, kann es zu stärkeren Blutungen kommen als bei nur einem Baby.

Viele Eltern finden es schön, die Nabelschnur selbst zu durchtrennen, das ist ein Trennungsritual, das sehr befriedigend sein kann.

Die Nachgeburtsphase sollte nicht beschleunigt werden. Nach der Geburt regt das Saugen des Babys die Gebärmutter zu Wehen an, so daß diese die Plazenta abstößt. Gewöhnlich geschieht das in der ersten Stunde nach der Geburt, manchmal dauert es auch länger. Es besteht kein Grund zur Eile, außer bei heftigen Blutungen.

Die Verabreichung von Oxytozin zur Wehenauslösung ist selten nötig, wenn die Frau in einer aufrechten Haltung geboren hat und das Baby nicht von ihr getrennt wurde. Oxytozin kann jedoch angezeigt sein, um das Risiko einer Blutung zu verhindern, wenn die Frau während der Geburt gelegen hat, wenn sie Narkotika oder andere Medikamente bekommen hat, die die Fähigkeit der Gebärmutter zu spontanen Wehen einschränken, oder wenn sie und das Baby nach der Geburt getrennt wurden, was die normale Hormonausschüttung stört. Kommt es zu Nachgeburtsblutungen, kann Oxytozin sie wirksam stoppen. Eine aktive Geburt jedoch verringert dieses Risiko. Oxytozin birgt bestimmte Gefahren, so daß davon abzuraten ist, wenn die Eröffnungs- und die Austreibungsphase normal und spontan verlaufen sind (s. S. 28f.). Leider wird es in einigen Kliniken immer noch routinemäßig verabreicht; es kann daher nötig sein, mit Ihren Helfern vorher abzusprechen, wie sich das vermeiden läßt.

Wenn sich die Plazenta von der Gebärmutterwand löst, spüren Sie, wie die Wehen kommen und können dann in die Hocke gehen. Die Gebärmutter stößt die Nachgeburt aus. Die Plazenta hat nur ein Sechstel der Größe des Babys und ist sehr weich; ihre Geburt ist also um einiges leichter. Frauen empfinden die Geburt der Plazenta als sehr lustvoll – das ist ein angenehmer, heilender Abschluß.

»Die Plazenta kam eine halbe Stunde später. Ich hockte einfach über einer Schüssel, und mit nur einer Wehe war sie schon da!«

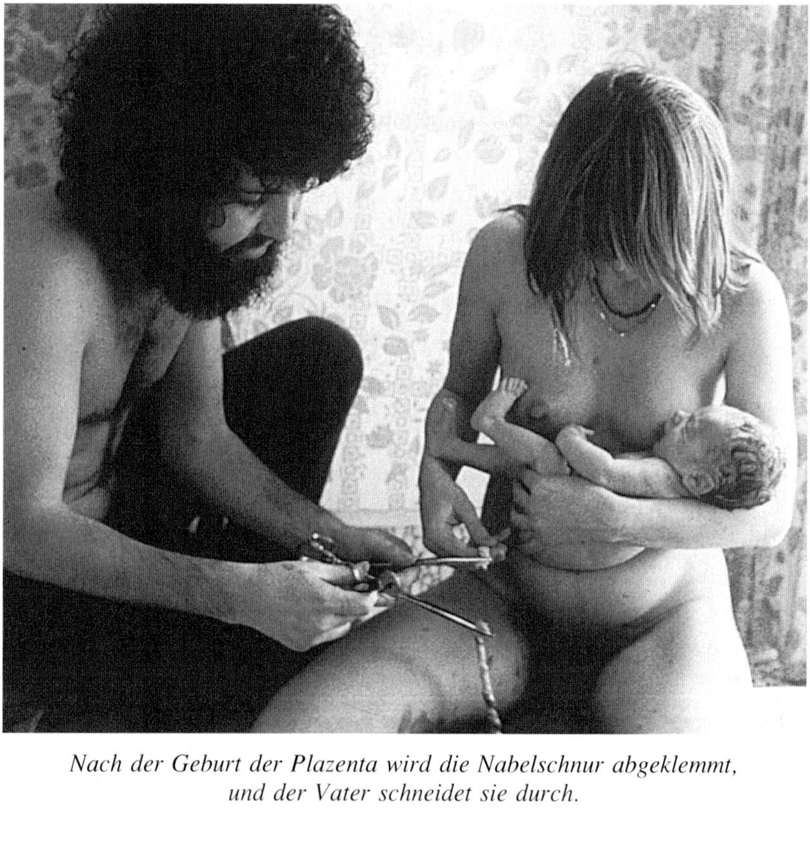

Nach der Geburt der Plazenta wird die Nabelschnur abgeklemmt, und der Vater schneidet sie durch.

Das Ziehen an der Nabelschnur schmerzt zwar nicht, ist jedoch im Normalfall nicht ratsam, weil sich dadurch das Risiko erhöht, daß Teile der Plazenta in der Gebärmutter bleiben, was zu einer Infektion führen könnte. Außerdem bringt Sie das um das Vergnügen, die Plazenta spontan zu gebären.

Vergessen Sie nicht, einen Blick auf die Plazenta zu werfen, wenn Sie das gerne möchten. Bei manchen Völkern ist die Beseitigung der Plazenta mit aufwendigen Ritualen verbunden. Weil sie im Bauch der Mutter Teil des Babys war, werden ihr magische Eigenschaften zugeschrieben. Viele Tiere fressen die Plazenta; die darin enthaltenen Hormone regen die Gebärmutter zu Kontraktionen an, so daß sie sich gut zurückbildet. Es kommt vor, daß Frauen dasselbe tun, zum Beispiel kochen sie sie mit Wein und Pilzen! Manche nehmen die Plazenta in einer Plastiktüte mit nach Hause und begraben sie unter ihrem Lieblingsbaum.

Anschließend untersuchen der Arzt oder die Hebamme Ihre Scheide und Ihren Damm, um festzustellen, ob Sie gerissen sind. Ist dies der Fall oder hatten Sie einen Dammschnitt, werden Sie örtlich betäubt, um zu verhindern, daß Sie das Vernähen der Wunde spüren. Die Lokalanästhesie sollten Sie sich unbedingt auch bei nur einem Stich geben lassen, denn für das Baby bedeutet sie überhaupt keine Gefahr, und das Nähen ohne Betäubung kann für Sie äußerst schmerzhaft sein.

Sie können Ihr Kind weiterhin im Arm halten, während Sie genäht werden. Sie brauchen dabei keine Beinhalter; wahrscheinlich können Sie sich sogar viel besser entspannen, wenn Sie Ihre Beine mit gebeugten Knien auf dem Bett auseinanderfallen lassen. Ein beruhigendes antiseptisches Kräuterbad beschleunigt die Heilung eines Risses oder eines Dammschnitts (s. S. 278).

Auch Ihr Baby wird untersucht, und das kann ebenfalls in Ihren Armen geschehen, wenn Sie das möchten. Die Geburt ist zwar vorüber, doch ist die Nachgeburtsphase eine wichtige Zeit für Sie, Ihren Partner und Ihr Kind. Ihr Baby ist jetzt besonders aufnahmefähig. In gewissem Sinn begegnen Sie und Ihr Kind sich das erste Mal, schauen sich das erste Mal in die Augen und verbringen die ersten Stunden miteinander. Nach ein paar Stunden wird Ihr Baby einschlafen, in den nächsten Wochen wird es die meiste Zeit entweder schläfrig sein oder an Ihrer Brust trinken.

Sie brauchen diese gemeinsame Zeit, damit Sie Ihre Gefühle mitteilen und verarbeiten können und um die Ankunft eines neuen Menschen in Ihrer Familie zu feiern. Diese Bindung an Ihr Kind ist ein wichtiger Teil Ihrer Beziehung zu ihm. Die meisten Maßnahmen, die nach der Geburt getroffen werden, zum Beispiel eine gründliche Neugeborenenuntersuchung, können ruhig ein paar Stunden warten.
Versuchen Sie, nach der Geburt einige Stunden allein als neue Familie miteinander zu verbringen. Falls das wegen Komplikationen während der Geburt nicht möglich ist, dann nutzen Sie die erste Gelegenheit, einige Zeit ganz allein miteinander zu verbringen.

»Unser Baby lag eineinhalb Stunden auf mir, während mein Mann und ich ruhig miteinander redeten. Wir waren dabei, unseren kleinen Sohn kennenzulernen. Wir blieben die ganze Nacht zusammen. Das Baby schaute sich mit stiller Aufmerksamkeit ruhig um und schlief dann schließlich ein. Diese ersten Stunden werde ich nie vergessen.«

7 Aktive Geburt zu Hause oder in der Klinik

Wahrscheinlich wird von Ihnen erwartet, daß Sie sich schon am Anfang der Schwangerschaft für eine Geburtsklinik entscheiden und dann auch bei dieser Entscheidung bleiben. Doch eine solche Entscheidung zu diesem Zeitpunkt zu treffen ist nicht immer ganz einfach, denn Sie wissen ja über dieses Thema noch gar nicht so gut Bescheid. Auf jeden Fall wissen Sie noch nichts über den Schwangerschaftsverlauf, der ausschlaggebend ist für Ihre endgültige Wahl. Frauen haben ähnlich wie Säugetiere einen starken »Nestinstinkt«, der meist erst gegen Ende der Schwangerschaft auftritt. So wie die Katze sich eine geeignete Ecke im Haus sucht, bevor ihre Jungen ankommen, wissen auch Sie wahrscheinlich noch nicht genau, wo Ihr Kind geboren werden soll, solange noch viel Zeit ist bis dahin. Doch vielleicht haben Sie schon Vorstellungen über die Atmosphäre, in der die Geburt stattfinden soll.

Versuchen Sie, zu Beginn der Vorsorgeuntersuchungen bei Ihrem Arzt oder Ihrer Hebamme die Entscheidung offen zu lassen, und erkundigen Sie sich nach den verschiedenen Möglichkeiten, die Ihnen zur Verfügung stehen. Vielleicht möchten Sie den Arzt wechseln, oder Sie entscheiden sich für ein Krankenhaus, das nicht das allernächste ist, weil Ihnen die Einstellung zur Geburt dort zusagt. Bevor Sie sich entscheiden, empfiehlt es sich, alle Kliniken anzuschauen, die in Frage kommen, damit Sie erfahren, wie die Geburt in der jeweiligen Klinik gehandhabt wird und ob das Klinikpersonal das Aktivsein in der Eröffnungsphase und die aufrechte Haltung bei der Geburt befürwortet. Bringen Sie außerdem in Erfahrung, wie nach der Geburt gewöhnlich vorgegangen wird und wie lange die Frauen nach der Geburt in der Klinik bleiben. Vielleicht sehen Sie sich dann lieber noch nach anderen Möglichkeiten um. Denken Sie daran: Sie haben das Recht, jederzeit Ihre Meinung zu ändern.

Haus- oder Klinikgeburt?

Es ist nicht möglich, jedes Risiko bei einer Geburt auszuschalten. Die meisten Babys kommen zwar sicher auf die Welt, doch ist es bei jeder Geburt offen, wie sie ausgeht. Es kann überraschend zu Komplikationen kommen, Geräte können ausfallen, jeder Mensch macht Fehler. Es gibt jetzt vielerlei Hinweise dafür, daß es im allgemeinen sicher, wenn nicht sicherer ist, das Kind zu Hause anstatt in der Klinik zur Welt zu bringen. Zu Hause bestehen auch meist die besten Bedingungen für eine physiologische Geburt. Verschiedene Faktoren, wie zum Beispiel Ihr Gesundheitszustand, Probleme in der Schwangerschaft, der Weg zur Klinik und die Bestimmungen Ihrer Krankenversicherung sind ausschlaggebend bei der Entscheidung über den am besten geeigneten Ort für die Geburt. Das Wichtigste ist, daß Sie alle Möglichkeiten herausfinden und sich über Ihre Prioritäten klar sind, um dann eine Entscheidung zu treffen, die Ihnen als die beste Lösung erscheint. Ihre Intuition und Ihre instinktiven Regungen sind dabei äußerst wichtig, und sie zeigen sich am deutlichsten erst gegen Ende der Schwangerschaft.
Die Wahl des Ortes kann von der Wahl Ihrer Geburtshelfer abhängen und umgekehrt. Normalerweise werden Geburten von Hebammen geleitet; Gynäkologen müssen bei Komplikationen hinzugezogen werden und in Kliniken zur Austreibungsphase anwesend sein. Vielleicht entscheiden Sie sich aber lieber für eine frei praktizierende Hebamme. Hebammen können Geburten in Kliniken, in Geburtshäusern und bei Ihnen zu Hause betreuen. Manche Hebammen haben sich zu einer Gemeinschaftspraxis zusammengeschlossen und arbeiten mit einem medizinischen Hintergrunddienst zusammen; Frauen mit Komplikationen verweisen sie an Spezialisten. Wenn Sie sich wie die meisten Frauen in Deutschland für eine Klinikgeburt und die Betreuung durch einen Arzt entscheiden, können Sie trotzdem dafür sorgen, daß Sie die kontinuierliche Fürsorge bekommen, die Ihnen eine Hebamme bietet. Sie können zudem eine erfahrene Freundin oder Verwandte mit zur Geburt nehmen oder Ihre Geburtsvorbereiterin beziehungsweise eine Geburtsbegleiterin, die gerade die Ausbildung in Geburtsvorbereitung macht.
Die meisten Kliniken haben heute ein besonderes Geburtszimmer, in dem

Sie während der Eröffnungsphase und zur Geburt bleiben können. In manchen Krankenhäusern wird alternative Geburt praktiziert, das heißt, daß eine Routinebehandlung und die üblichen Eingriffe vermieden werden. In manchen Gegenden gibt es auch Geburtshäuser, wo sowohl die Bequemlichkeit einer eigenen Wohnung wie auch alle Geräte für den Notfall geboten werden (s. »Adressen«, wo Sie mehr über die verschiedenen Wahlmöglichkeiten erfahren).
Wenn es bei Ihnen zu einem der folgenden Probleme kommt, werden Sie Ihr Baby wahrscheinlich in der Klinik zur Welt bringen müssen:

Präeklampsie

Sie wird manchmal auch als Gestose bezeichnet. Dieser Zustand kann eintreten, wenn der Blutdruck gefährlich ansteigt. Es geht hier nicht um einen leichten Anstieg des Blutdrucks, der gegen Ende der Schwangerschaft häufig vorkommt und sorgfältig beobachtet werden muß, doch im allgemeinen kein Problem darstellt. Der Blutdruck hängt mit unseren Gefühlen zusammen, und machmal kann die Aufregung angesichts der bevorstehenden Geburt einen leichte Erhöhung mit sich bringen. Wenn jedoch die Diastole (der zweite Wert) um 15 ansteigt, haben Sie Bluthochdruck. Das kann, muß aber nicht notwendigerweise ein Symptom für Präeklampsie sein. Zu den weiteren Symptomen gehören Ödeme (Wasseransammlungen im Gewebe) und Eiweiß im Urin, was Zeichen für Nieren- und Leberversagen sein können. Das führt dann möglicherweise zu einer Frühgeburt oder zu einer verringerten Sauerstoff- und Nahrungszufuhr zum Baby, die Mutter kann Krämpfe bekommen oder ins Koma (bei einer Eklampsie) fallen. Glücklicherweise kommt das heute äußerst selten vor.
Bei Bettruhe und einer guten Ernährung mit viel Eiweiß kann sich eine leichte Präeklampsie bessern. Falls das nicht der Fall sein sollte, ist es wahrscheinlich am sichersten, wenn das Baby in der Klinik zur Welt kommt. Bei einem unveränderten Zustand von Präeklampsie ziehen Ärzte es vor, die Geburt einzuleiten.
Wenn Ihnen in der Schwangerschaft Bettruhe verordnet wird, ist es hilfreich, wenn Sie alle paar Stunden aufstehen, eine halbe Stunde lang

einige entspannende Übungen auf der Grundlage von Yoga machen und sich anschließend wieder hinlegen.

Steißlage

Diese Lage des Kindes bringt mehr Risiken mit sich als eine normale Lage (s. S. 234ff. »Regelwidrige Lagen«).

Frühere Komplikationen

Nicht alle früheren Komplikationen müssen bei der nächsten Geburt wieder auftreten. Wenn jedoch bei der letzten Geburt Probleme aufgetreten sind, die sich auf die jetzige Geburt auswirken könnten, sind Sie in der Klinik wahrscheinlich besser aufgehoben. Es ist hilfreich, noch einmal darüber nachzudenken, was beim letzten Mal geschehen ist und mit Ihrem Geburtshelfer darüber zu reden.
Manchmal kann das Einholen einer weiteren Expertenmeinung eine große Hilfe sein, um herauszufinden, ob eine große Wahrscheinlichkeit besteht, daß das gleiche Problem noch einmal auftritt. Wenn Sie zum Beispiel wegen eines Mißverhältnisses zwischen dem Kopf des Kindes und Ihrem Becken einen Kaiserschnitt hatten, braucht das dieses Mal nicht unbedingt erforderlich zu sein, läßt sich aber nicht mit Sicherheit ausschließen. Wenn die Ursache für den Kaiserschnitt jedoch ein schlechter Zustand des Babys war, dann ist es sehr viel unwahrscheinlicher, daß sich diese Situation wiederholt.

Placenta praevia

Manchmal liegt die Plazenta sehr weit unten in der Gebärmutter, ganz nahe am Muttermund oder auch vor dem Muttermund. Es besteht die Gefahr, daß die Plazenta sich löst und vor dem Baby geboren wird, so daß das Baby nicht mehr versorgt wäre.
Bei den meisten Frauen mit einer Placenta praevia endet die Geburt zwar ganz normal, doch kann es wichtig sein, alle Hilfsmittel in allernächster Nähe zu haben, falls ein Kaiserschnitt nötig werden sollte. Bei einer totalen Placenta praevia, die vor dem Muttermund liegt, ist ein Kaiserschnitt immer notwendig.

Zwillinge

Manchmal kommen Zwillinge zu früh auf die Welt, deshalb ist es wichtig, daß sie sich für eine Klinik mit einer Neugeborenenintensivstation entscheiden. Wenn es keine Komplikationen gibt und die Babys zum Geburtstermin kommen, ist eine aktive Geburt auf jeden Fall möglich; die abgestützte Hocke (s. S. 182ff.) ist die beste Haltung dafür.
Da Zwillinge meistens kleiner sind als ein einzelnes Baby, ist die Geburt vielleicht sogar leichter. Die Lage, in der sich die Kinder während der Eröffnungsphase befinden, ist entscheidend für den Ausgang der Geburt. Beide Babys können mit dem Kopf nach unten liegen, das ist für die Zwillinge am günstigsten. Doch oft befindet sich der zweite Zwilling in der Steißlage. In diesem Fall ist eine aktive Geburt besonders wichtig, und es erfordert sehr viel Umsicht von den Geburtshelfern, damit eine Zangengeburt oder ein Kaiserschnitt verhindert werden können. Manchmal liegt der zweite Zwilling quer, dann kann ihn der Arzt nach der Geburt des ersten Kindes von außen wenden, so daß er mit dem Kopf voraus ankommt.
Bei einer aktiven Geburt von Zwillingen kommt das erste Baby in der abgestützen Hocke zur Welt. Wenn Zeit bleibt, kann sich die Mutter hinsetzen, um ihr Erstgeborenes zu begrüßen. Wenn es an der Brust saugt, wirkt das wehenanregend, so daß die Gebärmutter auch das zweite Kind bald hinausschiebt.
Da es bei Zwillingen zwei Ablösungsflächen der Plazenten gibt, sind die Blutungen heftiger, möglicherweise wird Oxytozin benötigt.

Rhesusfaktor und Antikörper

Der Rhesusfaktor wird in den roten Blutkörperchen nachgewiesen. Die meisten Menschen sind Rhesus-positiv (RH +), nur 15 Prozent sind Rhesus negativ (Rh -). Wenn Sie Rhesus-negativ sind und der Vater des Babys Rh-positiv, besteht die Möglichkeit, daß Ihr Kind Rhesus-positiv ist. Sollte das der Fall sein und sein Blut sich mit Ihrem vermischen, was manchmal in den letzten drei Schwangerschaftsmonaten oder bei der Geburt passieren kann, dann bilden Sie Antikörper gegen Rh-positives Blut. Während der Schwangerschaft werden Blutuntersuchungen durchgeführt, um festzustellen, ob Sie Antikörper haben, und in der 28. Woche schlagen Ihnen Ihr Arzt oder Ihre Hebamme eine Injektion mit Anti-D-Immunglobulinen vor, die verhindern, daß Sie Antikörper bilden. Wenn Sie die Injektion machen lassen und sich keine Antikörper entwickeln, besteht kein Anlaß zur Sorge. Die größte Wahrscheinlichkeit, daß sich das Blut Ihres Babys mit Ihrem vermischt, besteht bei der Geburt (doch passiert das sehr selten), und bis sich bei Ihnen Antikörper entwickelt haben, ist das Kind wahrscheinlich schon zur Welt gebracht.

Wenn Sie in der Schwangerschaft keine Anti-D-Prophylaxe bekommen haben und eine Blutuntersuchung ergibt, daß Ihr Baby Rh + ist, sollten Sie innerhalb von 72 Stunden nach der Geburt eine Injektion nachholen, so daß sich keine Antikörper bilden, die für Ihr nächstes Baby gefährlich werden könnten. Bevor es diese Injektionen gab, hatten Rh-negative Frauen manchmal große Schwierigkeiten, unter Umständen war ein vollständiger Blutaustausch nötig, um die Antikörper zu entfernen.

Vorausgesetzt, daß Sie keine Antikörper im Blut haben, verlaufen Schwangerschaft und Geburt ungestört. Falls Sie Antikörper haben, müssen Sie zur Geburt in eine Klinik gehen.

Aktive Geburt zu Hause

»Es entstand eine Atmosphäre der Ruhe und des Friedens, wir waren sehr entspannt. Wir lagen alle zusammen in unserem großen Familienbett. Es war so schön, mich weder von Kurt noch von David trennen zu müssen.«

Die Hausgeburt bietet viele Vorteile. Bei sich daheim sind Sie der Mittelpunkt und keine Patientin, die den Routinemaßnahmen einer großen Klinik ausgesetzt ist. Ihre Geburtshelfer kommen zu Ihnen als Gäste ins Haus. Sie können sich in einer sicheren und vertrauten Atmosphäre entspannen, Ihre Lieben sind in der Nähe. Die Geburt ist ein ganz besonderes Ereignis in Ihrem Familienleben, ein Anlaß zum Feiern. Für Ihre anderen Kinder ist eine Hausgeburt eine wertvolle Erfahrung, vor allem, wenn sie noch klein sind, denn sie können ihre neue Schwester oder ihren neuen Bruder willkommen heißen, ohne zunächst eine Trennung von ihrer Mutter in Kauf nehmen zu müssen. Wenn alles gut verläuft, entscheiden Sie sich vielleicht dafür, daß die Kinder dabei sind, wenn das Baby geboren wird, und so ganz und gar in diese Erfahrung mit einbezogen sind.

»Als er geboren war und wir darauf warteten, daß die Nabelschnur auspulsiert, wurde mir plötzlich klar, wie wunderbar das war, daß wir alle beisammen sein konnten. Die Mädchen sind dabeigewesen, als ihr Bruder geboren wurde – eine sehr prägende Erfahrung für ihre Beziehung zueinander.«

Bei einer Hausgeburt haben Sie den großen Vorteil einer kontinuierlichen Betreuung von der Frühschwangerschaft an und während der gesamten Geburt. Sie haben viel Zeit, die Hebamme (vielleicht haben Sie auch mehrere), die bei der Geburt dabei sein wird, kennenzulernen, und Ihre Wünsche vorher mit ihr zu besprechen. Möglicherweise ist auch Ihr Hausarzt, der die ganze Familie betreut, bereit, an der Geburt teilzunehmen. Nutzen Sie die vielen Gelegenheiten, um alles mit Ihrem Arzt oder Ihrer Hebamme zu klären. Sie können die Geburt mit sehr viel mehr Selbstvertrauen auf sich zukommen lassen, wenn Sie das Gefühl haben, daß Sie sich auf Ihre Geburtshelfer verlassen können und Sie von ihnen unterstützt und ermuntert werden, Ihr Kind aktiv zu gebären. Wenn beide dieses Buch noch nicht kennen, sprechen Sie mit ihnen darüber, wenn Sie gemeinsame Pläne machen.

»Die Möglichkeit, daß auch nur die geringste Schwierigkeit auftreten könnte, entmutigte mich plötzlich, und da ich daheim war, in liebevollen Händen, fiel es mir leichter, zum Ausdruck zu bringen, daß mich das überfordern würde. In der Klinik wäre ich völlig darauf eingestellt gewesen, alle Eingriffe abzuwehren, und entschlossen, gegen meine eigene Schwäche anzukämpfen. Zu Hause dagegen war ich sicher, als ich aufgeben wollte: ich war nicht dem Risiko von Eingriffen ausgesetzt, die ich später bereuen würde.«

Zu Hause können Sie allen Routineeingriffen, die in der Klinik üblich sind, aus dem Weg gehen und sind nicht der Versuchung ausgesetzt, in schwachen Momenten zu Medikamenten oder anderen Eingriffen Zuflucht zu nehmen. Sie und Ihr Kind sind die einzigen, auf die es bei der Geburt ankommt, und so kann sich der Geburtsablauf ganz von selbst entwickeln. Sie können sich Zeit lassen und haben nicht die Unannehmlichkeit, irgendwann in die Klinik fahren zu müssen, wodurch der Geburtsrhythmus meist gestört wird und die Wehen schwächer werden. Sie können für eine ideale Umgebung sorgen, jederzeit das Bad benutzen, so viele Geräusche machen, wie Sie wollen, Musik hören und nach Belieben essen und trinken. Sie haben völlige Bewegungsfreiheit und können Ihr Kind entweder in Ihrem eigenen Bett oder am Boden zur Welt bringen. Sie können die Geburtserfahrung alleine machen oder sich die Leute einladen, die Sie gerne dabei hätten.

Nach der Geburt kann sich Ihre ganze Familie versammeln, um diese besondere Zeit zu genießen und zu feiern. Sie können dann schlafen, wenn Ihr Baby schläft, und es Tag und Nacht bei sich im Bett haben. Meist kommt das Stillen so viel besser in Gang, und Sie lernen, wie Sie am besten mit Ihrem Kind umgehen.

Damit Sie eine Hausgeburt machen können, wird erwartet, daß Sie medizinisch gesehen zu der Gruppe mit »geringem Risiko« gehören. Das heißt, daß die Schwangerschaft problemlos verläuft, es Ihnen gesundheitlich sehr gut geht und Sie keine Krankheiten oder geburtshilflichen Komplikationen hinter sich haben, die sich negativ auf die Geburt auswirken könnten. Manchmal wäre jedoch auch eine »Risikoschwangere« besser zu Hause aufgehoben, wo sie sich der aufmerksamen Betreuung einer hochqualifizierten Geburtshelferin sicher sein kann.

Wenn Sie eine Hausgeburt planen, dann sorgen Sie unbedingt für einen entsprechenden Hintergrunddienst, für den Fall, daß es zu Komplikationen kommen sollte und Sie in die Klinik transportiert werden müßten.

Das Geburtszimmer

»Ich ging nach oben ins Schlafzimmer, das ich für die Geburt vorbereitet hatte. Vor dem Kamin lag eine Schaumstoffmatratze mit einem frischen Laken, am Bettende stand ein Sitzsack, ebenfalls mit einem frischen Laken

bedeckt. Außerdem hatte ich noch einen kleinen Schemel, auf den ich mich in den Wehenpausen setzen konnte.«

Schaffen Sie sich eine angenehme Umgebung, in der Sie viele verschiedene Möglichkeiten haben, Ihre Haltung zu verändern. Sie brauchen keine speziellen Geräte oder Vorrichtungen, wahrscheinlich haben Sie alles, was Sie brauchen, im Haus. Legen Sie viele Kissen bereit und besorgen Sie einen niedrigen Schemel oder einen Stapel dicker, schwerer Bücher, die Ihnen in der Hocke eine gute Stütze bieten. Eine zusätzliche Heizmöglichkeit sollte zur Verfügung stehen, damit das Baby unmittelbar nach der Geburt nicht friert. Gedämpftes Licht ist sehr gut zum Entspannen während der Wehen, doch sollte bei Bedarf eine helle Lampe für die Hebamme zur Verfügung stehen. Ihre Hebamme oder Ihr Arzt geben Ihnen eine Liste mit Dingen, die Sie für die Geburt besorgen müssen und am besten in einer Kiste oder einem Schrank im Geburtszimmer aufbewahren.
Es ist gut möglich, daß Sie Ihr Kind nicht in dem dafür vorbereiteten, sondern in einem ganz anderen Zimmer zur Welt bringen. Es ist gar nicht ungewöhnlich, daß Babys im Badezimmer zur Welt kommen, wo die Mutter sich ungestört fühlt und wo Wasser ist. Vorausgesetzt, die Geburt verläuft nicht sehr rasch, haben Sie vielleicht Lust, eine Dusche oder ein Bad zu nehmen. Wenig wahrscheinlich ist, daß Ihr Kind im Wasser zur Welt kommt, doch falls dies passieren sollte – es ist völlig ungefährlich –, kann es sehr angenehm sein. Meist ist es besser, bis zur Hälfte der Eröffnungsphase zu warten (bei etwa 5 cm Eröffnung), bevor Sie längere Zeit im Wasser verbringen, denn warmes Wasser hilft am besten, wenn Sie es sich erst dann zunutze machen, wenn Sie es wirklich brauchen (s. 8. Kapitel).

»Ich beschloß, mich in der Badewanne zu entspannen. Als ich eine Wehe kommen spürte, stieg ich wieder heraus und lehnte mich gegen die Wanne; dabei drehte ich mich wie in einem Hula-Hoop-Reifen. Das machte ich eine Weile und ließ heißes Wasser dazulaufen, bis ich drei dicht aufeinanderfolgende Wehen hatte, die je eine Minute dauerten.«

Nach der Geburt

Es ist nicht nötig, das Baby nach der Geburt gleich anzuziehen. Es ist sogar sehr angenehm, wenn Sie beide nackt ganz dicht beieinander liegen, und durch den Hautkontakt wird auch die Bindung zwischen Ihnen gefördert. Für Ihr Kind ist es ebenso bequem, locker eingewickelt ganz nahe bei Ihnen zu liegen. Legen Sie viele weiche Frotteetücher oder Moltontücher bereit, denn das Baby muß unbedingt warmgehalten werden. An den ersten beiden Tagen nach der Geburt (oder auch länger) ist es für das Neugeborene am besten, wenn es Ihre Körperwärme genießen und Ihren vertrauten Herzschlag hören kann. Ideal in dieser Zeit ist es, wenn Sie gemeinsam in einem Bett schlafen (und zusammen baden). Wenn Sie mit dem Baby schlafen, kann es jederzeit an Ihrer Brust trinken und bekommt so möglichst viel vom wertvollen Kolostrum, das Antikörper enthält, so daß seine Abwehrkräfte gegen Infektionen gestärkt werden. Da das Kolostrum auch abführend wirkt, bereitet es den Verdauungstrakt des Kindes darauf vor, die Milch zu absorbieren, die meistens am zweiten oder dritten Tag nach der Geburt »einschießt«.

In den Stunden nach der Geburt hilft die Hebamme beim Aufräumen und verabschiedet sich anschließend. Überlegen Sie sich, was Sie dann brauchen werden, und legen Sie alles griffbereit neben Ihr Bett. Sie benötigen eine Schüssel mit warmem Wasser und einen Waschlappen, um das Baby nach der ersten Darmentleerung zu säubern. (Der erste Darminhalt ist eine dunkelgrüne oder schwarze, klebrige Substanz, die als Mekonium oder Kindspech bezeichnet wird. Nach etwa einem Tag wird der Stuhl gelblich.) Außerdem brauchen Sie Windeln. Durch einen Windeldienst, der auch ganz kleine Windeln für Neugeborene liefert, wird das Leben in den ersten Wochen leichter für Sie. Sie brauchen etwa ein Dutzend Windeln pro Tag! Eine wasserdichte Unterlage verhindert Flecken auf Ihrer Matratze, außerdem sind ein Nachtlicht, eine Karaffe mit Wasser und ein Telefon im Schlafzimmer eine gute Idee. Es empfiehlt sich auch, etwas Mandelöl oder Calendulacreme auf die Brustwarzen zu streichen, nachdem das Baby getrunken hat, um ein Wundwerden zu verhindern (s. 8. Kapitel).

Wahrscheinlich geht es Ihnen nach der Geburt großartig, achten Sie aber darauf, daß Sie genug Ruhe und Schlaf bekommen und Ihre Energie hauptsächlich dafür verwenden, das Baby zu stillen und zu versorgen. Außerdem sollten Sie nach einer Hausgeburt nicht den ganzen Tag Besuch empfangen, sondern stets genügend ungestörte Zeit für sich und Ihr Kind haben, um Ihr Baby in Ruhe kennenzulernen.

Aktive Geburt in der Klinik

Eine aktive Geburt ist in jeder Umgebung möglich, in der Geburten stattfinden. Wenn Sie Ihr Baby in der Klinik zur Welt bringen wollen, dann finden Sie vorher heraus, ob das Klinikpersonal Ihnen freie Hand läßt, sich ungehindert zu bewegen und Ihr Kind in aufrechter Haltung zu gebären. Schauen Sie sich die Entbindungsstation an, und fragen Sie alles, was Sie wissen wollen. Bringen Sie in Erfahrung, ob in der Klinik folgende Gegenstände vorhanden sind:

- ☐ ein niedriger Schemel oder Gebärhocker, auf dem Sie sich in der Hocke gut abstützen können
- ☐ zusätzliche Kissen
- ☐ zum Hinknien eine Baumwolldecke, die in einen Bettbezug gesteckt werden kann
- ☐ ein Sitzsack
- ☐ ein Kassettenrekorder

Achten Sie darauf, wo Dusche und Bad sind, damit Sie während der Geburt nicht suchen müssen.
Erkundigen Sie sich nach den Möglichkeiten, die das Bett bietet. Die meisten Entbindungsbetten lassen sich verstellen: Das Bett kann höher oder niedriger gestellt werden, Kopf- und Fußende können unabhängig voneinander angehoben oder gesenkt werden, und manchmal kann der Fußteil samt Matratze ganz entfernt werden. Diese Matratze läßt sich gut als Polster zum Anlehnen verwenden. Viele Betten haben auch Stangen, um sich in der Hocke daran festzuhalten.

Folgende Fragen können wichtig sein:

- ☐ Ist es möglich, das Kind am Boden anstatt im Bett oder auf dem Entbindungstisch zur Welt zu bringen?
- ☐ Gibt es tragbare Abhörgerate für die Herztöne (Dopton), die für die aufrechte Haltung sehr praktisch sind, weil so das Geburtsgeschehen nicht gestört wird?
- ☐ Wird routinemäßig in der Austreibungsphase Oxytozin verabreicht? Besteht die Bereitschaft, flexibel damit umzugehen?

Vielleicht möchten Sie mehr über die Klinik in Erfahrung bringen und nehmen zusätzlich an der internen Geburtsvorbereitung teil, auch wenn Sie bereits einen Paarkurs außerhalb der Klinik besuchen. Seien Sie aufmerksam, und beugen Sie sich nicht dem Druck, sich der Klinikroutine anzupassen.
Immer mehr Kliniken erkennen die Vorteile, wenn die Frau in der Eröffnungsphase oft die Haltungen wechselt und bei der Geburt aufrecht ist. Viele verteidigen allerdings immer noch routinemäßige Eingriffe und die Apparatemedizin. Es ist wichtig, daß Sie sich rechtzeitig über die in dieser Klinik übliche Vorgehensweise und die Routineeingriffe informieren, denn Sie haben das Recht, sich die Klinik auszusuchen, die Ihren Bedürfnissen entspricht. Wenn Sie die Vorsorgeuntersuchungen in der Klinik vornehmen lassen, kann das allerdings auch bedeuten, daß Sie den Arzt wechseln. Sie können in der Klinik Ihrer Wahl nach Belegärzten und möglicherweise auch nach Beleghebammen fragen, die dort arbeiten.

»Ich hatte eindeutig klargemacht, daß ich keinen Einlauf wollte, keinen Wehenschreiber, keine Medikamente und keinen Schnitt, solange das nicht unbedingt notwendig sei, und sobald die Hebamme mir das zugesagt hatte, war das kein Thema mehr.«

Was Sie brauchen

Wenn Sie Wehen haben und in die Klinik fahren, dann nehmen Sie ein oder zwei große Kissen und einen Sitzsack mit, um sich anlehnen zu können, falls dies die Klinik nicht vorrätig hat. Die Kissen sollten fest sein, so dick wie möglich und natürlich makellos sauber. Sie brauchen auch mehrere Kopfkissen; bringen Sie selbst welche mit, wenn es in der Klinik nicht genügend geben sollte. Nehmen Sie Ihren eigenen Gebärhocker mit, falls die Klinik keinen zur Verfügung stellen kann. Auch eine Matte zum Knien ist sehr nützlich; ein festes Baumwoll- oder Kunststoffkissen oder ein 5 cm dickes Stück Schaumgummi in einem Kopfkissenbezug sind ebensogut geeignet. Sie können sie auf den Boden beziehungsweise aufs Bett legen, um Ihre Knie zu schützen.

Viele Paare bringen ihren eigenen Kassettenrekorder mit, wenn es im Geburtszimmer keinen gibt, und eigene Kassetten mit ihrer Lieblingsmusik. Das kann sowohl für die Geburtshelfer als auch für die Mutter sehr entspannend sein.

Nehmen Sie sich Ihr eigenes Nachthemd mit, denn Sie möchten gut aussehen und sich auch gut fühlen. Ein kurzes Baumwollnachthemd, das sich vorn öffnen läßt, ein Männerhemd oder Pyjamaoberteil ist beim Stillen sehr praktisch und läßt sich leicht ausziehen. Bringen Sie auch Socken mit, falls es kühl im Zimmer sein sollte.

Sie brauchen vielleicht auch einen Schwamm (am besten einen Naturschwamm), um sich während der Wehen zu erfrischen und später damit Ihr Baby zu baden.

Bringen Sie Ihren eigenen Kräutertee und ein Glas Honig mit. Wenn Sie ab und zu einen Löffel voll in Kräutertee aufgelöst nehmen, sinkt Ihr Blutzuckerspiegel nicht ab, und es besteht kein Anlaß für einen Glukosetropf. Apfelsaft oder dunkler Traubensaft haben denselben Effekt. Sie können auch Glukosetabletten nehmen (jedoch nicht mit Zitrone, das ist zu säurehaltig).

Natürlich braucht Ihr Partner etwas zu essen und gegebenenfalls Münzen zum Telefonieren.

Bewegung in der Eröffnungsphase

Bleiben Sie zu Beginn der Eröffnungsphase zu Hause. Nach der Ankunft in der Klinik wird untersucht, wie weit der Muttermund eröffnet ist, auch Lage und Zustand des Babys werden überprüft. In vielen Kliniken bekommen Sie einen Einlauf, doch können Sie das ablehnen, wenn Sie es nicht wünschen, außerdem ist es nicht notwendig. Seien Sie nicht beunruhigt, wenn die Wehen eine Zeitlang schwächer werden. Sobald Sie entspannt sind und sich auf die neue Umgebung eingestellt haben, pendelt sich der Wehenrhythmus wieder ein.
Eine Dusche oder ein Bad tragen sehr zur Entspannung bei. Genießen Sie es! Wenn die Eröffnungsphase lange dauert, ist es angenehm, hin und wieder unter die Dusche zu gehen. Sie können im Zimmer oder im Gang umhergehen. Wenn die Wehen heftiger werden, können Sie sich vor das Bett stellen, Ihr großes Kissen darauflegen und sich während der Wehen vornübergebeugt auf dem Kissen abstützen, wobei Sie einen Fuß auf den Schemel stellen. Angenehm kann es auch sein, wenn Sie sich auf einen Stuhl vor das Bett setzen und sich dann auf dem Kissen abstützen.
Sie können den Schemel auch als Stütze in der Hocke benutzen. Legen Sie ein Kissen darauf, oder bitten Sie die Hebamme um eine Wegwerfunterlage. Eine weitere Möglichkeit ist die Hocke am Boden, wobei Sie sich am Bettrand festhalten.
Wenn die Wehen sehr heftig werden, können sie aufs Bett steigen, wenn Sie dazu aufgefordert werden oder das möchten. Stellen Sie das Kopfende höher, und lehnen Sie die Kissen dagegen, so daß Sie sich in den Wehenpausen darauf abgestützt ausruhen können und im Knien sehr guten Halt haben.
Sie können auch auf dem Bett in die Hocke gehen, indem Sie sich am Kopfteil festhalten, oder Ihr Partner stützt Sie vom Kopfende aus ab (rücken Sie dafür das Bett etwas von der Wand) oder von der Seite. Legen Sie dabei die Arme um die Schultern Ihres Partners. Sie können sich auch von Ihrem Partner abgewandt hinhocken, während er Sie von hinten abstützt, oder Sie hocken vornübergebeugt und stützen sich auf einem Kissenberg ab. Falls es eine Stange gibt, halten Sie sich daran fest. Folgen

Sie Ihren Impulsen, und richten Sie sich Ihre Umgebung so ein, daß sie Ihren Bedürfnissen entspricht.

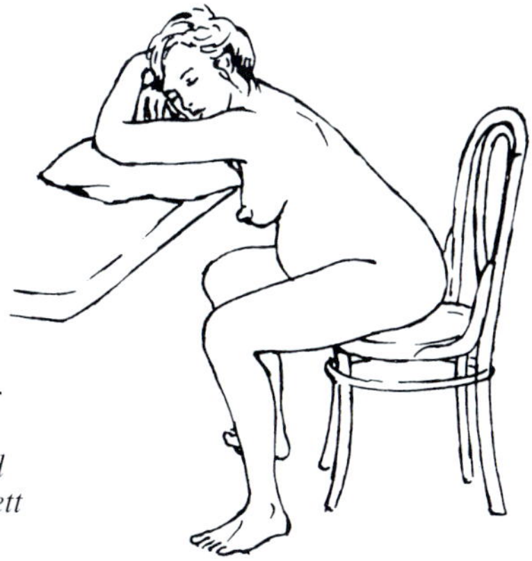

Sie können sich in der Eröffnungsphase auf einen Stuhl setzen und sich auf dem Klinikbett abstützen

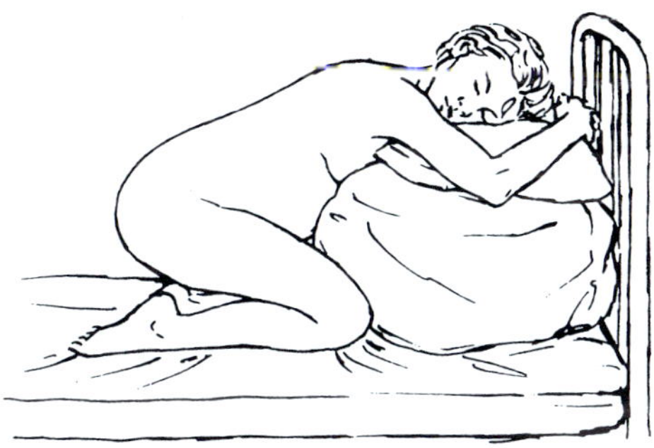

oder auf dem Bett knien

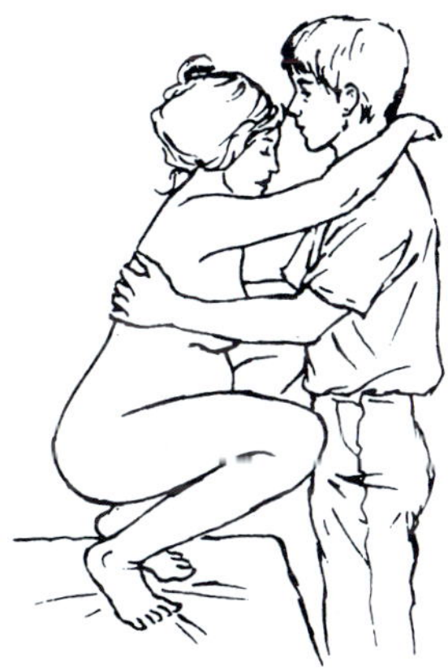

oder auf dem Bett in die Hocke gehen, wobei Ihr Partner Sie abstützt.

Die Austreibungsphase in der Klinik

Wenn Sie die Möglichkeit haben, auf dem Boden zu bleiben, können Sie den Ratschlägen für die Austreibungsphase im 6. Kapitel folgen. In einigen Kliniken gibt es Matten am Boden für Frauen, die die Hockhaltung einnehmen, doch wird in vielen Kliniken immer noch darauf bestanden, daß sich die Frau während der Austreibungsphase im Bett befindet. Die kniende Haltung stellt auf dem Bett kein Problem dar. Sie knien sich einfach hin und stützen sich auf einem Kissenberg ab.

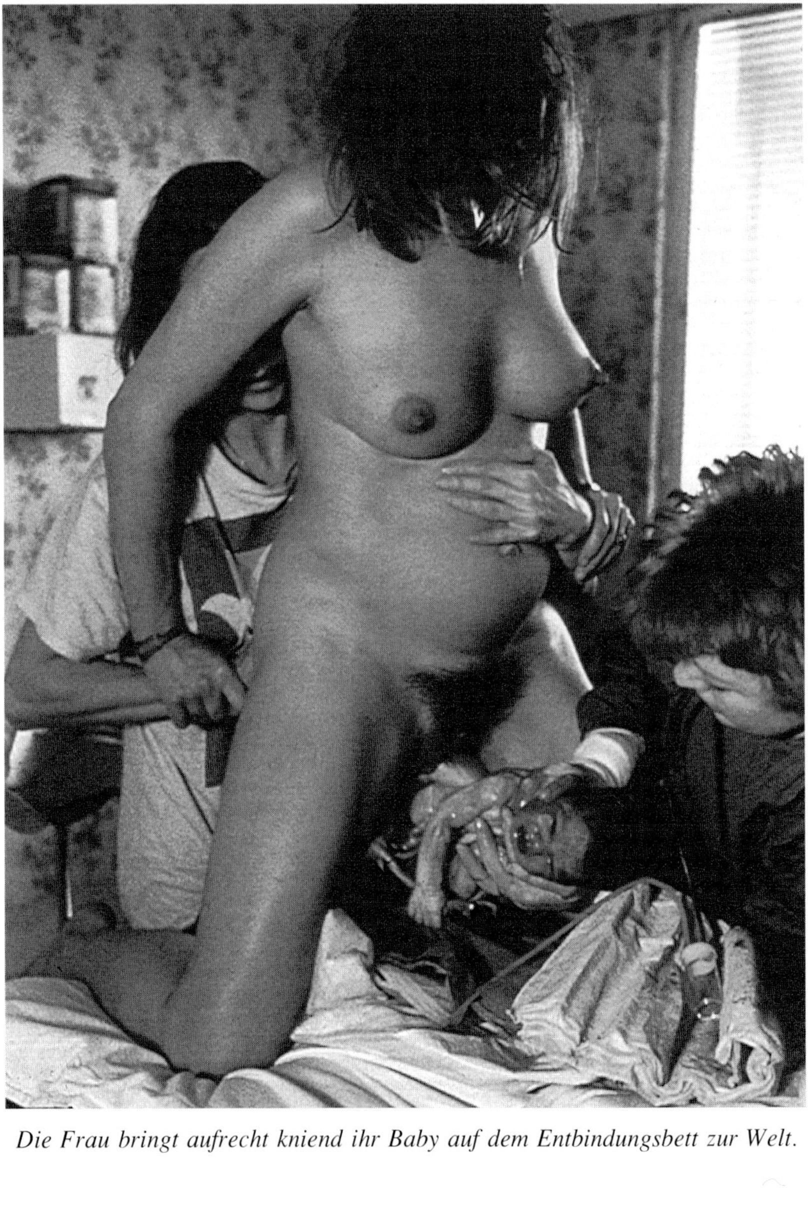

Die Frau bringt aufrecht kniend ihr Baby auf dem Entbindungsbett zur Welt.

Wenn Sie auf dem Bett in die Hocke gehen möchten, gibt es folgende Möglichkeiten, wie Sie dabei abgestützt werden können:

Die Hocke mit zwei Helfern

Gehen Sie auf dem Bett in die Hocke, und legen Sie sich ein Kissen unter die Fersen. Ihre Helfer stehen an den Bettseiten. Wenn beide etwa gleich groß sind, können Sie Ihre Arme wahrscheinlich bequem um deren Schultern legen. Ihre Helfer legen ihrerseits einen Arm um Ihren Rücken und stützen Sie mit dem anderen Arm unter dem Knie ab, falls das bequem für Sie ist.

Wenn die Austreibungsphase lange dauert, warten Sie, bis der Kopf des Babys kommt, bevor Sie in die Hocke gehen, damit es nicht zu anstrengend für Sie wird. Um Ihre Haltung zu verändern oder sich auszuruhen, kommen Sie am besten nach vorn in die kniende Haltung. Sie können sich auch hinstellen und sich an den Schultern Ihrer Helfer festhalten.

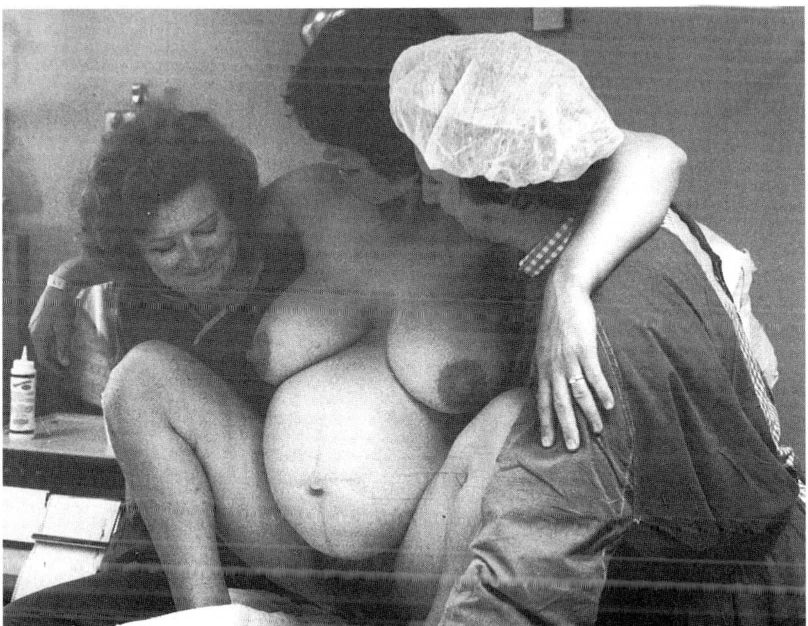

Die Helfer stehen seitlich vom Bett und stützen die Frau in der Hocke ab.

»Mein Arzt und mein Mann halfen mir in die Hocke. Das war toll! Das Mitschieben war so viel einfacher, und es war angenehm, ihre Kraft zu spüren, als sie mir durch das Stützen halfen. Ich blieb in der Hocke, und so trat der Kopf des Babys sehr schnell tiefer.«

Die Hocke mit einem Helfer

Eine andere Möglichkeit beim Hocken besteht darin, von hinten abgestützt zu werden. Das geht sehr gut, wenn das Kopfende des Bettes niedriger gestellt werden kann. Ihr Partner steht hinter dem Bett und stützt Sie, wie in der »stehenden Hocke« im 6. Kapitel beschrieben.
Eine weitere Möglichkeit ist, daß ihr Partner hinter Ihnen auf einem Kissenberg oder einem Sitzsack auf dem Bett sitzt. Sie hocken zwischen seinen Beinen und stützen sich auf seinem Körper ab.

Ihr Partner kann hinter Ihnen stehen und Sie abstützen, wenn Sie in der Hocke auf dem Bett gebären.

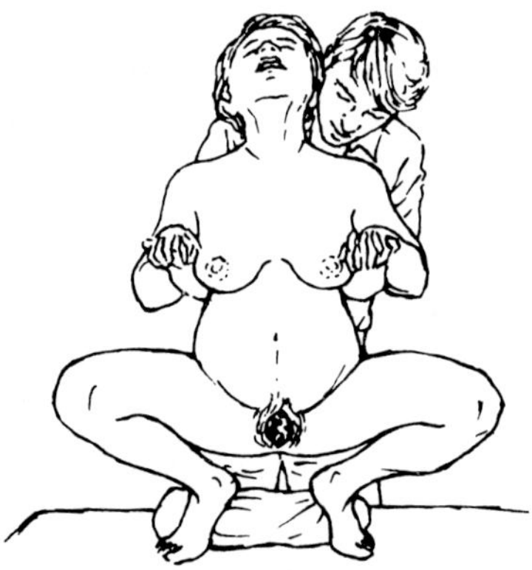

Ihr Partner kann auf einem Sitzsack auf dem Bett sitzen, während Sie zwischen seinen Knien hocken.

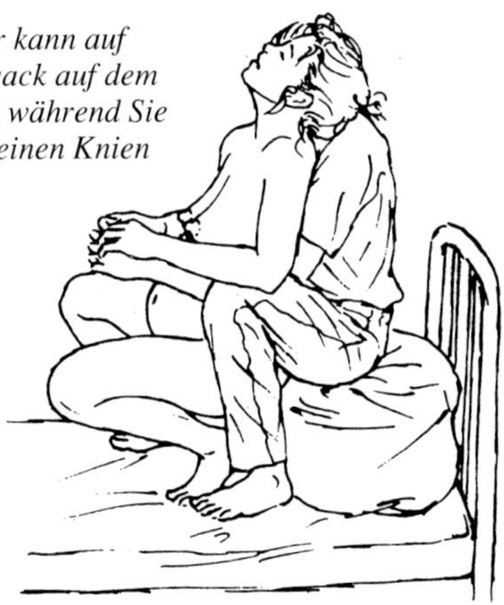

Die Hocke an einer Hockstange

Seit neuestem gibt es in einigen Geburtszimmern abnehmbare Stangen, die seitlich am Bettrahmen eingeschoben werden können. Wenn sie sich an dieser Stange festhalten, haben Sie sehr viel Stabilität.

All diese Beispiele haben sich aus Situationen ergeben, in denen ein eigener Weg gefunden wurde, sich alles zunutze zu machen, was in der Klinik zur Verfügung steht und akzeptabel ist. Wichtig ist, daß Sie die Klinik schon während der Schwangerschaft prüfen, um einen Eindruck von den Möglichkeiten dort zu bekommen und diese mit dem Klinikpersonal zu besprechen. Wenn eine aufrechte Haltung für Sie zu anstrengend oder unbequem ist, versuchen Sie es dann mit der Seitenlage anstatt der abgestützten Rückenlage.

Schlechter Zustand des Babys

Zu einem schlechten Zustand des Babys, dem fötalen Distreß-Syndrom, kommt es, wenn das Baby nicht genügend Sauerstoff erhält. Meist treten dabei zwei Symptome auf:

1. Die Herztöne des Babys verlangsamen oder beschleunigen sich, bis sie wesentlich unter oder über den Normalgrenzen von 120 bis 160 Schlägen pro Minute liegen.
2. Der Afterschließmuskel des Babys entspannt sich, und es geht der erste Stuhlgang (Mekonium) ab, so daß das Fruchtwasser bräunlich oder grünlich getrübt ist. Das kann zu einer sekundären Komplikation führen: Wenn das Baby Mekonium in die Luftröhre bekommt, kann das die Lungen verstopfen und Atemprobleme hervorrufen.

Wenn sowohl das Fruchtwasser getrübt ist als auch die Herztöne unnormal sind, geht es dem Baby wahrscheinlich schlecht.

Eine schlechter Zustand des Babys kann durch folgende Ursachen hervorgerufen werden:

- ☐ Druck auf die großen inneren Blutgefäße der Mutter, zum Beispiel durch die Rückenlage
- ☐ langwierige Geburt
- ☐ vorzeitige Geburtseinleitung
- ☐ große Dosen von Schmerzmitteln, zum Beispiel Dolantin, was eine dämpfende Wirkung auf die Atmung und den Kreislauf der Mutter hat, so daß auch die Blutzirkulation des Babys vermindert ist
- ☐ Versagen der Plazenta
- ☐ Nabelschnurvorfall oder -verschlingung oder Druck auf die Nabelschnur
- ☐ Diabetes oder Eklampsie der Frau

Um fötalen Distreß zu verhindern oder zu mildern, bleiben Sie während der Eröffnungsphase am besten aktiv und in aufrechter Haltung. Wenn der Herzschlag des Baby unregelmäßig ist, versuchen Sie es mit einer senkrechten Haltung oder mit Knien. Wenn es in der Austreibungsphase zu fötalem Distreß kommt, dann ist die Hocke im Stehen die beste Möglichkeit, das Kind so schnell wie möglich zu gebären.
Wenn Verdacht auf fötalen Distreß besteht, kann das doppelt überprüft werden, indem zu einer anderen Methode der Herztonüberwachung übergegangen (gewöhnlich von äußerer zu innerer Ableitung) oder eine Blutprobe am Schädel des Babys entnommen wird und so die Sauerstoff- und Kohlendioxidwerte und andere wichtige Merkmale festgestellt werden. Vor einer endgültigen Diagnose sollte eine solche Überprüfung durchgeführt werden.
Um einem Baby, dessen Zustand sehr schlecht ist, schnell zu helfen, können eine Zangengeburt, die Saugglocke, ein Dammschnitt oder ein Kaiserschnitt notwendig sein.

Überwachung des Babys bei der aktiven Geburt

Während der Eröffnungsphase werden die Herztöne Ihres Babys regelmäßig etwa jede Stunde überprüft. Wenn es gut vorwärtsgeht, braucht die Hebamme wahrscheinlich nicht so oft abzuhören und kann sich mehr auf ihre Intuition verlassen. In der Austreibungsphase werden die Herztöne meist häufiger abgehört, doch ist das nicht notwendigerweise der Fall.

Ein normales Stethoskop ist völlig ausreichend, um die Herztöne abzuhören. Es kann sein, daß die Hebamme Sie bittet, sich aufrecht hinzusetzen oder sich leicht zurückzulehnen, wenn sie die Herztöne überprüft. Manche Hebamme ist auch so geschickt, daß sie das Stethoskop von unten ansetzt, während die Frau im Vierfüßlerstand ist. Möglicherweise läßt sich das Stethoskop in dieser Haltung sogar leichter anwenden.

Häufig wird zum Abhören der Herztöne ein tragbares Ultraschallgerät verwendet, das die kindlichen Herztöne verstärkt, so daß sie gut hörbar sind. Es ist relativ preiswert, so daß jede Klinik und jeder Arzt sich das leisten können. Die Frau kann beim Abhören der Herztöne aufrecht sein, das Abhören ist weder für die Mutter noch für das Kind unangenehm (die Wirkungen von Ultraschall auf Babys sind jedoch noch nicht endgültig erforscht).

Herzton-Wehenschreiber, bei denen die Elektroden mit einem Gürtel am Bauch der Mutter befestigt werden, bereiten gewisse Probleme. Sie hat zwei Gürtel um ihren Bauch, einen zum Messen der Wehen und einen für die Herztöne des Babys, und sie ist im allgemeinen auf die halb liegende Haltung beschränkt. Viele Frauen beschweren sich, daß die Gürtel sehr unangenehm zu tragen sind. Die Wehen sind in der halb liegenden Haltung auf jeden Fall sehr viel schmerzhafter, und es ergibt sich folgender Widerspruch: Der Herzton-Wehenschreiber dient dazu, einen schlechten Zustand des Babys sofort zu entdecken, doch zwingt er die Mutter in eine Lage, die diesen Zustand geradezu hervorruft. Außerdem ist bekannt, daß diese Geräte oft ihren Dienst versagen oder fehlerhaft funktionieren, und wenn das Personal sich bei der Beurteilung des kindlichen Zustands ausschließlich auf Apparate verläßt, wird die Intuition völlig vernachlässigt. Ein Kompromiß zur kontinuierlichen Überwachung ist der Vorschlag mancher Kliniken, 20 Minuten lang an den Herzton-Wehenschreiber angeschlossen zu bleiben, damit sich eine kontinuierliche Aufzeichnung ergibt. Meist ist das unnötig und kann Sie sehr ablenken, wenn Sie die Gürtel als störend empfinden; manche Frauen haben aber nichts dagegen einzuwenden. Frauen aus meinen Geburtsvorbereitungskursen haben das CTG (Cardiotokogramm) in der knienden Haltung machen lassen, wodurch einige Probleme vermieden werden können.

»Ich mußte mich auf das Bett legen, um an das CTG angeschlossen zu werden, denn mein Arzt war besorgt, weil das Baby klein war. Sobald ich aber lag, wurden die Wehen sehr schmerzhaft. Deshalb drehte ich mich um, als die Elektroden befestigt waren, und kniete mich auf das Bett. Die Schmerzen ließen sofort nach, und ich kam sehr gut mit den Wehen zurecht.«

Eine andere Möglichkeit der Herztonüberwachung ist die interne Ableitung mit der Kopfschwartenelektrode. Diese Methode wurde für gefährdete Babys entwickelt, war also nie für die routinemäßige Anwendung bei einer normalen Geburt vorgesehen. Die Elektrode wird mit Hilfe eines winzigen, spiralförmigen Drahtes oder Hakens, der durch den Muttermund geschoben wird, an der Kopfhaut des Babys befestigt. Diese Art der Ableitung läßt der Frau eine gewisse Bewegungsfreiheit je nach Länge des Kabels und Flexibilität der Betreuer. Der Nachteil hierbei ist jedoch, daß die Fruchtblase geöffnet werden muß, damit die Elektrode befestigt werden kann, und das ist mit Risiken verbunden: Die Wehen werden stärker, manchmal äußerst heftig, und das Infektionsrisiko erhöht sich. Das Sprengen der Fruchtblase bedeutet außerdem unnötigen, zusätzlichen Druck der Gebärmutter auf den Kopf des Babys (s. S. 230 »Weheneinleitung oder Geburtsbeschleunigung«). Auch ist nicht geklärt, wie es sich auswirkt, wenn die Elektrode den ersten Kontakt mit der Welt draußen darstellt. Bei manchen Babys entsteht eine Wunde am Kopf, manchmal auch eine bleibende, kleine kahle Stelle.

Im Fall einer drohenden Komplikation, wenn also die Geburtshelfer dauernd unregelmäßige Herztöne hören, kann die Kopfschwartenelektrode gerechtfertigt sein. Sie gilt als genauer im Vergleich zur externen Ableitung mit dem Gürtel, und in einem solchen Fall hat die Sicherheit des Babys Vorrang. Zahlreiche Untersuchungen haben jedoch ergeben, daß eine routinemäßige Herzton-Wehenüberwachung (sowohl extern als auch intern) weder für die Mutter noch für das Kind Vorteile gegenüber dem Abhören mit einem Stethoskop bietet. Es ist sogar so, daß die Kaiserschnittrate steigt, wenn die elektronische Herzton-Wehenüberwachung routinemäßig durchgeführt wird.

Bei der drahtlosen Überwachung (Telemetrie) hat die Frau zwar völlige Bewegungsfreiheit, doch kann damit das Sprengen der Fruchtblase verbunden sein, um die Kopfschwartenelektrode befestigen zu können. Falls die elektronische Herzton-Wehenüberwachung nötig sein sollte, fragen Sie nach einem drahtlosen Gerät.

Bei einer normalen Geburt sollte die Herzton-Wehenüberwachung den normalen physiologischen Ablauf nicht stören. Wenn das nämlich passiert, kann der Herzton-Wehenschreiber selbst zur Ursache der Probleme werden, die er eigentlich verhindern soll.

Essen während der Eröffnungsphase

Wenn die Geburt beginnt, entleeren sich Magen und Darm. Es empfiehlt sich deshalb nicht, reichhaltige Mahlzeiten oder schwerverdauliche Nahrung zu sich zu nehmen. Wenn die Geburt jedoch lange dauert, brauchen Sie etwas zur Stärkung, sonst sind Sie irgendwann erschöpft, fühlen sich dann müde und schwach, und die Geburt geht nicht mehr voran. Medizinisch wird dieser Zustand als Ketose bezeichnet. Er kann durch einen Urintest festgestellt werden, der auf Azeton untersucht. Wenn keine Glukose mehr zur Verfügung steht, werden im Körper andere Stoffe verbrannt, zum Beispiel Fett. Azeton im Urin und Ketone im Blut sind die Säureprodukte des Fettstoffwechsels.

In vielen Kliniken ist es nicht erlaubt, daß Frauen während der Geburt essen (für den Fall, daß ein Notkaiserschnitt mit Vollnarkose gemacht werden muß). Zur Verhinderung einer Ketose werden die Frauen statt dessen an einen intravenösen Glukosetropf gehängt. Das bedeutet meist, daß Sie liegen müssen – und trotzdem hungrig sind! Eine Ketose läßt sich folgendermaßen verhindern:

- ☐ Essen Sie zu Hause nach Geburtsbeginn noch eine leichte Zwischenmahlzeit, zum Beispiel eine Scheibe Toast, ein Ei, Yoghurt mit Weizenkeimen und Honig oder etwas Suppe.
- ☐ Wenn Sie während einer langen Geburt Hunger bekommen, essen Sie nochmals eine Art Frühstück oder ein paar Löffel einer leichten, nahrhaften Suppe.
- ☐ Nehmen Sie immer wieder einmal Zucker in irgendeiner Form zu sich, zum Beispiel einen Löffel Honig in warmem Wasser oder Kräutertee aufgelöst oder roten Traubensaft oder Apfelsaft. Wenn Sie eine leichte Ketose haben, nehmen Sie einige Ketosetabletten, und trinken Sie ein kleinen Schluck Obstsaft ohne Zitrone in jeder Wehenpause. Sobald die Wehen sehr stark sind, ist Wasser in kleinen Schlucken alles, was Sie brauchen.

Vaginale Untersuchungen

Die Hebamme untersucht Sie vaginal, um abzuschätzen, wie weit die Geburt fortgeschritten ist. Sie führt ihre Finger vaginal ein und tastet den Muttermund und den Oberkopf des Babys ab, um zu klären, wie weit Sie schon offen sind und wie das Kind liegt.

Bei einer aktiven Geburt, wenn es gut vorangeht, braucht nicht oft untersucht zu werden; manchmal ist es auch überhaupt nicht notwendig. Die meisten Geburtshelfer untersuchen am Ende der Eröffnungsphase vaginal, um sich zu vergewissern, daß der Muttermund vollständig eröffnet ist. Manche verlassen sich jedoch lieber auf andere Anzeichen, zum Beispiel den Drang der Mutter, sich an etwas festzuhalten oder auf dem Boden in den Vierfüßlerstand zu gehen, Laute von sich zu geben, die auf ein Mitschieben hindeuten, das Vorwölben des Damms und Klaffen des Afters. Diese Geburtshelfer achten darauf, daß sie das Einsetzen des Austreibungsreflexes nicht stören, und untersuchen nur dann vaginal, wenn Zweifel bestehen, daß alles normal verläuft.

Sie selber möchten vielleicht gerne untersucht werden, um zu wissen, wie weit Sie sind. Manche Frauen klagen jedoch darüber, daß es sehr unangenehm ist, in diesem während der Geburt empfindlichsten Körperbereich berührt zu werden. Vaginal kann sehr sanft auch in den Wehenpausen anstatt während der Wehen untersucht werden, und zwar in einer Haltung, die für Sie am angenehmsten ist. Eine vaginale Untersuchung ist auch möglich, wenn die Frau steht (mit einem Fuß auf einem Stuhl), wenn sie auf einer Stuhlkante sitzt oder sich im Vierfüßlerstand befindet. All diese Haltungen können sehr viel angenehmer sein als die halb liegende Position.

Die meisten Hebammen haben in ihrer Ausbildung gelernt, Frauen in der halb liegenden Position zu untersuchen. Daher ist es verständlich, daß sie diese Praxis nur ungern ändern. Vielleicht schlagen Sie ihr vor, es zunächst in einer anderen Position zu versuchen, legen sich aber hin, wenn Ihre Geburtshelferin Schwierigkeiten dabei hat. Die Hebamme (oder der Arzt) wird dann wahrscheinlich feststellen, daß sie Sie genausogut im Stehen untersuchen kann. Wenn Ihre Geburtshelferin unbedingt darauf besteht, daß Sie bei der Untersuchung auf dem Rücken liegen, können Sie danach wieder aufstehen. Auf jeden Fall hilft es Ihnen, während der Untersuchung tief zu atmen und sich so weit wie möglich zu entspannen.

Wenn Sie im Vierfüßlerstand sind, können Ihre Geburtshelfer sehr gut sehen, was passiert, während das Baby geboren wird. Was die Sicht und den Zugang anbelangt, ist das tatsächlich die ideale Position. Problematisch ist nur, daß die Gewohnheiten der Geburtshelfer hierbei im wahrsten Sinn des Wortes auf den Kopf gestellt werden; doch läßt sich das sicherlich meistern, wenn die Entscheidung gefallen ist, sich auf etwas Neues einzulassen. Wenn die Hebamme oder der Arzt eine Geburt betreuen, bei der die Frau ihren eigenen Impulsen folgt, sind sie notwendigerweise auch spontaner und handeln instinktiver. An den wenigen Orten in der westlichen Welt, wo Geburten im Normalfall spontan und nicht routinemäßig betreut werden, sind die Ergebnisse meist wesentlich besser als in den Kliniken mit hochtechnischer Ausrüstung (s. 1. Kapitel).

Wenn Sie in der Hocke sind, müssen sich Ihre Geburtshelfer auf ihre Hände verlassen um abzuschätzen, wie weit das Baby schon ist, oder sich hinunterbeugen, um hinzuschauen. Da in dieser Haltung das Becken weiter

geöffnet und der Damm besser entspannt ist, besteht weniger Notwendigkeit für Untersuchungen, und nur ganz selten muß ein Dammschutz gemacht werden.
Wenn der Kopf des Babys da ist, prüfen die Hebamme oder der Arzt mit dem Finger, ob das Kind die Nabelschnur um den Hals hat. Das kommt häufiger vor, und meistens braucht der Geburtshelfer nichts weiter zu tun, als die Nabelschnur zu lösen, indem er ein wenig daran zieht und sie über den Kopf des Babys oder über dessen Körper gleiten läßt, wenn der Kopf geboren wird beziehungsweise kurz danach. Hebammen, die Erfahrungen mit der Geburt in der Hocke haben, berichten, daß es kein Problem darstellt, wenn das Baby die Nabelschnur um den Hals hat, und sie damit genauso umgehen können, wie bei der halb sitzenden Position.
In den seltenen Fällen, in denen die Nabelschnur zwei- oder dreimal um den Hals des Babys geschlungen ist, ist es am sichersten, wenn die Frau in der Hocke ist (am besten stehend), so daß das Becken weit geöffnet ist und das Kind sehr viel schneller geboren werden kann als in der Rückenlage. Sie sollte sich hinsetzen, sobald das Baby geboren ist, damit der Arzt oder die Hebamme die Nabelschnur leichter lösen kann. Es ist besser, die Nabelschnur in dieser Situation nicht zu durchtrennen, es sei denn, das Baby kommt anders nicht vorwärts. In diesem Fall ist die abgestützte Hocke im Stehen oder die kniende Haltung aus Sicherheitsgründen angezeigt. Sobald das Kind zur Welt gebracht ist, wird die Nabelschnur so schnell wie möglich gelöst, und man läßt sie auspulsieren, während das Baby der Mutter bäuchlings in der »Sicherheitslage« zwischen die Beine gelegt wird.

Weheneinleitung oder Geburtsbeschleunigung

Die Wehen kommen normalerweise von selbst, wenn es an der Zeit ist. In bestimmten Fällen empfiehlt der Arzt jedoch, die Geburt künstlich mit einem Wehentropf einzuleiten, und manchmal wird eine langwierige Geburt künstlich beschleunigt.
Die Geburt kann aufgrund eines medizinischen Problems, wie zum Bei-

spiel Präeklampsie oder Diabetes, eingeleitet werden, weil eine Fortsetzung der Schwangerschaft für die Mutter und das Kind gefährlich wäre. Manche Ärzte ordnen auch eine Einleitung der Wehen an, wenn nach einem Blasensprung innerhalb von 12 bis 24 Stunden keine Wehen eingesetzt haben, da sich in diesem Fall das Infektionsrisiko erhöht. Oft wird die Geburt eingeleitet, weil der errechnete Termin um zwei Wochen oder mehr überschritten ist und die Geburt nicht spontan beginnt. Die Befürchtung hierbei ist, daß die Plazenta nach 40 Wochen nicht mehr voll funktionsfähig ist, so daß es zu einer Mangelernährung des Babys kommen könnte. Nicht jede Schwangerschaft dauert gleich lang, und deshalb ist eine Überschreitung des nach dem Kalender errechneten Geburtstermins allein noch kein hinreichender Grund für eine Einleitung. Wenn Mutter und Kind aufmerksam beobachtet werden und sich keine Komplikationen abzeichnen, kann abgewartet werden, bis die Wehen von selbst einsetzen.

Wenn die Geburt unbedingt beginnen muß, können Sie die Wehen vielleicht auch selbst auslösen. Sich zu lieben ist eine sehr angenehme Möglichkeit. Die Prostaglandine in der Spermienflüssigkeit erweichen den Muttermund, und die Entspannung und der Orgasmus können die Wehen auslösen. Auch das Stimulieren der Brustwarzen kann wehenanregend wirken. Übungen können ebenfalls wehenauslösend sein, außerdem ein Einlauf oder Rizinusöl (wenden Sie sich wegen genauer Anweisungen an Ihren Arzt oder Ihre Hebammen). Sowohl der Einlauf als auch das Rizinusöl können zu Krämpfen und Durchfall führen.

Nach meiner Erfahrung ist Akupunktur eine erfolgreiche Möglichkeit, Geburtswehen auszulösen. Wenn die Geburt nicht innerhalb von 24 Stunden nach einer Akupunktur einsetzt, können Hebamme oder Arzt nachhelfen, indem sie sanft Ihren Muttermund massieren. Dadurch wird die Ausschüttung von Prostaglandinen durch die kleinen Drüsen im Gebärmutterhals gefördert. (Nach einem Blasensprung sollte das allerdings wegen des erhöhten Infektionsrisikos nicht gemacht werden.)

Falls alle Versuche fehlschlagen, kann Prostaglandine Gel im Muttermund oder am Muttermund aufgetragen werden. Wegen der möglichen Nebenwirkungen wie Blutdruckschwankungen, Übelkeit und meist sehr starken Wehen sollte es sehr zurückhaltend und mit Vorsicht angewendet werden.

Wenn die Wehen begonnen haben, jedoch sehr schwach sind, besteht meist kein Anlaß zu Sorge, vorausgesetzt, das Baby hat normale Herztöne, der Mutter geht es gut und der Muttermund öffnet sich. Bei vielen Frauen braucht es geraume Zeit, bis sie sich wirklich auf die Eröffnungsphase einlassen können, andere wiederum brauchen länger, um das Kind in der Austreibungsphase loszulassen. Manchmal kann Hunger sich verzögernd auswirken. Möglicherweise hat die Frau Angst vor etwas, was sie nicht ausdrücken kann oder kämpft innerlich mit Hemmungen. Wenn ihr Verständnis entgegengebracht wird, man ihr Zeit läßt und sie ungestört sein kann, findet sie wahrscheinlich ihren eigenen Weg bei der Überwindung dieser Schwierigkeiten.

Es ist nicht außergewöhnlich, daß die Wehen in der Eröffnungsphase aufhören und dann wieder kommen. Oft geht die Geburt anfangs sehr langsam voran und schreitet dann plötzlich sehr schnell fort. Es kann sein, daß es zwölf Stunden und länger dauert, bis der Muttermund 6 cm eröffnet ist, aber dann nur noch zehn Minuten bis zur vollständigen Eröffnung.

Wenn die Geburt sehr langsam vorangeht, hilft es oft, das Zimmer abzudunkeln und die Frau eine Weile in Ruhe zu lassen. Nachdem der Muttermund 5 cm eröffnet ist, ist ein Bad sehr hilfreich. Auch Umhergehen – vielleicht ein Spaziergang, wenn das Wetter es zuläßt – kann viel bewirken (bleiben Sie während der Wehen stehen, und beugen Sie sich vor).

Durch aufrechte Haltungen wird die Wehentätigkeit beschleunigt, da sie das Baby beim Tiefertreten unterstützten und so mehr Druck auf den Muttermund ausgeübt wird. Die Hocke löst meist stärkere Wehen aus. Bewegung ist günstig für eine Geburtsbeschleunigung, und die halb kniende, halb hockende Haltung kann die Eröffnung des Muttermundes begünstigen.

Im Gegensatz dazu sind die in der Klinik angewandten Maßnahmen zur Geburtseinleitung der Wehentropf mit Oxytozin und das Sprengen der Fruchtblase. Künstliches Oxytozin ruft im Vergleich zu einer normal beginnenden Geburt stärkere Wehen mit kürzeren Wehenpausen hervor. Diese Wehen haben oft zwei Wehenspitzen und sind sehr viel schwerer zu verarbeiten als normale Wehen. Wenn die Wehen sehr stark sind,

können sie den Blutfluß zur Plazenta unterbrechen, wodurch die Gefahr des fötalen Distreß-Syndroms erhöht ist. Bei einer Verabreichung von Oxytozin ist eine sorgfältige Herzton-Wehen-Überwachung unerläßlich.
In manchen Kliniken gibt es mobile Wehentropfgestelle, so daß Sie mit dem Wehentropf stehen und umhergehen können. Auch das CTG kann in aufrechter Haltung angebracht werden. Sie brauchen eine Menge Kissen oder einen Sitzsack, um sich im Knien gut abstützen und sich so in den Wehenpausen ausruhen zu können.
Zum Sprengen der Fruchtblase wird ein Instrument, ähnlich einer Häkelnadel, durch den Muttermund eingeführt. Mit ihr wird die Fruchtblase geöffnet, das Fruchtwasser rinnt heraus, und die Wehen werden gewöhnlich stärker. In manchen Kliniken ist dieser Eingriff Routine.
Die Nachteile hierbei sind folgende:

- ☐ Das Schutzpolster zwischen dem Kopf des Babys und der sich zusammenziehenden Gebärmutter geht verloren; durch die starken Kontraktionen wird also mehr Druck auf den Kopf ausgeübt. Das kann zu einem verringerten Blutfluß zwischen dem Kind und der Plazenta führen. Es gibt Hinweise darauf, daß sich der Herzschlag des Babys leicht verlangsamt.
- ☐ Es besteht ein erhöhtes Infektionsrisiko, sobald die Fruchtblase geöffnet ist.
- ☐ Wie bei der Verabreichung von Oxytozin können die Wehen plötzlich sehr viel stärker und schmerzhafter werden, nachdem die Fruchtblase geöffnet wurde. Es kann daher sehr schwierig sein, mit diesen plötzlich sehr viel heftigeren Wehen umzugehen.
- ☐ Für das Baby ist es wahrscheinlich sehr viel angenehmer, wenn sich zwischen ihm und der sich zusammenziehenden Gebärmutter ein Schutzpolster befindet.

Die durch die Einleitung hervorgerufenen heftigen Wehen können eine Frau empfänglich für Schmerz- oder Betäubungsmittel machen. Diese bewirken wiederum, daß ihre Wehen schwächer werden und ihre Fähigkeit zum Mitschieben nachläßt. Die Folge davon ist häufig ein Kaiserschnitt. Wenn das Sprengen der Fruchtblase keine Wehen auslöst, erhöht sich das Infektionsrisiko, was ebenso einen Kaiserschnitt nötig macht.

Wenn die Geburt nur aufgrund des errechneten Termins eingeleitet wird, stellt das auch eine Gefahr für die Gesundheit des Babys dar. Durch eine Einleitung mit Oxytozin oder dem Sprengen der Fruchtblase ergibt sich das Risiko einer Frühgeburt, das Kind braucht nun möglicherweise eine Intensivbehandlung und wird von der Mutter getrennt, es besteht das Risiko von Infektionen, Atemschwierigkeiten und starker Gelbsucht.
Wenn die Geburt jedoch innerhalb eines Zeitraums von 12 bis 24 Stunden keinerlei Fortschritte macht und es keinen erkennbaren Grund dafür gibt, sollte in Betracht gezogen werden, daß möglicherweise ein körperlicher Grund vorliegt, zum Beispiel die Lage des Babys oder die Ausformung des mütterlichen Beckens, und dann ist Hilfe nötig.

Die Geburt verlangsamen

Wenn die Geburt sehr schnell vorangeht, kann der Vierfüßlerstand verhindern, daß die Mutter davon überwältigt wird. Die Knie-Ellenbogen-Lage kann bewirken, daß die Wehen etwas schwächer werden (s. S. 172). Eine sehr langsame, tiefe Atmung kann ebenfalls helfen.

Regelwidrige Lagen

Am Ende der Eröffnungsphase hat sich der Kopf des Babys gewöhnlich ins kleine Becken eingestellt, meist in der vorderen Hinterhauptslage, das heißt, das Kind liegt mit dem Rücken an der Bauchdecke der Mutter, und seine Gliedmaßen befinden sich an deren Wirbelsäule. Der Kopf ist nach vorn gebeugt, bereit, geboren zu werden. In dieser Haltung hat es das Baby beim Durchtritt durch den Geburtskanal am leichtesten. Manchmal gibt es Abweichungen von dieser Lage.
Wenn in der Eröffnungsphase und bei der Geburt eine aufrechte Haltung eingenommen wird, kann die Geburt gewöhnlich trotz einer solchen

Abweichung ohne Eingriffe vor sich gehen. Bewegt sich die Mutter, besteht die Möglichkeit, daß sich ihr Kind doch noch in die vordere Hinterhauptslage dreht. Durch ihre Bewegungen hilft sie ihm auch, tiefer ins Becken hineinzugleiten.

Hintere Hinterhauptslage

Diese Lage ist relativ häufig und kann durch den Sitz der Plazenta bedingt sein. Gewöhnlich befindet sich die Plazenta dem Baby gegenüber. Wenn sich also die Plazenta an der Vorderseite der Gebärmutter eingepflanzt hat, nimmt das Baby die hintere Hinterhauptslage ein. In dieser Lage befindet sich seine Wirbelsäule an der Wirbelsäule der Mutter, seine Gliedmaßen zeigen zu deren Bauchdecke. Gewöhnlich dreht sich das Kind während der Eröffnungswehen in die vordere Hinterhauptslage, doch manchmal behält es seine hintere Lage bei.

In der aufrechten Gebärhaltung ergeben sich daraus meistens keine ernsten Probleme. Durch den Kopf des Babys wird jedoch mehr Druck auf das Kreuzbein der Mutter ausgeübt, was oft zu schmerzhaften Wehen »im Rücken« führt. Da in dieser Lage der Kopf des Kindes nicht so gut ins Becken der Mutter paßt und sich vielleicht nur ganz allmählich in die vordere Hinterhauptslage dreht, geht die Geburt oft sehr viel langsamer voran.

Die geeignetste Haltung für die hintere Hinterhauptslage ist das Knien über einem Kissenberg oder einem Sitzsack, so daß Ihr Rücken vom Gewicht des Babys entlastet ist und so die Schmerzen gemildert werden. In dieser Position werden die schwersten Körperteile des Kindes von der Schwerkraft nach unten gezogen, und das Baby dreht sich vielleicht doch noch in die vordere Hinterhauptslage.

Wenn Sie in dieser Haltung in den Hüften kreisen, hilft das dem Kind beim Tiefertreten. Auch das vornübergebeugte Hüftkreisen im Stehen kann viel bewirken.

In der Austreibungsphase ist die tiefe oder die stehende Hocke gewöhnlich am günstigsten, denn Sie ermöglicht eine maximale Öffnung des Beckens und läßt die Schwerkraft wirken. Manchmal ist Knien bei der Geburt am angenehmsten und auch am ehesten praktikabel, weil die Mutter zum Gebären nicht die Haltung zu verändern braucht und sich das Baby beim Herausgleiten gut drehen kann.

Beckenendlage

Wenn sich das Baby in der Beckenendlage (Steißlage) befindet, zeigt sein Kopf nach oben, der Po und die Beine nach unten. In dieser Lage kann ein Kind durchaus vaginal geboren werden, doch gibt es Möglichkeiten, das Baby sanft dazu zu bringen, daß es sich vor Geburtsbeginn noch dreht. Sie sollten nichts unversucht lassen, denn eine Steißgeburt kann problematisch sein: Weil der Kopf des Kindes dessen größter Körperteil ist, jedoch erst nach der Nabelschnur geboren wird, kann er diese einklemmen und somit die Blutversorgung gefährden. Auch kann die kühlere Luft im Geburtszimmer für das Kind einen Atemanreiz bedeuten noch bevor der Kopf geboren ist. Jede Verzögerung kann daher ein Risiko sein.

Bei viel Bewegung und aufrechter Haltung in der Eröffnungsphase kann das Risiko so gering wie möglich gehalten werden. Wenn die Eröffnungsphase gut verläuft und die Frau bei der Geburt im Stehen in die abgestützte Hocke geht, erfolgt eine Steißgeburt meist ohne Komplikationen. Geburtshelfer, die viel Erfahrung mit der Hocke bei Steißgeburten haben, sind der Ansicht, daß die Schwerkraft eine wichtige Rolle dabei spielt, die Risiken bei einer Steißgeburt so gering wie möglich zu halten. Es kann mühsam sein, einen Geburtshelfer ausfindig zu machen, der Erfahrungen mit Steißgeburten in der aufrechten Haltung hat, denn oft wird bei einer Steißlage routinemäßig ein Kaiserschnitt gemacht. Vielleicht gelingt es Ihnen aber, mit Ihrem Arzt zu vereinbaren, daß Sie zuerst einmal die Wehen beginnen lassen. Eine eingehende Ultraschalluntersuchung einige Zeit vor der Geburt kann der Mutter und dem Arzt die Bestätigung liefern, daß das Kind in der Steißlage den Weg durch das Becken nehmen kann.

Die meisten Babys in der Steißlage drehen sich vor der Geburt von selbst. Das kann noch kurz vor Wehenbeginn der Fall sein. Täglich eine Stunde

an der frischen Luft spazieren gehen kann bewirken, daß das Kind sich dreht. Da der Kopf der schwerste Körperteil ist, kann es sein, daß er bei den Gehbewegungen mit der Schwerkraft nach unten sinkt.
Wenn Ihr Baby sich in der 35. Woche in der Steißlage befindet, gehen Sie nicht mehr in die Hocke, um zu verhindern, daß der Po des Kindes sich ins kleine Becken einstellt. Versuchen Sie es mit folgender Übung, die Sie aber zunächst mit Ihrer Hebamme oder Ihrem Arzt besprechen sollten. (*Ein warnender Hinweis:* Viele Babys in der Steißlage drehen sich sechs Wochen vor der Geburt spontan. Unternehmen Sie also bis zur fünften Woche vor dem errechneten Termin (35. Woche) noch nichts! Bitten Sie Ihren Arzt oder Ihre Hebamme, Ihnen zu zeigen, wie Sie die Lage Ihres Babys ertasten können, bevor Sie mit der Übung beginnen. Versuchen Sie, gemeinsam die genaue Lage des Kopfes, der Gliedmaßen, der Wirbelsäule und der Plazenta festzustellen. Durch Ultraschall läßt sich eine Steißlage endgültig bestätigen.

Übung zur Drehung des Babys in der Steißlage

Vorsicht
Wenn Sie merken, daß Ihnen in der Rückenlage schwindlig wird, sollten Sie diese Übung nicht machen. Versuchen Sie statt dessen, einige Zeit in der Knie-Ellenbogen-Lage zu verbringen (s. S. 172).

1. Legen Sie ein oder zwei große, feste Kissen auf den Boden. Legen Sie sich auf den Rücken, Ihr Becken durch die Kissen erhöht, Ihr Kopf liegt auf dem Boden. Wenn Sie atemlos werden, können Sie sich ein Kissen unter den Kopf legen. In dieser Haltung rutscht das Baby leicht vom Becken weg und bewegt sich vielleicht. Entspannen Sie sich, und atmen Sie tief.
2. Massieren Sie ganz sanft mit einem pflanzlichen Öl Ihren Bauch, und animieren Sie so Ihr Baby, sich zu drehen. Fragen Sie vorher Ihre Hebamme oder Ihren Arzt, in welche Richtung Ihr Kind sich am leichtesten dreht, und massieren Sie dann nur in diese eine Richtung. Wenden Sie sanften, doch festen, gleichbleibenden Druck an.

Machen Sie das jeweils zehn Minuten lang mehrmals am Tag.

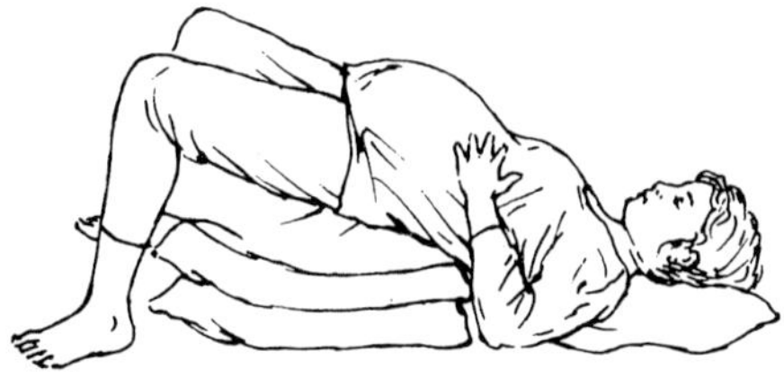

Eine Haltung, damit ein Baby in Steißlage sich dreht.

Es dauert wahrscheinlich mindestens eine oder zwei Wochen, bis das Baby sich dreht. Wenn es dazu kommt, bemerken Sie sicherlich die Lageveränderung. Vereinbaren Sie schon vorher mit Ihrer Hebamme oder Ihrem Arzt, daß Sie zur Untersuchung kommen können, sobald Sie das Gefühl haben, daß Ihr Baby sich gedreht hat. Wenn sich bei der Untersuchung bestätigt, daß der Kopf des Kindes jetzt unten ist, machen Sie die Übung nicht mehr, sondern gehen Sie in die Hocke, damit der Kopf sich ins Becken einstellen kann.
Wenn die Übung und tägliche Spaziergänge nicht helfen, besteht die Möglichkeit, zusätzlich Homöopathie und Akupunktur anzuwenden. Ein homöopathisch arbeitender Arzt oder eine Hebamme verordnen Ihnen dann vielleicht das homöopathische Mittel Pulsatilla. Eine einzige Gabe dieses Mittels kann ausreichen, damit das Baby sich dreht. Das gleiche Ergebnis kann eine einfache Akupunkturbehandlung mit Moksa-Stäbchen haben, bei der Hitze mit Hilfe von Stäbchen (und nicht von Nadeln) an einer bestimmten Stelle am kleinen Zeh angewendet wird. Das kann in der eben beschriebenen Haltung gemacht werden. Wenn Ihr Partner Sie zur Behandlung begleitet, läßt er sich am besten die Vorgehensweise zeigen, damit er Sie zu Hause weiterbehandeln kann.
Nach diesen Anstrengungen dreht sich das Baby meist. Wenn sich Ihr Kind bei der Geburt jedoch immer noch in der Steißlage befindet und Sie einen kooperativen Arzt gefunden haben, dann bleiben Sie in der aufrechten Haltung, und schieben Sie in der stehenden Hocke mit. Ihr Baby hat so den meisten Raum und maximale Unterstützung durch die Schwerkraft.
Wenn das Kind in der Austreibungsphase Hilfe braucht, um geboren zu werden, wird meist die Zange verwendet. Michel Odent betont immer wieder, daß die stehende Hocke bei einer Steißgeburt ohne Zange ganz wichtig ist, denn so ist ein schnelles, direktes Tiefertreten des Kopfes

durch das Becken möglich. Odent ist der Ansicht, daß diese Geburtsmöglichkeit bei der Steißlage sicherer ist als eine Zangengeburt, bei der immer das Risiko besteht, daß das Baby durch die Zange Schaden nimmt. Bei der Hocke im Stehen ist selten ein Dammschnitt erforderlich. Manchmal wird, kurz bevor der Kopf kommt, ein Dammschnitt gemacht (die Mutter bleibt dabei in der aufrechten Haltung), damit er schneller geboren wird (s. S. 243f. »Dammschnitt«).

Wenn die Eröffnungsphase nicht die erwarteten Fortschritte macht, muß das Baby durch Kaiserschnitt auf die Welt kommen. Doch gewöhnlich ist es nicht nötig, einen Kaiserschnitt zu machen, ehe nicht die Wehen begonnen haben. Es ist meist sogar besser, den spontanen Wehenbeginn abzuwarten, damit sicher ist, daß das Kind geburtsbereit ist und bei der Atmung keine Schwierigkeiten mit der Lunge hat. Sobald die Wehen begonnen haben, kann der Arzt entscheiden, ob es je nach Lage der Dinge zu einer vaginalen Geburt oder zu einem Kaiserschnitt kommt.

Querlage

Wenn Ihr Baby vier Wochen vor dem errechneten Geburtstermin seitlich, also in der Querlage, liegt, können Sie die gleichen Übungen wie bei der Steißlage machen. Vielleicht dreht sich Ihr Baby noch in die richtige Position, wenn Sie in der Eröffnungsphase knien und mit den Hüften kreisen. Bleibt das Kind in der Querlage, ist ein Kaiserschnitt unvermeidlich, es sei denn, es dreht sich im letzten Moment doch noch. Nutzen Sie diese Möglichkeit auf jeden Fall! Gehen Sie jeden Tag eine Stunde lang spazieren; das kann bewirken, daß der Kopf des Baby nach unten rutscht.

Gestreckter Hals

In ganz seltenen Fällen befindet sich der Kopf in einem sehr ungünstigen Winkel zum Körper: der Hals ist gestreckt statt gebeugt. Es kann sein, daß der Kopf so nicht durchs Becken tritt. Wenn Sie sich während der Eröffnungsphase ganz intuitiv bewegen, kann es gelingen, daß der Kopf sich doch noch in die richtige Position begibt. In diesem Fall steht einer normalen Geburt nichts mehr im Weg. Wenn der Hals gestreckt bleibt, können Saugglocke, Zange oder Kaiserschnitt notwendig werden.

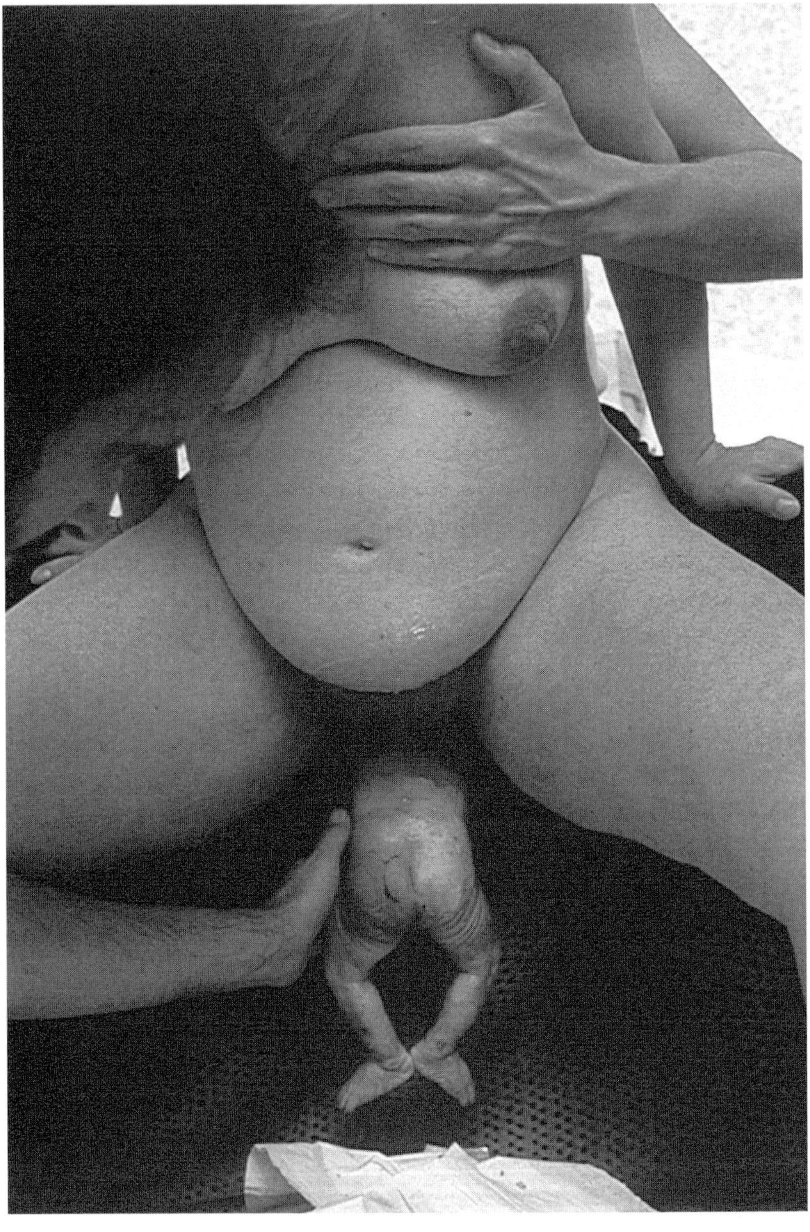

In der abgestützten aufrechten Hocke ist bei einer Steißgeburt die maximale Hilfe durch die Schwerkraft gesichert.

Dammrisse

In der Austreibungsphase, wenn der Kopf des Babys den Beckenausgang erreicht und durchtritt, wird das Dammgewebe weich und dehnt sich immer mehr. In der Hocke oder im Knien ist das Becken am weitesten geöffnet. Der Kreuzbeinbereich des Beckenbodens dehnt sich nach hinten aus und entspannt sich, so daß die Scheide sich so weit wie möglich öffnen kann. In dieser Haltung ist ein Riß weniger wahrscheinlich als in der halbliegenden Haltung, denn der Druck durch den tiefertretenden Kopf wird gleichmäßig auf die ganze Scheide verteilt. (In halbliegender Haltung wird der gesamte Druck auf das Dammgewebe ausgeübt, das sich dann in dieser Haltung nicht so gut dehnen kann.) Risse sind jedoch bei der Geburt ein natürliches Risiko. Gewöhnlich heilen Sie ohne Schwierigkeiten, und falls sie genäht werden müssen, wird das bei örtlicher Betäubung gemacht (s. 6. Kapitel).

Wie sich Risse vermeiden lassen

- ☐ Machen Sie während der Schwangerschaft regelmäßig die auf Yoga basierenden Übungen und die Beckenbodenübungen.
- ☐ Sie können in den letzten sechs Schwangerschaftswochen den Damm und den gesamten Scheidenbereich nach dem Baden mit Olivenöl massieren. Manche Hebammen empfehlen, den Damm mit den Fingern zu dehnen. In vielen Kulturen ist das überlieferte Praxis, doch wird der Damm ganz von selbst weicher.
- ☐ Bringen Sie Ihr Kind in einem abgedunkelten Zimmer oder an einem Ort zur Welt, wo Sie sich sicher und ungestört fühlen. Es sollten möglichst wenig Leute in Ihrer Nähe sein, damit Sie sich nicht beobachtet fühlen und deswegen verspannt sind.
- ☐ Gehen Sie bei der Geburt in die aufrechte Hocke oder knien Sie.
- ☐ Lassen Sie sich in der Austreibungsphase nicht zur Eile antreiben, halten Sie nicht für längere Zeit die Luft an, und pressen Sie nicht mit zuviel Anstrengung. Wenn Sie lange die Luft anhalten, spannt

sich der Beckenboden an, und die Sauerstoffzufuhr zum Baby kann beeinträchtigt werden. Lassen Sie sich von Ihrer Gebärmutter leiten, und geben Sie Ihrem eigenen Preßdrang nach. Wenn Sie sich Zeit lassen, kann der Damm sich ganz allmählich dehnen.

- ☐ Bitten Sie die Hebamme, Ihren Dammbereich nicht mit Desinfektionsmittel abzutupfen, denn dadurch wird die natürliche Gleitfähigkeit beseitigt und ein Riß wahrscheinlicher.
- ☐ Wenn Sie eine natürliche Haltung einnehmen, ist ein Dammschutz im allgemeinen nicht nötig. Wenn der Damm jedoch sehr fest zu sein scheint, helfen heiße Kompressen. Dazu können Handtücher, Windeln oder Waschlappen verwendet werden, die in eine Schüssel gelegt und mit heißem Wasser übergossen werden. Sobald die Kompresse genügend abgekühlt ist, sollte sie ein Helfer auswringen und zusammenfalten, dann am Handgelenk überprüfen, ob sie nicht zu heiß ist, und sie schließlich auf Ihren Damm legen. Nach jeder Wehe sollte eine neue Kompresse verwendet werden. Eine Kompresse ist sehr angenehm, sie fördert die Durchblutung in diesem Bereich und wirkt entspannend. Ganz schnell und einfach läßt sich eine solche Kompresse herstellen, wenn Sie eine Binde unter den Warmwasserhahn halten. Die Geburtshelferin drückt überflüssiges Wasser aus und legt die Kompresse auf.
- ☐ Ertasten Sie mit Ihren eigenen Händen den Kopf des Baby, wenn er durchzutreten beginnt, und schieben Sie den Damm zurück, oder massieren Sie ihn mit ein wenig Öl. Dr. Michael Rosenthal, Begründer des Family Birthing Centre in Upland, Kalifornien, hat die Erfahrung gemacht, daß bei Müttern, die dem Baby mit ihren eigenen Händen heraushelfen, der Damm selten reißt.
- ☐ Zögern Sie nicht, spontan zu schreien, wenn Sie pressen und das Baby kommt, denn wenn Ihr Rachen locker und durchlässig ist, entspannt sich auch Ihr Damm!

Dammschnitt

Beim Dammschnitt wird mit einer Schere in das Dammgewebe eingeschnitten, um die Scheidenöffnung zu vergrößern. Oft wird vorher eine Lokalanästhesie eingespritzt, damit der Schnitt nicht schmerzt, doch später beim Heilungsprozeß ist ein Dammschnitt oft schmerzhaft. Der Schnitt ist ungefähr 1,5 – 2,5 cm lang und durchtrennt Haut und Muskulatur des Damms. (Ein natürlicher Riß verläuft oberflächlicher und erreicht meist nicht die Muskelschichten.) Er wird entweder mittig oder schräg ausgeführt. Nach der Geburt wird der Schnitt genäht.

In einem Bericht über Dammschnitte, der 1981 vom National Childbirth Trust veröffentlich wurde, schrieb Dr. M.J. House folgendes: »Wir Geburtshelfer lehren, daß durch einen Dammschnitt Risse verhindert und die Wahrscheinlichkeit eines Gebärmuttervorfalls verringert werden, doch verfügen wir über wenige oder gar keine Beweise für diese Behauptung. Es gibt nicht nur keine Beweise dafür, daß Risse durch den Dammschnitt verhindert werden, sondern es gibt Ergebnisse, die genau das Gegenteil beweisen.«[30] Die Autoren des Reports kamen zu dem Ergebnis, daß ein Dammschnitt im allgemeinen unnötig ist, daß ein natürlicher Riß besser heilt und weniger psychische und körperliche Problcme mit sich bringt als ein Schnitt. Ich komme in meiner Arbeit zur gleichen Schlußfolgerung.

Zwar erkennen viele Experten jetzt, daß ein Dammschnitt völlig unnötig ist, doch gehört er in Deutschlands Kliniken nach wie vor zu den Routineeingriffen. Dieser häufigste geburtshilfliche Eingriff wird oft ohne Zustimmung der Frau vorgenommen, die ihn wahrscheinlich gar nicht braucht.

Wenn eine Frau in der Eröffnungsphase volle Bewegungfreiheit hat, wenn Sie in der Austreibungsphase aufrecht ist und wenn sie dabei unterstützt wird, sich Zeit zu lassen und ihrer Intuition zu folgen, statt mit größter Anstrengung zu pressen, ist ein Dammschnitt selten nötig. Ist das Dammgewebe besonders fest, können Kompressen zu einer besseren Durchblutung beitragen, und das Gewebe kann sich besser dehnen. Nur in seltenen Fällen, wenn das Dammgewebe wirklich besonders unnachgiebig ist oder wenn ein Dammschnitt für das Baby lebensrettend sein kann, weil er die Geburt beschleunigt, ist dieser Eingriff wirklich nötig. Wenn die Geburt aktiv verläuft, hat der Dammschnitt als Notmaßnahme durchaus seine Berechtigung.

Falls ein Dammschnitt nötig sein sollte, ist der Vierfüßlerstand wahrscheinlich die beste Haltung dafür. In dieser Haltung wird das Baby besser mit Sauerstoff versorgt, da kein Druck auf die inneren Blutgefäße ausgeübt wird, und diese Haltung ist für die Frau bequemer. Das Dammgewebe ist entspannt und für die Geburtshelfer gut erreichbar. Es besteht geringe Wahrscheinlichkeit, daß der Schnitt weiterreißt, da weniger Druck auf den Damm ausgeübt wird, wenn der Kopf geboren wird. Wenn es dem Baby schlecht geht, dann hilft die größere Scheidenöffnung in dieser Haltung, das Kind möglichst schnell zu gebären.

Wenn bei Ihnen ein Dammschnitt gemacht wurde, sollte das Nähen bald nach der Geburt erfolgen, um Blutverlust und Infektionen zu vermeiden und die Heilung zu fördern. Eine Lokalanästhesie ist unbedingt nötig.

Da die Nachwirkungen eines Dammschnitts sehr schmerzhaft sein können und der eigentliche Eingriff, auch wenn er kurz ist, eine Unterbrechung einer der intimsten und zutiefst persönlichen Erfahrungen in Ihrem Leben darstellen kann, sollten Sie dieses Thema mit Ihren Geburtshelfern ausführlich besprechen und Ihre Wünsche schriftlich festhalten lassen.

Periduralanästhesie (PDA)

Wenn Sie bei der Geburt aktiv sind und aufrechte Haltungen einnehmen, wird die Aussicht auf eine natürliche Geburt größer. Wenn jedoch eine PDA nötig wird, haben Sie Vorteile, wenn Sie sich neben der örtlichen Betäubung Haltungen zunutze machen, in denen die Schwerkraft wirksam werden kann.

Im Fall einer PDA ist die Seitenlage in der Eröffnungsphase günstiger als die halb liegende Haltung, wechseln Sie jedoch von Zeit zu Zeit die Seiten. Sie können sich aufrecht hinsetzen und sich leicht vorbeugen oder sich an die Bettkante setzen und sich mit Unterstützung Ihrer Helferin

leicht vorbeugen. Eine Haltungsveränderung ist sehr günstig, da eine PDA häufig mit dem Verlust von Muskelkraft einhergeht, was zu weniger wirksamen Wehen führt. Bewegung wirkt dem entgegen. Die halb liegende Haltung kann außerdem die Blutversorgung der Gebärmutter hemmen, die Seitenlage dient also auch dazu, fötalen Distreß zu verhindern.
Für die Geburt ist die Seitenlage gegenüber dem Zurücklehnen vorzuziehen. Wenn die PDA abgeklungen ist, können Sie vielleicht in die abgestützte Hocke gehen oder sich hinknien.
Im Garden Hospital in London gingen die meisten Frauen, die eine PDA hatten, mit Unterstützung von Helfern in die Hocke. In einem Fall, in dem die Herztöne des Baby sich nicht mehr erholten, wurden diese sofort wieder normal, als die Mutter eine aufrechte Haltung einnahm. Schließlich brachte sie ihr Kind ohne weitere Eingriffe zur Welt. Die Hebamme meinte, daß die Hocke das Baby vor einer Zangengeburt bewahrt habe.
Wenn Sie nach der PDA Ihr Kind in der Hocke zur Welt bringen möchten, ist es am besten, wenn Sie eine sehr gering dosierte Betäubung bekommen (die jederzeit aufgefrischt werden kann, falls das nötig sein sollte), so daß sie gegen Ende der Eröffnungsphase abklingen kann. Wenn der Muttermund vollständig eröffnet ist, sollten Ihre Helfer Ihnen vom Bett herunter helfen, damit Sie am Boden in die abgestützte Hocke gehen können. Dadurch fällt Ihnen das Mitschieben leichter, die Wahrscheinlichkeit einer spontanen Normalgeburt erhöht sich wesentlich.
Wenn Sie bei heftigen Wehen in ein Wasserbassin steigen, ist das die beste Möglichkeit zur Vermeidung einer PDA (s. 8. Kapitel).

Zange und Saugglocke

Das sind Instrumente, die im Notfall angewendet werden können, um Ihrem Baby schneller auf die Welt zu helfen. Die Zange besteht aus Metallöffeln ähnlich einem Salatbesteck. Der Geburtshelfer führt sie auf beiden Seiten des kindlichen Kopfes in die Scheide ein und unterstützt sanft die Drehung des Kopfes. Anschließend wendet er Zug an, um bei der Geburt des Babys nachzuhelfen. Bei einer Saugglocke wird Unterdruck am Kopf des Kindes erzeugt, um die Geburt zu unterstützen. Oft sind Zange und Saugglocke die Folge einer Verabreichung von Schmerzmitteln wie der PDA, die die Gebärmutter schwächen. In anderen Fällen machen eine regelwidrige Lage des Babys, das plötzliche Ansteigen des Blutdrucks oder fötaler Distreß die Anwendung der Zange oder der Saugglocke notwendig. Es läßt sich schwer bestimmen, welcher dieser beiden Eingriffe weniger schlimm für das Baby ist. Eine Saugglocke ist wahrscheinlich für die Frau schonender, da anders als bei der Zange meist keine Schmerzmittel und kein Dammschnitt nötig sind.

Wenn Sie eine aktive Geburt erleben, besteht eine geringere Wahrscheinlichkeit, daß Sie Medikamente brauchen. Durch stehende, hockende und kniende Haltungen verringert sich die Notwendigkeit eines Eingriffs mit Zange oder Saugglocke erheblich. Es kommt häufig vor, daß von einer Hebamme nach einer aktiven Geburt die Bemerkung zu hören ist, daß die Frau in der Rückenlage höchstwahrscheinlich eine Zangengeburt gehabt hätte.

Hocke und Vierfüßlerstand finden zwar bisher noch keine breite Anwendung, doch sind beide Haltungen bei diesen Eingriffen sehr viel besser als die übliche Rückenlage. Aufrechte Haltungen bringen folgende Vorteile mit sich:

- ☐ kein Druck auf die großen Blutgefäße und dadurch eine bessere Sauerstoffversorgung des Babys
- ☐ eine größere Öffnung des Beckenausgangs
- ☐ mehr Unterstützung durch die Schwerkraft
- ☐ maximale Entspannung des Dammgewebes
- ☐ geburtswirksamere Wehen
- ☐ mehr Bequemlichkeit für die Frau
- ☐ leichterer Zugang für die Geburtshelfer

Aktive Geburt und Medikamente

Medikamente, die Sie in der Schwangerschaft oder während der Geburt einnehmen, passieren die Plazentaschranke und gelangen in den Kreislauf des Babys. All diese Medikamente haben Nebenwirkungen. Gegner einer Geburt ohne Medikamente sagen, daß sie nicht bereit sind, der Natur ihren Lauf zu lassen, solange nicht bewiesen ist, daß die Natur mehr Sicherheit bietet als die hochentwickelte Technologie der Geburtshilfe. Doch fast keines der in der Geburtshilfe verwendeten Medikamente ist einer zuverlässigen Kontrolle und wissenschaftlichen Auswertungen unterzogen und dann als sicher befunden worden, was die Wirkung auf das Baby, die Geburt und die Langzeitwirkungen betrifft. Es gibt zweifellos Situationen, in denen Medikamente dazu beitragen können, daß die Geburt sicherer und erträglicher wird. Die bisher vorliegenden Forschungsergebnisse weisen jedoch deutlich darauf hin, daß viele Medikamente schädlich für Mutter und Kind und für die Bindungsphase unmittelbar nach der Geburt sein können. Auf Medikamente sollte deshalb nur im Notfall zurückgegriffen werden, keinesfalls sollten sie Bestandteil der routinemäßigen Geburtsleitung bei einer ganz normalen Geburt sein.
Eine aktive Geburt bewirkt folgendes:

- ☐ Es besteht ein geringerer Bedarf an Medikamenten.
- ☐ Unbehagen und Schmerz verringern sich.
- ☐ Die Gebärmutter kann ihre Funktion wirksamer erfüllen, so daß eine künstliche Wehenanregung gewöhnlich unnötig ist.
- ☐ Die Geburt verkürzt sich.
- ☐ Das Baby wird besser mit Sauerstoff versorgt.
- ☐ Es kommt seltener zu einer Zangen- oder Saugglockengeburt.
- ☐ Die Hormonausschüttung, durch die der gesamte Geburtsvorgang reguliert wird, wird nicht gestört oder unterbrochen.

Die Studien zu diesen Forschungsergebnissen sind für alle zugänglich, und dennoch werden die meisten Frauen zur Geburt ins Bett geschickt, bekommen Medikamente und werden an Apparate angeschlossen. Geburten werden immer noch künstlich eingeleitet und beschleunigt, wenn die Schwangerschaft etwas länger dauert oder die Geburt etwas langsamer vorangeht als im Durchschnitt. Diese Geburtsleitung wird häufig in bester Absicht praktiziert, im Namen der Sicherheit. Doch die routinemäßige Verabreichung von Medikamenten, kontinuierliche elektronische Herzton-Wehenüberwachung und andere Maßnahmen der Geburtsleitung unter Verwendung hochtechnisierter Apparatemedizin lassen die Zahl der nicht spontanen Geburten in die Höhe schnellen. Ausgehend von der Tatsache, daß die Mehrzahl aller Geburten komplikationslos verläuft und viel zu wenig Versuchsergebnisse für die Anwendung der modernen Geburtshilfe sprechen, ist die Praxis der routinemäßigen Verabreichung nicht gerechtfertigt.

Wenn eine Frau während der Eröffnungsphase an das Bett gefesselt ist, dann steigt die Notwendigkeit für Schmerzmittel und wehenanregende Mittel. Beinahe jede Teilnehmerin meiner Gruppen für aktive Geburt, die irgendwann während der Geburt die Rückenlage eingenommen hat, berichtete anschließend, wie sehr es sie überrascht hat, daß die Wehen dann sehr viel schmerzhafter waren.

Nur wenige Frauen können die Eröffnungsphase in der Rückenlage ohne Schmerzmittel überstehen. Wenn eine Frau bei der Geburt daran gehindert wird, ihren eigenen Impulsen zu folgen, um die richtigen Haltungen einzunehmen, entsteht das Bedürfnis nach Schmerzmitteln. Eine natürliche, aufrechte Haltung und die Möglichkeit, während der Wehen in einem Wasserbassin liegen zu können, macht Medikamente meist überflüssig.

»Wirklich extrem waren die Schmerzen nur, wenn ich wegen einer vaginalen Untersuchung auf dem Rücken liegen mußte. Ich glaube, wenn ich dauernd in dieser Haltung hätte bleiben müssen, wäre ich nicht ohne Medikamente ausgekommen, denn die Schmerzen waren unerträglich.«

Nachteile von Medikamenten

Wenn es um die Verabreichung von Medikamenten geht, ist eine wohlüberlegte Entscheidung wichtig. In der Literatur über Geburt wird die Anwendung von Medikamenten ausführlich beschrieben, doch einige der allseits bekannten Nachteile werden nicht erwähnt. Hier einige Beispiele für häufig verwendete Medikamente und ihre Nebenwirkungen:

Beruhigungsmittel

Beruhigungsmittel können Benommenheit, Verwirrungszustände und Schwankungen des Blutdrucks und der Pulsfrequenz hervorrufen. Sie gehen sehr schnell auf das Baby über und können Veränderungen der kindlichen Herztöne verursachen. Bei einem solchen Medikament kann es nach der Geburt bei Babys zu Problemen mit der Atmung und dem Saugreflex kommen, zu Gelbsucht, einem verminderten Muskeltonus und mangelnder Wachheit.

Schmerzmittel

Diese Mittel wirken schmerzmindernd und führen zu Benommenheit. Manchmal wirken sie unterstützend dabei, dass der Muttermund sich öffnet, wenn Schmerzen und Anspannung diesen Vorgang behindert haben (die halbe Dosis reicht meist aus). Doch solche Medikamente haben erhebliche Nebenwirkungen:

- ☐ Sie unterdrücken den Atemreflex des Babys. Wenn ein Kind eine hohe Dosis abbekommen hat, kann es sein, daß es nur schwer selbständig atmet und unter Sauerstoffmangel leidet (vor allem, wenn die Nabelschnur direkt nach der Geburt durchtrennt wurde). Möglicherweise wird dem Baby ein Antidepressivum verabreicht, um die Wirkung des Schmerzmittels aufzuheben. Es kann sein, daß eine Wiederbelebung nötig ist (Sauerstoffgabe und Beatmung).
- ☐ Der Saugreflex des Babys kann beeinträchtigt sein. Das Stillen kommt dann wochenlang nicht richtig in Gang und wird schließlich aufgegeben.
- ☐ Schmerzmittel sind nur in hoher Dosierung gegen Schmerzen wirklich wirksam, führen dann aber oft zu Benommenheit, so daß die Frau nicht mehr mit den Wehen zurechtkommt (vor allem, wenn sie mit einem Mittel gegen Übelkeit kombiniert werden, was gewöhnlich der Fall ist).
- ☐ Wenn diese Medikamente zu spät verabreicht werden (nach mehr als 7 cm Eröffnung), ist die Frau nicht in der Lage, sich auf das Mitschieben zu konzentrieren. In diesem Fall wirken sie beim Baby länger nach,

da sie noch mehrere Tage nach der Geburt im Kreislauf vorhanden sind und das Baby beim Abbau von Giftstoffen nicht mehr vom Körper der Mutter unterstützt wird.

- ☐ Sie können den ersten Kontakt von Mutter und Kind stören, da beide anschließend schläfrig sind.

Homöopathische Mittel und Bachblüten für die Geburt

Für jedes Unwohlsein gibt es eine Auswahl homöopathischer Mittel. Homöopathen wählen die Heilmittel nach individuellen Merkmalen aus, die sie durch genaue Befragungen in Erfahrung bringen. Bei vielen Beschwerden wirkt ein bestimmtes Mittel jedoch bei den meisten Menschen. Niedrig potenzierte homöopathische Mittel gibt es in jeder Apotheke, und viele Frauen berichten von ihrer guten Wirkung. Sie richten keinen Schaden an und vertragen sich mit allen anderen Mitteln, die Sie möglicherweise einnehmen. Folgende Mittel möchten Sie sich vielleicht für die Geburt besorgen:

- ☐ *Arnika* gegen Schmerzen
- ☐ *Akonit* bei Ängstlichkeit und Unruhe
- ☐ *Kali Phos* gegen Erschöpfung
- ☐ *Caulophyllum* bei schwachen, geburtsunwirksamen Wehen. (Nehmen Sie dieses Mittel nicht während der Schwangerschaft!)
- ☐ *Notfalltropfen aus der Bachblütentherapie*: Sie können diese Zusammenstellung aus Blütenessenzen auch während der ganzen Schwangerschaft nehmen. Geben Sie eine Pipette voll in ein Glas Wasser zum Trinken. Um die Übergangsphase (vor Beginn der Preßwehen) abzumildern, nehmen Sie 10 Tropfen in ein wenig Wasser oder eine Pipette voll unverdünnt ein.

Da Ihr Körper bei der Geburt homöopathische Mittel sehr rasch aufnimmt, können Sie jede halbe Stunde eine Dosis davon nehmen. Wenn Sie mehr als nur ein Mittel zu sich nehmen, machen Sie zwischen jeder Einnahme eine Pause von 10 Minuten.

Medikamente zur Leitungs- und Lokalanästhesie

- ☐ Sie kommen bei der Leitungsanästhesie wie der Periduralanästhesie (PDA) und der Lokalanästhesie wie dem Pudendusblock zur Anwendung. Die PDA betäubt die Schmerzempfindung meist von der Taille abwärts, die Frau bleibt bei Bewußtsein. Das ist besonders beim Kaiserschnitt ein Vorteil, denn in diesem Fall ist eine länger dauernde Anwendung der Mittel nicht notwendig, weshalb die Wirkung auf das Baby geringer ist als bei der Anwendung als Schmerzmittel während der Eröffnungsphase. Beim Kaiserschnitt in PDA wird die Bindung zwischen Mutter und Kind erleichtert, denn die Mutter ist während der Geburt und direkt danach bei Bewußtsein.
- ☐ Eine Leitungsanästhesie verringert den Muskeltonus der Gebärmutter und der Blase; ihre jeweilige Funktion ist dadurch beeinträchtigt. Deshalb wird evtl. ein Blasenkatheter eingeführt, und wegen der geschwächten Gebärmutter besteht die größere Wahrscheinlichkeit, daß bei Spinal- und Kandalanästhesie die Zange oder die Saugglocke verwendet werden (doch die aufrechte Haltung in der Austreibungsphase, nachdem am Ende der Eröffnungsphase die Wirkung des Mittels abgeklungen ist, kann Eingriffe verhindern helfen).
- ☐ Mit den Schmerzen bei der Geburt gehen der Frau auch die lustvollen Gefühle verloren.
- ☐ Leitungsanästhesien wirken nicht immer wunschgemäß: Manchmal spricht nur eine Seite darauf an. Es kann auch passieren, daß der Anästhesist Schwierigkeiten bei der Verabreichung des Mittels hat und viel Zeit zum Setzen der PDA braucht. Die Mutter muß dabei während einer heftigen Wehe bewegungslos verharren.
- ☐ Nebenwirkungen wie Kopfschmerzen können bei Leitungsanästhesien noch eine Woche nach der Geburt andauern.
- ☐ Eine falsch verabreichte PDA kann zu einer Lähmung führen, allerdings kommt das sehr selten vor.
- ☐ Durch die PDA sinkt der Blutdruck, was eine verminderte Sauerstoffzufuhr für das Baby bedeuten kann. Wenn eine Frau sich längere Zeit in einer liegenden Haltung befindet, was bei einer PDA früher nötig war, verringert sich auch dadurch die Sauerstoffversorgung. Die Mutter

brauchte deshalb einen Tropf mit Nährflüssigkeit, der den Blutkreislauf stabil hielt, damit das Baby besser versorgt war. Wenn nämlich der Blutdruck der Mutter zu sehr absinkt, kann das zu Ohnmacht und Benommenheit führen.

- ☐ Der Zustand eines Babys ist nach einer PDA sehr viel besser als nach einem schmerzlindernden Mittel, bei dem das Baby schlaff und dadurch viel weniger reaktionsbereit als normalerweise sein kann. Dies dauert so lange an, bis das Medikament in seinem Blutkreislauf abgebaut ist.
- ☐ Bei Vollnarkose, die bei einem Kaiserschnitt nötig wird, ist man bestrebt, dass das Kind innerhalb von drei Minuten nach Narkosebeginn geboren ist, damit das Narkosemittel nicht in den Blutkreislauf des Babys gelangt und es durch Schläfrigkeit einen schwierigen Start hat.

Wenn es zu einer Komplikation oder einer lebensbedrohlichen Situation kommt, bieten geburtshilfliche Eingriffe und Medikamente ein Sicherheitsnetz. Oft ist es möglich, die Anwendung von Medikamenten mit einer aktiven Geburt zum Vorteil von Mutter und Kind miteinander zu kombinieren. Wenn sie jedoch routinemäßig angewendet werden, können sie sowohl körperliche als auch psychische Schäden hervorrufen.

Totgeburt

Wenn ein Kind tot geboren wird, hat die aktive Geburt viele Vorteile. Eine spontane Geburt ohne Anwendung von Medikamenten kann für die Mutter bedeuten, daß diese Erfahrung ihr auch etwas gegeben hat, das sie vielleicht bei späteren Geburten einbringen kann. Wenn sie das Kind im Knien zur Welt bringt, bleibt für ihre Helfer Zeit, sie darauf vorzubereiten, ihr Baby anzuschauen und anzufassen. Sie erholt sich schneller und fühlt sich körperlich gut, was ihr bei den seelischen Schmerzen hilft, die nach einer solchen Erfahrung unvermeidlich sind. Wenn der Vater des Babys dabei ist, kann es für die Beziehung der beiden viel bedeuten, wenn sie die Geburt und das Trauern miteinander teilen.

»Rückblickend haben meine beiden Schwangerschaften einen überwältigenden Eindruck auf mich gemacht; in Erinnerung geblieben sind Frieden und Wohlergehen. Beide Male begann ich im dritten Monat mit den Übungen und war sehr zufrieden mit meinen körperlichen Fähigkeiten. Leider kam mein erstes Kind tot zur Welt, doch da ich dazu ermuntert wurde, alles anzuwenden, was ich im Kurs gelernt hatte, tat ich mein Bestes, damit die Geburt so gut und natürlich wie möglich verlief. Ich bin sicher, daß mir das enorm dabei geholfen hat, den Schmerz zu akzeptieren und mit dem Verlust zu leben. Bei der Geburt meines zweiten Kindes war ich froh, daß ich beim ersten Mal auch diese gute Erfahrung gemacht hatte.«

Hinweise für die Geburtshelfer

Wenn Sie dieses Buch von einer Frau bekommen, die das Gelesene in die Tat umsetzen möchte, dann hoffe ich, daß Sie ihr gerne dabei behilflich sind. Die Atmosphäre bei einer aktiven Geburt trägt dazu bei, daß Familien, die unter anderem aus medizinischen Gründen vorziehen, ihr Kind in der Klinik zur Welt zu bringen, sich bei der Geburt annähernd wie zu Hause fühlen. Es ist möglich, die psychologischen Vorteile einer Hausgeburt mit der Sicherheit, die eine Klinik bietet, durch einige grundlegende Veränderungen miteinander zu kombinieren. Notwendig hierfür ist vor allem eine veränderte Einstellung gegenüber den Frauen.

»Das unerschütterliche Vertrauen meines Arztes zu den normalen, gesunden Körpervorgängen spielte eine große Rolle; ich war während der Schwangerschaft und bei der Geburt ruhig und zuversichtlich.«

»Die Hebamme und die Hebammenschülerin waren freundlich und meinten: ›Sie können alles machen, was sie möchten.‹ Ebenso verhielt sich die Nonne, die die Entbindungsstation leitete und die ich noch von Michaels Geburt her kannte. Sie erinnerte sich noch an uns und begrüßte uns herzlich. Sie bot uns gleich an, eine Decke am Boden auszubreiten, falls ich wieder mein Kissen benützen wolle.«

Daß die Gebärende eben nicht als Patientin angesehen wird, spielt eine ganz wichtige Rolle. Die Geburtshelfer sollten sich als ihre Gäste betrachten, die dazu da sind, ihr bei der Geburt zur Seite zu stehen. Dies ist für die Frau ein ganz besonderes Ereignis in ihrem Leben, ihre Sexualität, ihre Beziehungen und ihre Gefühle betreffend. Sie sollten die Fortschritte von Mutter und Baby zwar sorgfältig beobachten, jedoch nicht in den natürlichen Geburtsablauf eingreifen, und Eingriffe zur Gewährleistung der Sicherheit auf ein Minimum reduzieren. Das bedeutet, daß die Mutter und auch ihre Geburtshelfer sich mehr auf ihre Impulse und ihre Intuition verlassen. Untersuchungsergebnisse haben gezeigt, daß die Statistiken ein eindrucksvoll besseres Ergebnis aufweisen (zum Beispiel in Holland und in Pithiviers in Frankreich), wenn sowohl zu Hause als auch in der Klinik die Geburt als etwas Natürliches, Instinktives angesehen wird und möglichst wenig Eingriffe vorgenommen werden. Bei der aktiven Geburt kann die Hebammenkunst endlich wieder zur Anwendung kommen, und die Geburtshelfer haben die Möglichkeit zu mehr Spontaneität und Flexibilität.

»Ich wurde gleich ins Geburtszimmer geführt und bekam ein großes Kissen, damit mein eigenes sauber blieb. Es war nur eine Hebamme da, die mich tun ließ, was ich wollte; sie half mir bei der Hocke, gab mir Hinweise beim Atmen und massierte mich.«

Das Geburtszimmer

Es folgt eine Liste nützlicher Dinge, die in dem Zimmer vorhanden sein sollten, in dem die Frauen die Eröffnungsphase verbringen und ihr Kind gebären:

- ☐ Vorhänge, die zugezogen werden können, um das Zimmer abzudunkeln
- ☐ Dimmer, um das Licht zu dämpfen
- ☐ ein Sitzsack oder eine Menge Kissen mit schönen, farbigen Überzügen
- ☐ ein bequemer Schemel als Stütze in der Hocke, vielleicht ein Gebärstuhl aus Holz
- ☐ ein bequemer Armsessel
- ☐ ein Kassettenrekorder (oder die Frauen bringen ihren eigenen mit)
- ☐ ein transportables Gerät zum Abhören der Herztöne (Stethoskop oder Dopton)
- ☐ eine Wärmflasche
- ☐ ein elektrischer Wasserkessel
- ☐ eine waschbare, rutschfeste Yogamatte, auf der die Mutter bei der Geburt stehen und in die Hocke gehen kann

Wasser ist in der Eröffnungsphase eine solche Wohltat, daß zum Geburtszimmer ein Bad und eine Dusche gehören oder zumindest in der Nähe zur Verfügung stehen sollten. Ein kleines Bassin oder eine Doppelbadewanne (etwas tiefer als die üblichen) sind sehr nützlich.

Wenn im Geburtszimmer ein Bett steht, sollte es nicht zu hoch und nicht zu schmal sein. Am bequemsten ist ein kleines Podest mit einer festen Matratze. Vergessen Sie nie, daß die Möbel in einem Raum die Regeln dafür liefern, wie man sich darin zu benehmen hat. Wenn das erste, was eine Frau beim Betreten des Raums sieht, ein Entbindungsbett ist, hat sie sofort das Gefühl, daß sie sich da hineinlegen sollte, und ist bereits zur »Patientin« geworden, die all ihres Einflusses beraubt ist.

Der Frau beistehen

Hebammen üben zum großen Teil einen sozialen Beruf aus: sie arbeiten mit einer Familie, die Zuwachs bekommt oder mit einem Paar, aus dem eine Familie wird. Für die Frau ist die Geburtshelferin enorm wichtig. Wenn sie das Gefühl hat, daß die Hebamme eine Freundin ist, eine Person, der sie völlig vertrauen darf und bei der sie ganz entspannt sein kann, geht die Geburt besser voran und wird für alle Beteiligten zu einer positiven Erfahrung. Das Hauptanliegen der Geburtshelfer ist natürlich die sichere Geburt eines gesunden Babys, das eine gesunde Mutter hat. Wenn die Frauen jedoch darin unterstützt werden, ihren eigenen Impulsen zu folgen, indem Sie als Geburtshelfer zeigen, daß man ihnen vertrauen kann, dann verhelfen Sie diesen Frauen zu einer sowohl befriedigenden als auch sicheren Geburt. Ihr Glaube an den natürlichen Geburtsvorgang vermittelt den Gebärenden Selbstvertrauen, vor allem, wenn es kritische Phasen gibt.

Wenn Sie in einer großen Klinik arbeiten, wo Geburt etwas ganz Alltägliches ist, müssen Sie sich immer wieder selbst daran erinnern, daß sich eine Geburt für die betreffende Familie nur einmal oder wenige Male in ihrem Leben ereignet. Deren Privatsphäre und die Bedeutung und Intimität der Geburtserfahrung sollten immer respektiert werden.

Die Frau fühlt sich viel leichter heimisch, wenn sie ermuntert wird, sich während der Eröffnungsphase und bei der Geburt frei zu bewegen und das Kind am Boden zur Welt zu bringen, wenn sie das möchte. Zu diesem Zweck können ein sauberes Laken, eine feste Matratze oder eine rutschfeste Yogamatte auf den Boden gelegt werden. Wenn die Geburt kurz bevorsteht, kann die Frau eine sterile Binde oder ein saugfähiges Tuch zwischen ihre Beine gelegt bekommen.

Bei heftigen Wehen und in der Übergangsphase (zwischen Eröffnungs- und Austreibungsphase) ist es wichtig, daß die Mutter ungestört ist, damit sie sich dem Vorgang überlassen und sich öffnen kann. Es sollte möglichst wenig Ablenkungen geben, vor allem zu Beginn der Austreibungsphase. Routinemäßige vaginale Untersuchungen, um zu überprüfen, wie weit der Muttermund geöffnet ist, sind meist unnötig (s. S. 228). In der Austreibungsphase brauchen die Frauen selten Anweisungen, sollten aber ermuntert werden, sich ganz gehen zu lassen und mitzuschieben, wenn ihnen danach zumute ist. Die Gebärhaltung brauchen sie erst beim Durchtreten des kindlichen Kopfes einzunehmen (s. S. 180ff.)

Die nötige Überprüfung des Muttermundes und der Herztöne kann in Haltungen vorgenommen werden, die der Mutter angenehm sind, so daß sie möglichst wenig gestört wird. Sie sollten nie aus dem Auge verlieren, daß der sich eröffnende Muttermund der empfindlichste und verletzlichste Körperteil der Gebärenden ist.

Für manche Frauen und auch ihre Partner bedeutet es eine große Beruhigung, wenn sie eine gute Freundin oder eine Verwandte mit zur Geburt bringen können. Dadurch haben sie doppelte emotionale Unterstützung, und auch das Klinikpersonal hat davon Vorteile.

Wenn die Frau größere Kinder hat, sollten diese sehr bald nach der Geburt (innerhalb der ersten Stunde) dazukommen dürfen, um das Baby willkommen zu heißen und mit ihrer Mutter zusammensein zu können. Direkt nach der Geburt können Sie dazu beitragen, daß die besten Bedingungen für die Entstehung einer Bindung gegeben sind, indem Sie die wichtigen Untersuchungen am Neugeborenen durchführen, während es in den Armen der Mutter liegt.

Dann sollte die Familie mindestens eine halbe Stunde Zeit für sich allein haben; die Hebamme kann sich diskret in der Nähe aufhalten. Die Frau sollte etwas zu trinken bekommen. Das Baby kann noch nackt bleiben, muß aber warm eingewickelt sein, am besten in ein Moltontuch, damit viel Körperkontakt möglich ist. Eine eingehende Säuglingsuntersuchung und das Nähen von Rissen kann sich daran anschließen, wenn alles in Ordnung ist.
Nach einem so einschneidenden Erlebnis wie einer Geburt kann eine Trennung traumatisch sein. Wenn der Vater in der ersten Nacht oder den ersten Tagen bei der Frau bleiben kann, bringt das viele psychische Vorteile mit sich.

»Als alle gegangen waren und ich nach einem Bad im Bett lag, mein Mann schlafend auf der einen Seite und mein winziges Baby in meinen Armen auf der anderen, überkam mich ein tiefes Gefühl des Friedens, ich fühlte mich im Einklang mit der Welt und den Naturgesetzen.«

Die in diesem Buch empfohlenen Übungen können auch den Geburtshelfern nützen; auch für sie ist es wichtig, sich im Knien und in kauernden Haltungen wohlzufühlen, wenn Sie eine Frau betreuen, die sich in der Hocke befindet. Am besten tragen Sie bei der aktiven Geburt Hosen. Manche Hebammen finden Overalls ideal für diesen Zweck. Achten Sie darauf, in gebeugter Haltung oder in der Hocke Ihren Rücken zu schonen: gehen Sie in die Knie, oder verwenden Sie einen sehr niedrigen Schemel. Die Krankengymnastin an Ihrer Klinik kann Ihnen vielleicht dabei behilflich sein, passende, weniger belastende Haltungen zu finden.

8 Wassergeburt

Bisher haben wir uns mit der Wirkung der Schwerkraft beim normalen Geburtsablauf beschäftigt. Wir haben uns die Nachteile der Rückenlage oder einer unbeweglichen Haltung in der halb sitzenden Stellung, bei der der Schwerkraft entgegengewirkt werden muß, vor Augen geführt und sind darauf eingegangen, welche Körperhaltungen es Ihnen ermöglichen, in Einklang mit der Schwerkraft und Ihrer eigenen Intuition zu kommen. Wenn Sie in der Eröffnungsphase in ein Becken mit warmem Wasser steigen, wird die Wirkung der Schwerkraft durch den Auftrieb des Wassers verringert, so daß Sie sich im Wasser treiben lassen und mehr oder weniger schwerelos verschiedene Haltungen einnehmen können. Viele Frauen fühlen sich vom Wasser angezogen und stellen fest, daß das Eintauchen in warmes Wasser hilft, sich zu entspannen und sich den willentlich nicht zu beeinflussenden Kräften, die in ihrem Körper wirken, zu überlassen, so daß Schmerzen und Beschwerden bei sehr heftigen Wehen abgemildert werden. Manche Frauen bleiben auch in der Austreibungsphase im Wasserbecken und bringen ihr Kind im Wasser zur Welt. Die Vorteile eines Wasserbeckens während der Geburt werden mehr und mehr anerkannt. Ich hoffe, daß der Aufenthalt im Wasser bei der Geburt in den nächsten Jahrzehnten als Gebärmöglichkeit stärkere Verbreitung findet und immer mehr Frauen ein Wasserbecken zur Verfügung steht, das sie bei Bedarf nutzen können.

Zur Geschichte der Wassergeburt

Wasser ist unser ursprüngliches Element. In den ersten neun Monaten ist der Fötus während seiner Entwicklung im Mutterleib vom Fruchtwasser umgeben. Dieses Wasser bietet dem Baby eine ideale Umgebung, denn es ist dadurch gegen Stöße und Verletzungen geschützt. Das Baden im warmen Wasser spielt im weiteren Leben des Kindes – und des Erwachsenen – eine wichtige Rolle als Möglichkeit, sich zu erholen und Spannungen abzubauen. Wasser wird therapeutisch bei der Hydrotherapie eingesetzt und zur Reinigung oder Weihung bei religiösen Zeremonien auf der ganzen Welt benutzt.

In den vergangenen Jahrzehnten hat das Interesse zugenommen, sich während der Schwangerschaft, der Geburt und im Säuglingsalter die Vorteile des Wassers zunutze zu machen. Neben Yoga ist Schwimmen eine ausgezeichnete Bewegungsmöglichkeit in der Schwangerschaft. Ohne die volle Wirkung der Schwerkraft kann die Frau sich angenehm leicht fühlen, ihre Bewegungsfreiheit genießen und gleichzeitig ihren Kreislauf stärken. Hebammen wissen schon seit vielen Jahren, daß ein warmes Bad sehr entspannend wirkt und den Fortgang der Geburt beschleunigen kann.

Wirklich eingehend hat sich in den sechziger Jahren als erster der russische Forscher Igor Tscharkowskij damit auseinandergesetzt, was vor sich geht, wenn eine Frau bei der Geburt in ein Wasserbecken steigt, das tief genug ist, damit ihr ganzer Körper untertauchen kann, und dann ihr Kind auch im Wasser zur Welt bringt.[31] (Vor ihm haben sich jedoch auch schon andere russische Forscher mit diesem Thema beschäftigt.) Kurz darauf machte Frédérick Leboyer seine Idee publik, das Neugeborene direkt nach der Geburt in einer Wanne mit warmem Wasser zu baden, um ihm zu helfen, sich ganz allmählich an das Leben außerhalb der Gebärmutter anzupassen.

Ein weiterer Pionier auf dem Gebiet der Wassergeburt ist Michel Odent, der als erster warmes Wasser zur Schmerzlinderung bei der Geburt einsetzte. Er stellte 1977 ein einfaches, aufblasbares Wasserbecken neben dem »wilden« Gebärzimmer im Allgemeinkrankenhaus in Pithiviers auf.

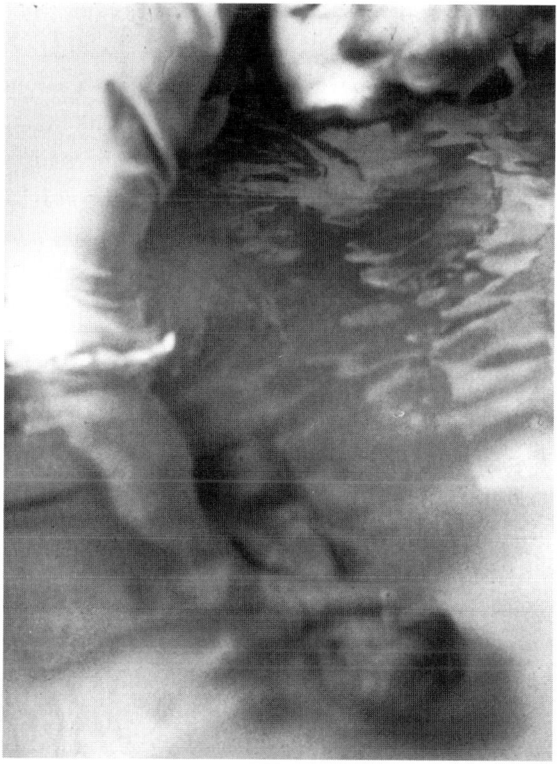

Michel Odent hebt ein Baby aus dem Wasser, das in Pithiviers unter Wasser geboren wurde.

Bis 1983 hatten Tausende von Frauen dieses Becken während der Geburt benutzt, etwa hundert haben ihr Kind im Wasser zur Welt gebracht.[32] Odent betont, daß es seiner Meinung nach nicht das Ziel sein kann, das Kind unter Wasser zu gebären, sondern daß warmes Wasser ein Mittel zur Geburtserleichterung darstellt. Seine Erfahrungen ergeben, daß die meisten Frauen das Becken zur Austreibungsphase wieder verlassen. (Im Garden Hospital in London bleiben überraschenderweise 30 bis 50 Prozent der Frauen, die während der Eröffnungsphase das Becken benutzt haben, auch zur Geburt des Babys im Wasser. Ich selbst stimme mit Odent überein, daß der Geburtsvorgang im Wasser nicht erklärtes Ziel sein sollte.) Das Becken wird hauptsächlich deshalb benutzt, um die Schmerzen zu lindern und mehr Entspannung zu ermöglichen, so daß die Frau die Wehen ohne Medikamente verarbeiten kann.

Odent fand heraus, daß ein Wasserbecken vor allem für jene Frauen eine große Hilfe war, die eine lange, schmerzhafte Geburt hatten (besonders bei gleichzeitigen Rückenschmerzen) und bei denen die Geburt nach 5 cm Eröffnung nur sehr langsam voranging. Nachdem die Frauen im Becken waren, dämpfte die Hebamme meist das Licht, und oft war die Frau dann innerhalb weniger Stunden vollständig eröffnet.
Wenn die Frau ihr Kind im Wasser zur Welt brachte, schien nach Odents Beobachtungen der Aufenthalt im Wasser auch zu einem intensiveren Kontakt zwischen Mutter und Baby beizutragen. Die Mutter konnte ihren Emotionen leichter freien Lauf lassen, das Baby entspannte sich mehr und ließ sich besser im Arm halten. Odent konnte weder in der Eröffnungsphase noch während der Geburt im Wasser besondere Risiken feststellen.[33] »Es müßte möglich sein,« meint Odent, »daß jede herkömmliche Klinik ein solches Becken in der Nähe des Geburtszimmers oder des Operationssaals installiert... Im Wasser zu liegen ist eine wirksame, leichte und wirtschaftliche Methode, um den Bedarf an Medikamenten und geburtshilfliche Eingriffe zu reduzieren.«[34]
Seit Anfang der achtziger Jahre werden Wasserbecken immer häufiger verwendet, und viele verschiedene Gruppen von Leuten berichten über ähnlich positive Ergebnisse, vor allem in England, USA, Belgien, Skandinavien, Australien und Neuseeland.[35] In England waren im Januar 1992 in 30 staatlichen Kliniken Wasserbecken installiert und mehr als 100 transportable Becken in ständigem Gebrauch. Auch in den USA werden immer mehr Wasserbecken im Geburtszimmer aufgestellt.
Die Geburt im Wasser ist für viele Eltern eine Möglichkeit, das Geburtstrauma ihres Babys zu verringern und sicherzustellen, daß der Übergang vom Wasser in der geschützten Umgebung der Gebärmutter aufs Festland, wo die Schwerkraft voll wirksam wird, möglichst sanft vonstatten geht. Die Untersuchungen über den Gebrauch von Wasserbecken sind noch nicht abgeschlossen, doch die bisherigen Ergebnisse bestätigen eindeutig, daß Wasserbecken eine wirksame und unschädliche Hilfe für Frauen bei der Geburt sind, eine Hilfe, durch die der Bedarf an Medikamenten und Eingriffen zusätzlich reduziert werden kann. Frauen, die ein Wasserbecken zur Verfügung hatten, sind begeistert darüber, wieviel Entlastung das Wasser ihnen gebracht hat. Auch die Geburtshelfer sind von den Ergeb-

nissen beeindruckt. Sie haben festgestellt, daß ihre Arbeit leichter und befriedigender wird.

Wenn Sie eine Wassergeburt in Erwägung ziehen

Wenn Sie sich überlegen, ob Sie bei der Geburt ein Wasserbecken benutzen möchten, ist es ratsam, weder von festen Vorstellungen auszugehen noch einen ganz bestimmten Ablauf zu erwarten. Niemand kann im voraus wissen, was sein wird. Vielleicht wird Ihnen plötzlich bewußt, daß Sie gar nicht gern im Wasser sind, oder eine unerwartete Komplikation schließt die Benutzung des Wasserbeckens aus. Vielleicht geht alles so schnell, daß Sie das Becken gar nicht nutzen können. Es kann auch sein, daß Sie das Becken nur in der Eröffnungsphase benutzen möchten und dann Ihr Kind doch im Wasser zur Welt bringen. Manche Frauen, die das Becken nicht benutzten, obwohl sie eine Wassergeburt geplant hatten, fanden das Wasserbecken in den Tagen nach der Geburt äußerst angenehm.
Die Geburt ist auf jeden Fall ein Abenteuer, und es ist beruhigend, wenn Ihnen ein Wasserbecken zur Verfügung steht, das Sie bei Bedarf verwenden können.

Praktische Gesichtspunkte

Das Wasserbecken sollte groß und tief genug sein, um darin verschiedene Haltungen einnehmen zu können und einer zweiten Person Platz zu bieten. Am besten ist das Becken so tief, daß im Sitzen gerade die Brüste der Frau mit Wasser bedeckt sind. Es gibt inzwischen viele verschiedene Ausführungen, die Sie kaufen oder mieten können, einige sind transportabel und können bei Ihnen zu Hause oder in der Klinik kurzfristig aufgestellt werden (s. »Adressen«). Das Becken sollte mit einer leistungsfähigen Pumpe, einer Aufheizmöglichkeit und einem Thermostat ausgestattet sein. Ein Wasserthermometer und ein großes Plastiksieb zum Reinigen des Wassers sind wichtige Extras. Der Beckenrand muß gepol-

stert sein, damit Sie sich an etwas Weiches anlehnen können; gut gebrauchen können sie wahrscheinlich mehrere Wasserkissen.
Die Wassertemperatur sollte angenehm sein, ca. 37,2 Grad C betragen, also etwa Körpertemperatur haben. Wenn das Wasser zu warm oder zu kühl ist, kann sich das auf die Wehen auswirken. Gefüllt wird das Becken mit gewöhnlichem Leitungswasser, es sind keine Zusätze nötig, allerdings fügen mache Leute Salz hinzu, um den Salzgehalt des Fruchtwassers nachzuahmen (ein gehäufter Teelöffel pro vier Liter Wasser). Das Becken muß zuvor mit einem milden Desinfektionsmittel gereinigt werden, es sei denn, es ist mit einer Einwegplastikschicht ausgekleidet.

Die Vorbereitung auf die Wassergeburt

Die in diesem Buch beschriebenen, auf Yoga basierenden Übungen stellen eine ausgezeichnete Vorbereitung auf die Wassergeburt dar. Sehr vorteilhaft ist es, wenn Sie außerdem in der Schwangerschaft viel schwimmen und sich jeden Tag eine Weile im Wasser entspannen, besonders in den letzten drei Monaten. Spezielle Übungen im Wasser sind nicht nötig, doch können Sie einige der Haltungen in diesem Buch auch unter Wasser ausprobieren. Sanftes Brust- und Rückenschwimmen ist sehr angenehm, und wenn Sie sich auf dem Rücken liegend treiben lassen, ist das wunderbar entspannend, denn der Auftrieb entlastet Sie vom zusätzlichen Gewicht.
Viele Schwangere genießen Vollbäder, manchmal mehrmals am Tag. Ein paar Tropfen ätherisches Öl, wie zum Beispiel Lavendel, Mandarine, Rose oder Jasmin, können sehr zur Entspannung beitragen.

Wasser während der Eröffnungsphase

Allgemein wird davon ausgegangen, daß die Frau am besten bei 5 cm Eröffnung ins Wasser steigt, dann also, wenn die Wehen sehr intensiv werden. (Es ist beobachtet worden, daß die Wehen manchmal schwächer werden und die Geburt länger dauert, wenn die Frau sich schon früher ins Becken legt.) Das ist zwar ein wichtiger Anhaltspunkt, jedoch keine Regel. Wenn Sie den unwiderstehlichen Drang verspüren, sich ins Wasserbecken zu begeben, dann tun Sie sich keinen Zwang an!

Überprüfen Sie zuvor die Wassertemperatur; sie sollte nicht zu hoch sein. Ein abgedunkeltes Zimmer, in dem eine ruhige, friedliche Atmosphäre herrscht, ist angenehm. Es sollten nur die Leute im Raum sein, die unbedingt anwesend sein müssen. Die Hebamme sollte die Herztöne abhören, bevor Sie ins Wasser steigen. Nötigenfalls kann sie das von Zeit zu Zeit mit einem tragbaren Dopton oder einem herkömmlichen Stethoskop wiederholen. Das läßt sich leicht bewerkstelligen, während Sie im Becken sitzen, stehen oder knien, oder Sie können sich an der Wasseroberfläche treiben lassen, wobei jemand sanft Ihren Lendenbereich unterstützt.

Im Wasser können Sie sich entspannen und völlig loslassen, während der Wehe ruhig und tief atmen, sich bewegen und die Haltung immer wieder verändern, so daß Sie es möglichst bequem haben. Sie können sich hinknien und am Rand abstützen, hocken, zurückgelehnt sitzen oder sich treiben lassen, und es kann sein, daß es Ihnen Spaß macht, manchmal den ganzen Körper, auch den Kopf, unterzutauchen. Sie werden feststellen, daß es Ihnen im Wasser möglich ist, sinnliches Vergnügen an ihrem Körper zu finden, alles um sich herum zu vergessen und sich ganz Ihren inneren Impulsen zu überlassen. Bei den meisten Frauen verändert sich die Schmerzwahrnehmung im Wasser; es fällt ihnen sehr viel leichter, die Wehen in ihrer Heftigkeit anzunehmen.

Sobald Sie die Möglichkeit hatten, sich im Wasser zu entspannen, wird die Geburt wahrscheinlich schnell vorangehen. Manchmal werden die Wehen jedoch auch schwächer. Wenn das andauert, steigen Sie am besten aus dem Becken und lassen die Schwerkraft wirken. Nachdem Sie sich eine Weile außerhalb des Beckens bewegt und zum Ausruhen eine aufrechte Haltungen eingenommen haben, wird bald wieder eine rhythmische Wehentätigkeit einsetzen, und die Geburt kommt wieder in Gang.

Falls die Fruchtblase platzt, brauchen Sie das Wasser nicht zu verlassen; es braucht auch nicht gewechselt zu werden, denn das Fruchtwasser und das Blut (wenn es beim Abgehen des Schleimpfropfs »zeichnet«) sind

steril. Michel Odent berichtet: »Wir hatten keine Probleme mit Infektionen, selbst wenn die Fruchtblase schon geplatzt war.«[36] In allen Geburtszentren, in denen die Wassergeburt möglich ist, haben sich keinerlei Hinweise auf eine erhöhte Infektionsrate ergeben. Die Verwendung von Wasserbecken kann vielmehr das Infektionsrisiko vor allem in Kliniken verringern, wo eine Infektion durch das fremde Keimmilieu wahrscheinlicher ist.
Ein Wasserbecken bietet in der Klinikumgebung auch noch andere Vorteile. Die Frau kann sich ungestörter fühlen, sie hat einen eigenen Bereich, wo sie sich entspannen und sicher fühlen kann und wo sie nicht mehr soviel von dem mitbekommt, was um sie herum passiert. Der Aufenthalt im warmen Wasser kann einen durch Angst erhöhten Blutdruck senken und verringert auf jeden Fall die Schmerzen.[37] Zum Teil ist dies auf den Wegfall der Schwerkraft zurückzuführen, zum Teil vielleicht auch auf eine verringerte Ausschüttung von Katecholaminen (Streßhormone wie Adrenalin) und eine erhöhte Endorphinausschüttung (Hormone, die auf natürliche Weise entspannend und schmerzlindernd wirken).
Viele Kliniken, Hebammen und Ärzte, die Vorbehalte gegen die Geburt unter Wasser haben, sind jedoch gegenüber der Verwendung von Wasserbecken in der Eröffnungsphase aufgeschlossen. Die Benutzung eines Wasserbeckens gegen Ende der Eröffnungsphase ist eine völlig sichere und nebenwirkungsfreie Möglichkeit der Geburtserleichterung und stellt somit eine risikolose Alternative zu den Schmerzmitteln dar, die bei einer PDA verwendet werden.
Wenn kein Becken zur Verfügung steht, ist auch jede andere Möglichkeit, Wasser zu benutzen, eine große Erleichterung. Zum Beispiel ist es möglich, in einer ganz normalen Badewanne zu knien, während Ihr Partner Ihnen mit einem Schwamm warmes Wasser über den Rücken rinnen lassen kann. Das Wasser sollte möglichst tief und angenehm warm sein. Wenn auch das nicht möglich ist, tut es sogar eine Dusche, in der Sie stehen oder hocken und warmes Wasser den Rücken hinunter laufen lassen können. Selbst wenn Sie sich aus einem mit Wasser gefüllten Waschbecken anspritzen oder sich mit einem nassen Schwamm abreiben, kann das wohltun. Manchmal kann allein schon das Geräusch fließenden Wassers wehenanregend wirken und einer Frau helfen, Ihre Befangenheit abzulegen. Warme und kalte Kompressen, Pumpensprüher und Wärmflaschen,

Eis und Naturschwämme, getränkt mit kaltem Wasser, sind alles erprobte und bewährte Hilfsmittel.

Unter Wasser gebären

Die Geburt kann so schnell vorangehen, daß Sie keine Zeit mehr haben, das Becken zu verlassen, und Ihr Baby direkt in das Wasser hineingeboren wird. Vielleicht entscheiden Sie sich auch ganz bewußt, zur Geburt im Wasser zu bleiben, oder aber Sie möchten unbedingt heraus. Es empfiehlt sich, nicht schon im voraus festzulegen, ob Ihr Baby im Wasser zur Welt kommen soll oder nicht. Manchmal ist es vernünftig oder auch notwendig, das Becken zu verlassen und sich die Vorteile der Schwerkraft oder der kühlen Luft zunutze zu machen, damit die Austreibungsphase ihren Lauf nehmen kann. Wenn für einen Arzt oder eine Hebamme die Wassergeburt etwas vollkommen Neues ist, zögern sie wahrscheinlich sehr, ein Baby unter Wasser zur Welt kommen zu lassen – doch Vertrauen stellt sich gewöhnlich erst durch Erfahrung ein.

Folgende Gründe sprechen dafür, zur Geburt das Becken zu verlassen:

- ☐ Sie spüren, daß Sie Sie nicht mehr länger im Wasser bleiben möchten.
- ☐ Die Austreibungsphase zieht sich lange hin.
- ☐ Es gibt Anzeichen für einen schlechten Zustand des Babys, zum Beispiel durch Mekonium getrübtes Fruchtwasser.
- ☐ Das Baby befindet sich in der Steißlage. (Es wird jedoch die Ansicht vertreten, daß die angenehme Wassertemperatur das Risiko verringert, daß das Baby »atmet« und sich dann die Plazenta löst, bevor der Kopf geboren ist. Doch bisher sind nur wenige Babys in der Steißlage unter Wasser zur Welt gekommen. Da bei Steißlagen ein erhöhtes Risiko besteht, ist es im allgemeinen vernünftiger, die Wirkung der Schwerkraft in der stehenden Hocke optimal zu nutzen.)
- ☐ Das Baby ist ungewöhnlich groß und tritt in der Austreibungsphase nicht tiefer. In diesem Fall ist es vorteilhafter, die Schwerkraft außerhalb des Wassers wirken zu lassen, um das Geburtsgeschehen zu unterstützen.

- ☐ Sie bekommen Zwillinge. Da bei einer Zwillingsgeburt ein erhöhtes Risiko besteht, vor allem für den zweiten Zwilling, ist es sicherer, wenn die Mutter ihre beiden Kinder nicht im Wasser zur Welt bringt.
- ☐ Die Plazenta versorgt das Baby nicht mehr optimal, obwohl noch keine Anzeichen für einen schlechten Zustand des Babys vorliegen. In diesem Fall kann Wasser wahrscheinlich in der Eröffnungsphase unterstützend eingesetzt werden, doch geboren werden sollte das Kind in der stehenden Hocke.

Es ist ganz normal, daß etwas Stuhl abgeht, wenn der kindliche Kopf beim Tiefertreten den Enddarm zusammendrückt und der Sphinkter sich kurz vor der Geburt entspannt. Manche Frauen lassen sich aus diesem Grund einen Einlauf geben, um das zu verhindern, doch kann es trotzdem passieren. Wenn im Wasser Stuhl abgeht, wird er einfach sofort mit einem gewöhnlichen Plastiksieb entfernt. Stuhlabgang ist bei der Geburt sowohl im Wasser als auch außerhalb des Wassers ganz häufig, und es gibt

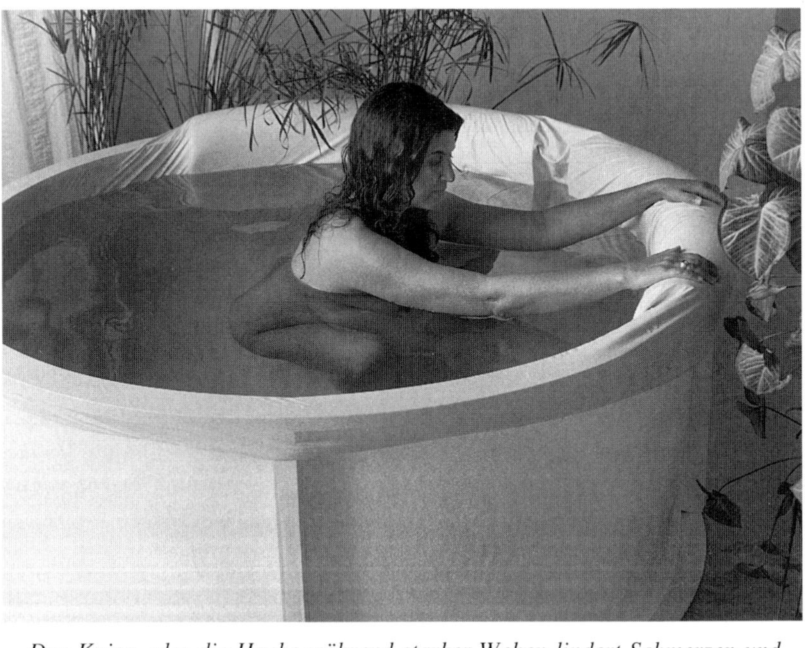

Das Knien oder die Hocke während starker Wehen lindert Schmerzen und wirkt wehenfördernd.

keinerlei Hinweise darauf, daß dadurch das Wasser in einem Maße verschmutzt würde, um als zusätzliches Infektionsrisiko zu gelten. In England wurde noch von keinem Fall berichtet, in dem es Komplikationen durch Infektionen bei einer Wassergeburt gegeben hätte.

Haltungen bei der Geburt unter Wasser

Sie können Ihr Kind unter Wasser in ganz verschiedenen Haltungen zur Welt bringen und diese auch spontan wechseln. Sie können über den Beckenrand gebeugt knien, das Baby gleitet dann nach hinten heraus. Sie können hocken und sich seitlich am Beckenrand festhalten. Sie können aber auch hocken, ohne abgestützt zu sein, denn das ist im Wasser viel leichter als am Boden oder auf dem Bett. Ihr Partner kann zu Ihnen ins Becken kommen, um Sie zu stützen, oder außerhalb des Beckens auf einem Sitzsack oder niedrigen Schemel sitzen und Sie von hinten abstützen.[38] Vielleicht möchten Sie das Kind auch in der halb liegenden Haltung gebären.

Ihr Arzt und Ihre Hebamme werden wahrscheinlich nicht mit zu Ihnen ins Becken kommen. In England gehen die Geburtshelfer, die oft die für den Operaionssaal übliche Kleidung (Baumwollhose und -oberteil) tragen, nur mit ins Becken, wenn das unbedingt nötig ist. Meist läßt sich der Geburtsverlauf von der Seite aus gut beobachten. Auch kann die Gefahr einer Ansteckung mit AIDS oder Hepatitis für die Helfer ein Grund für ihre Bedenken sein. (Zwar gibt es keinerlei Beweise, daß diese Krankheiten durch Wasser übertragbar sind, doch sind in einigen Kliniken die Frauen, die bei der Geburt ein Wasserbecken verwenden wollten, zu einem Test aufgefordert worden.)

Die Austreibungsphase

Möglicherweise tritt der Kopf des Babys sehr schnell durch, oder aber es dauert eine Weile, bis es soweit ist. Schließlich wird der Kopf allmählich in der Scheide zu sehen sein. Vielleicht fällt es Ihnen im Wasser leichter, Ihren Gefühlen freien Lauf zu lassen; die meisten Frauen schreien in diesem Stadium der Geburt laut. Sie können, wenn Sie möchten, mit Ihren Händen das Baby ertasten und ihm heraushelfen. Da durch das warme Wasser das Dammgewebe erweicht ist, sind große Risse bei einer Wassergeburt sehr unwahrscheinlich. (Hebammen haben die Beobachtung gemacht, daß der Damm auch dann weniger geschädigt war, wenn die Frau nur die Eröffnungsphase im Wasser verbracht hatte.) Gewöhnlich müssen die Geburtshelfer überhaupt nichts tun, wenn das Baby sanft ins Wasser gleitet. Wenn der Körper des Kindes nicht mit der nächsten Wehe nach der Geburt des Kopfes kommt, können die Hebamme oder der Arzt sanft nachhelfen.

Gleich nach der Geburt wird das Wasser im Becken sehr wahrscheinlich blutig. Es besteht dadurch aber keine Infektionsgefahr, denn dieses Blut, das von der Gebärmutterschleimhaut stammt, ist steril.

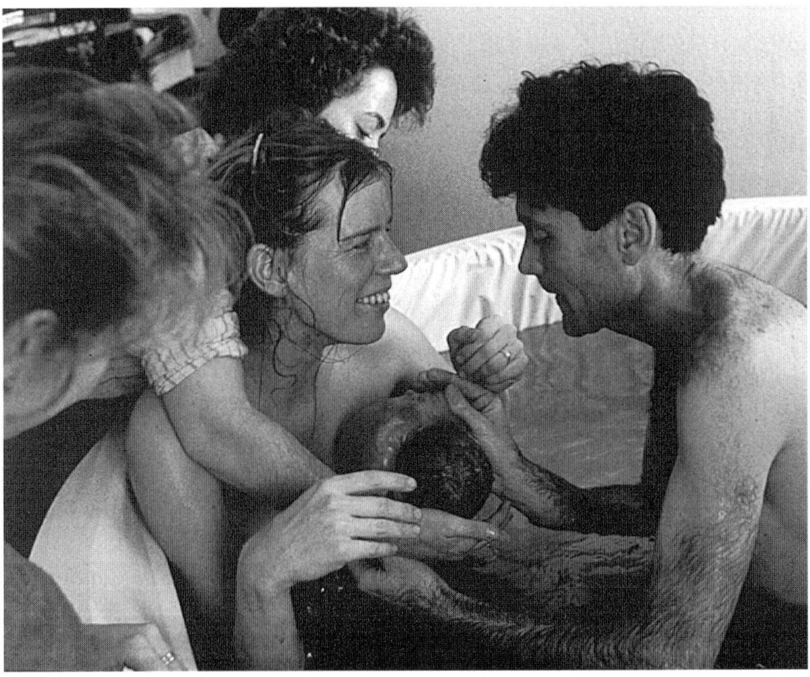

Gleich nach der Geburt hebt der Vater sein Kind vorsichtig aus dem Wasser und legt es der Mutter in die Arme.

Die Nachgeburtsphase

Sobald das Kind geboren ist, überprüfen Arzt oder Hebamme, ob das Baby die Nabelschnur um den Hals hat, und ziehen sie ihm gegebenenfalls einfach über den Kopf. Wenn die Nabelschnur lang genug ist, kann das Kind von selbst bis zur Oberfläche kommen, oder Sie, Ihr Partner oder Ihre Helfer heben es sanft heraus. Es besteht kein Grund zur Eile, doch sollte das innerhalb der ersten Minute geschehen. Gefährlich ist, das Neugeborene länger unter der Wasseroberfläche zu lassen, denn sein erstes Bedürfnis besteht darin, nach der Geburt den ersten Atemzug zu machen. In der kurzen Zeit, in der das Kind unter Wasser ist, wird noch der plazentare Kreislauf aufrechterhalten, der es über die Nabelschnur mit Blut und Sauerstoff versorgt. Der Plazentakreislauf hört erst dann auf, wenn das Baby selbständig atmet.

Delphine, Schildkröten und Wale, also Säugetiere, die im Wasser gebären, bringen ihre Jungen meist innerhalb der ersten Minute nach der Geburt zum Atmen an die Wasseroberfläche. Die Atmung der Jungen wird angeregt durch die kühlere Luft der Atmosphäre, die sie auf der Haut spüren. Menschenbabys reagieren genauso, deshalb sollte der Raum nicht überheizt sein.

Wenn Sie Ihr Kind sanft aus dem Wasser gehoben haben, können Sie es in Ihre Arme nehmen und ganz nahe an der Brust halten, mit dem Gesicht über dem Wasser, der Körper kann mit Wasser bedeckt bleiben. Im Wasser geborene Babys haben selten Schwierigkeiten mit der Atmung. Die kühlere Temperatur auf dem Gesicht des Babys genügt, um den Atemreflex auszulösen. Nur ganz selten muß abgesaugt werden, um die Atemwege freizumachen; das kann gemacht werden, während das Kind mit dem Körper noch im Wasser ist. Es ist nicht ratsam, bereits jetzt die Nabelschnur zu durchtrennen, denn das Baby wird immer noch über diese Sauerstoffquelle versorgt. Sollte der seltene Fall eintreten, daß das Neugeborene nicht atmet, wird es am besten aus dem Wasser genommen und der kühleren Luft ausgesetzt. Dadurch wird der Atemreflex ausgelöst, nötigenfalls bekommt das Baby Sauerstoff.

Das ist ein wundervoller Moment, wenn Sie Ihr Kind im Wasser in den

Armen halten und ihm das erste Mal in die Augen schauen. Eine aufrechte Haltung (Knien oder Sitzen) ist dabei am besten, damit Sie das Baby bequem in Brusthöhe in Ihren Armen halten können. Sie werden überrascht sein, wie stark der Suchreflex Ihres Kindes ist, denn schon bald wird es den Kopf drehen und nach der Brust suchen. Die beste Haltung beim ersten Anlegen ist »Bauch an Bauch«. Es ist nichts dagegen einzuwenden, daß Sie solange im Wasser bleiben, bis sich Ihre Gebärmutter wieder zusammenzieht und die Plazenta geboren wird (gewöhnlich nach zehn bis 20 Minuten).

Der Nabelschnur sollte größte Aufmerksamkeit geschenkt werden. Wenn das Pulsieren nachläßt und es beim Saugen des Babys zu starken Kontraktionen kommt, ist das ein Zeichen, daß die Plazenta sich löst. Dann ist es Zeit, aufzustehen und aus dem Becken zu steigen. Es gilt allgemein als sicherer, aufzustehen oder das Becken ganz zu verlassen, ehe die Plazenta geboren wird, um die Möglichkeit einer Wasserembolie zu verhindern. (Dabei gelangt Wasser durch noch offene Blutgefäße in der Gebärmutter in den Blutkreislauf.) Das ist eine vernünftige Vorsichtsmaßnahme, wenn auch bisher über keinen Fall von Wasserembolie bei einer Wassergeburt berichtet wurde. (Im Garden Hospital in London ist es erlaubt, daß die Nachgeburtsphase im Wasser stattfindet, doch bedarf es weiterer Untersuchungen, bevor diese Praxis empfohlen werden kann.) Falls sich die Plazenta überraschend löst, also noch bevor Sie aus dem Becken gestiegen sind, dann stehen Sie einfach ganz langsam auf, sobald sie das bemerken. Die Nabelschnur kann durchtrennt werden kurz bevor Sie das Becken verlassen oder aber erst nach der Geburt der Plazenta.

Ihre Helfer können Ihnen beim Verlassen des Beckens assistieren und warme Frotteetücher für Sie und das Baby bereithalten. Ein warmer Bademantel ist sehr praktisch. Jetzt kann für eine höhere Temperatur im Zimmer gesorgt werden. Es sollte ein transportables Heizgerät zur Verfügung stehen, so daß das Zimmer in diesem Moment rasch erwärmt werden kann. Sie können die Plazenta im Stehen oder in der Hocke hinausschieben und sich dann eine Weile aufrecht hinsetzen. Achten Sie darauf, daß sowohl Sie als auch Ihr Baby es schön warm und bequem haben, während Sie sich weiter mit dem Neugeborenen vertraut machen und das erste Stillen genießen.

Sie können das Baby nach der Geburt in warmem Wasser baden, wenn Sie möchten, daß es weiterhin im Wasser ist oder wenn Ihnen das Kind kühl vorkommt, doch reicht Ihre Körperwärme völlig aus. Sobald die Hebamme Ihren Damm und das Neugeborene eingehend untersucht hat, möchten Sie sich wahrscheinlich gerne im Bett bequem mit Ihrem Baby entspannen, beide schön warm eingepackt, und das Kind ganz nahe Ihrer vertrauten Körperwärme.

Nach der Geburt

Wenn Ihnen das Wasserbecken auch nach der Geburt zur Verfügung steht, können Sie weiterhin das warme Bad genießen – vielleicht zusammen mit Familienmitgliedern. Kinder haben großes Vergnügen daran, ihr neues Geschwisterchen im Wasser zu halten. Ihr Baby wird die Freiheit im vertrauten Element begrüßen, während es Sie und den Rest der Familie besser kennenlernt und die Welt um sich entdeckt. Achten Sie darauf, daß die Zimmertemperatur relativ hoch und die Beleuchtung in den ersten ein bis zwei Tagen schwach ist. Natürlich sollte das Wasser im Becken bei jeder Benutzung frisch und warm – nicht zu heiß! – sein.

Neugeborene empfinden es als sehr unangenehm, plötzlich Luft oder Wasser ausgesetzt zu sein. Ziehen Sie Ihr Baby daher langsam und nur in einem warmen Raum aus, und halten Sie es, mit einem angewärmten Handtuch bedeckt, an Ihren Körper. Steigen Sie nun vorsichtig ins Becken, so daß der Körper des Kindes nach und nach mit Wasser in Berührung kommt. Das gleiche gilt, wenn Sie das Becken verlassen. Es kann äußerst beglückend sein, Ihr Baby im Wasser zu stillen, achten Sie jedoch darauf, daß sein Körper sich bis zu den Schultern im warmen Wasser befindet. Ihr Kind kann anfangs bis zu einer halben oder dreiviertel Stunde im Wasser verbringen, wenn es sich wohlfühlt mit der Zeit etwas länger.

Tips für die Geburtshelfer

Nur wenige Hebammen und Ärzte haben in ihrer Ausbildung den Umgang mit Wasser während der Eröffnungsphase und der Geburt gelernt. Hier einige Antworten auf häufig gestellte Fragen:

- ☐ In England haben Hebammen herausgefunden, daß das Dopton-Gerät zum Abhören der Herztöne unter Wasser benutzt werden kann, ohne dadurch unbrauchbar zu werden. Neuerdings gibt es auch von verschiedenen Herstellern spezielle wasserdichte Doptons.
- ☐ Wenn es schwierig ist, unter Wasser die Herztöne abzuhören, kann die Frau sich an der Oberfläche treiben lassen. Dabei wird eine Hand unter ihren Lendenbereich geschoben, damit sie bequem abgestützt ist. Wenn der Partner der Frau mit im Becken ist, kann er sich hinter sie setzen und ihren unteren Rücken abstützen. Sie kann auch aufstehen oder sich auf den Beckenrand setzen.
- ☐ Unverzichtbare vaginale Untersuchungen können leicht auch unter Wasser gemacht werden; die Frau geht dabei in den Vierfüßlerstand. Das Tiefertreten kann durch Ertasten in jeder Haltung erspürt werden.
- ☐ Bei der Geburt ist gewöhnlich keine Hilfe nötig, doch sollten Hebamme oder Arzt bereitstehen, falls sie gebraucht werden.
- ☐ Nur selten ist es nötig, daß die Hebamme oder der Arzt mit im Wasserbecken sind. Um die Sicherheit wegen eventueller Infektionen mit dem AIDS- oder Hepatitisvirus gewährleisten zu können, müssen Forschungsergebnisse abgewartet werden. In der Zwischenzeit sollten Geburtshelfer zur Vorsicht Gummihandschuhe tragen und darauf achten, daß sie keine offenen Wunden an den Händen oder Armen haben.
- ☐ Die Mutter sollte für die Geburt des Kindes aus dem Becken heraussteigen, es sei denn, die Austreibungsphase verläuft sehr schnell.

- ☐ Halten Sie das Baby nach der Wassergeburt mit dem Gesicht nach unten, während Sie es der Mutter übergeben, damit Fruchtwasser und Schleim abfließen können.
- ☐ Wenn die Nabelschnur auspulsiert hat, ist es Zeit für Mutter und Baby, das Becken zu verlassen.
- ☐ Es ist wichtig, daß Sie lernen, sich beim Beugen so zu bewegen, daß Sie keine Rückenschmerzen bekommen. Ein Schemel kann eine große Hilfe sein.

Setzen Sie sich mit dem Active Birth Centre (s. »Adressen«) in Verbindung, wenn Sie Einzelheiten über Ausbildungsmöglichkeiten erfahren möchten oder weitere Informationen wünschen.

9 Nach der Geburt

Ihr Körper nach der Geburt

Es kann überraschend für Sie sein, daß jedesmal, wenn Ihr Baby an Ihrer Brust saugt, die Gebärmutter sich zusammenzieht. Diese Kontraktionen, die als »Nachwehen« bezeichnet werden, können anfangs schmerzhaft sein wie heftige Menstruationskrämpfe, vor allem, wenn es Ihre zweite oder dritte Geburt war. Diese Wehen tragen dazu bei, daß Ihre Gebärmutter sich wieder in den Beckenraum zurückzieht und seine normale Form und Größe annimmt. Nach einigen Tagen hören diese Schmerzen allmählich auf, und Sie werden ein lustvolles Gefühl und Wohlbehagen beim Stillen Ihres Babys empfinden.

Vielleicht hatten Sie das Glück, daß Ihr Damm unversehrt geblieben ist. Dann ist dieser Bereich wahrscheinlich nur wenig gereizt und kaum berührungsempfindlich, und Sie erholen sich schnell. Es kann sein, daß Sie eine Hautabschürfung haben, die kein Nähen erfordert, oder daß der Damm gerissen ist beziehungsweise Sie einen Dammschnitt hatten, was ein Nähen notwendig macht. Genäht wird gewöhnlich bald nachdem Sie Ihr Baby begrüßt haben. Sie werden örtlich betäubt, so daß Sie keine Schmerzen verspüren. Ein natürlicher Riß heilt gewöhnlich sehr schnell und hinterläßt wenig Narbengewebe. Es ist ratsam, ein oder zwei Tage lang nach der Geburt das antiseptische Kräuterbad anzuwenden, um für eine schnelle Heilung zu sorgen und Infektionen zu verhindern.

Kräuterbad – nach dem Vollbad

Um ein beruhigendes, heilendes und antiseptisches Mittel gegen Hautabschürfungen, Dammrisse oder Dammschnitte herzustellen, das Wunder wirkt, nehmen Sie drei Knoblauchknollen, schälen sie nicht, sondern stechen sie rundherum mit einer Gabel ein. Geben Sie den Knoblauch zusammen mit einer guten Handvoll Hirtentäschel, Uva-ursi und Beinwell (alles erhältlich in guten Kräuter- oder Naturkostläden) in einen großen Topf, und füllen Sie ihn mit Wasser. Bringen Sie alles zum Kochen, und lassen Sie es bei kleiner Hitze eine halbe bis dreiviertel Stunde ziehen.
Nehmen Sie nun den Knoblauch aus dem Topf, und lassen Sie ihn abkühlen, bis Sie ihn anfassen können. Drücken Sie mit einer Gabel den Saft aus dem Knoblauch in den Topf, und lassen Sie die Flüssigkeit erkalten. Anschließend wird sie in ein großes Glas gesiebt. Gießen Sie ein halbes Glas in die für ein Sitzbad mit genügend Wasser gefüllte Badewanne, und bleiben Sie eine Weile darin sitzen.
Wiederholen Sie das ein- oder zweimal pro Tag.

Wenn es beim Wasserlassen brennt, gießen Sie gleichzeitig eine große Kanne warmes Wasser zwischen Ihre Beine, oder benutzen Sie eine Spritzflasche. Tupfen Sie sich anschließend mit einem sauberen Handtuch ab. Ihre Narbe können Sie mit homöopathischer Calendulatinktur abtupfen, die antiseptisch ist und die Heilung fördert (verwenden Sie sie unverdünnt, oder geben Sie 10 Tropfen in 2 Eßlöffel abgekochtes Wasser). Vor dem Anziehen sollten Sie ganz trocken sein. Benutzen Sie keine Salbe oder Creme, denn durch die Feuchtigkeit könnten sich die Fäden zu schnell auflösen. Falls das Sitzen wehtut, können Sie einen Schwimmreifen benutzen. Wenn die Wunde verheilt (in der Juckphase), tragen Sie nach dem Bad Vitamin-E-Öl auf, damit sich kein Narbengewebe bildet und die Wunde besser verheilt.

Die Gebärmutterblutungen (Lochien oder Wochenfluß) dauern noch eine Weile an, ähnlich einer sehr lange dauernden Periodenblutung. Allmählich lassen sie nach, bis die ganze sehr bluthaltige Gebärmutterschleimhaut abgestoßen ist. Verwenden Sie Binden und keine Tampons, denn sie könnten zu Infektionen führen.
In den ersten Stunden nach der Geburt können Sie wahrscheinlich unmöglich schlafen. Sie möchten sich noch im Glanz der Ereignisse sonnen und noch einmal durchsprechen, was passiert ist, bevor Sie so müde werden, daß Sie einschlafen. Auch Ihr Baby ist einige Stunden lang wahrscheinlich sehr wach, bevor es in tiefen Schlaf sinkt.
Am besten lassen Sie Ihr Kind mehrere Tage in ganz engem Körperkontakt bei sich im Bett, um ausgedehnte »Babyflitterwochen« zu genießen. Lassen Sie in der ersten Woche wenig Besucher kommen, denn ein paar ruhige Tage, in denen Sie sich als Familie kennenlernen, sind von unschätzbarem Wert. Auch Ihr Partner braucht Zeit und Ruhe, um eine Bindung zum Baby herzustellen; Sie beide müssen ja erst lernen, wie Sie auf die Bedürfnisse Ihres Kindes eingehen. Diese ganze besondere Stimmung nach der Geburt wird noch ein oder zwei Tage anhalten, doch läßt sich diese Atmosphäre sehr leicht durch uneinfühlsame, störende Besuche beeinträchtigen. Es lohnt sich, für diese ersten ganz besonderen Tage alles schon vorher sorgfältig vorzubereiten. Viele Eltern berichten über eine Nachgeburtseuphorie, die ein oder zwei Wochen lang dauert und ihnen hilft, sich auf die Anfangsphase des Elternseins einzustellen.

Der Stillbeginn

Da viele Frauen nur an die Geburt denken, die vor ihnen liegt, tritt das Stillen in den Hintergrund. Besonders nach einer aktiven Geburt ergibt sich das Stillen oft ganz selbstverständlich und bereitet nur wenige oder keine Schwierigkeiten. Doch häufig ist es so, daß es dabei eine Menge zu lernen gibt. Die ersten ein oder zwei Wochen können sehr anstrengend sein.

Das Wissen über einige grundlegende körperliche Vorgänge beim Stillen kann schon vor Stillbeginn nützlich sein. In den ersten ein oder zwei Tagen nach der Geburt wird in Ihren Brüsten das *Kolostrum*, die Vormilch, gebildet. Das ist eine dicke, gelbliche Flüssigkeit, die vielleicht schon in den letzten Schwangerschaftswochen aus Ihren Brustwarzen ausgetreten ist. Das ist die vollkommene erste Nahrung für Ihr Baby. Sie enthält Nährstoffe und wertvolle Antikörper, die das Immunsystem des Babys für sein weiteres Leben stärken und vor Bakterien schützen helfen. Da die Vormilch abführend wirkt, entleert sich der Verdauungstrakt Ihres Babys und bereitet ihn so darauf vor, die Milch, die bei Ihnen bald einschießen wird, zu absorbieren. So wird das *Mekonium* schneller aus dem Darm des Babys entfernt. Mekonium (Kindspech) ist eine klebrige, dunkelgrüne Masse, die sich während der Schwangerschaft im Darm des Kindes ansammelt. Innerhalb der ersten ein oder zwei Tage nach der Geburt entleert sich der Darm des Babys, das erste Kindspech erscheint. Allmählich wird mit Hilfe des Kolostrums das ganze Mekonium ausgeschieden, und am dritten oder vierten Tag geht es in weichen, gelben Stuhl über.

Dem Baby die Möglichkeit zu geben, daß es soviel Kolostrum bekommt, wie es braucht, ist ein wichtiger Grund, weshalb Sie Ihr Kind in den ersten Tagen so nahe wie möglich bei sich haben sollten. Michel Odent betont die Vorteile, große Mengen Kolostrum zu sich zu nehmen.[39] Da durch das Saugen die Kolostrumproduktion angeregt wird, sollte das Baby uneingeschränkt saugen können. Zusätzliches Wasser oder Zuckerwasser ist bei einem gesunden Neugeborenen, das nach Bedarf saugen kann, meist unnötig; die Gewichtsabnahme ist gewöhnlich gering.

Wenn das Baby richtig angelegt wird und gut saugt, wird auch die Bildung der ersten Milch angeregt. In den Stunden bevor die »reife Muttermilch« einschießt, ist Ihr Kind vielleicht etwas unruhig und ungeduldig. Das ist besonders bei den Babys der Fall, die manchmal ganz gierig sind, bevor die Milch zu fließen beginnt. Ein paar Tropfen Wasser auf einem Teelöffel helfen, den ersten Durst zu stillen. Das Kolostrum geht gewöhnlich zwischen dem zweiten und vierten Tag nach der Geburt in die reife Muttermilch über, und das ist dann meist ein recht schwieriger Tag. Es kann sein, daß Sie einen Milchstau bekommen, das heißt, die Brüste schwellen an und werden heiß.

Ein Milchstau kann sehr unangenehm sein, dauert aber meist nur 24 Stunden. Vielleicht sind Sie an diesem Tag auch sehr empfindsam und sollten dafür sorgen, daß Sie sich ungestört ausruhen können, ohne sich um Besuch kümmern zu müssen, bis diese Phase vorüber ist. Wenn die Brüste gestaut sind, fällt es dem Baby schwerer anzusaugen.
Zur Linderung bei einem Milchstau können Sie folgendes machen:

- ☐ Legen Sie sich vor dem Stillen in der Badewanne auf den Bauch, und massieren Sie sanft die Brüste zur Brustwarze hin, um etwas Milch abzudrücken, die Sie in das warme Wasser fließen lassen können.
- ☐ Stellen Sie sich unter die warme Dusche, und lassen Sie das Wasser über Ihre Brüste rinnen.
- ☐ Legen Sie nach dem Stillen eine Weile kalte Kompressen auf.
- ☐ Wenn der Stau sehr stark ist, versuchen Sie es mit dem homöopathischen Mittel Belladonna jede halbe Stunde bis die Symptome nachlassen.
- ☐ Benutzen Sie statt eines Büstenhalters einen langen Schal. In vielen traditionellen Gesellschaften binden die Hebammen die Brüste so ein: Legen Sie den Schal fest, jedoch nicht zu eng als Stütze über die Brüste, und befestigen Sie ihn dann hinten am Hals. Auch ein Sport-BH kann sehr bequem sein.

Wie funktioniert das Stillen?

Die Grundregel beim Stillen ist die von Angebot und Nachfrage. Das Angebot wird davon bestimmt, wie häufig und wie lange Ihr Kind saugt. Ihr Baby kann das Angebot steigern, indem es mehr saugt (das passiert an den Tagen, an denen es überhaupt nicht mehr aufzuhören scheint). Die Milch wird in kleinen Bläschen, den Alveolen, produziert, die in Gruppen in der Brust angeordnet sind und ein wenig wie Reben aussehen. Wenn Ihr Baby saugt, dann werden über die Nervenendigungen Signale an ihre Hirnanhangdrüse übermittelt, die das Hormon Oxytozin ausschüttet. Das Oxytozin bewirkt, das sich die Milchbläschen zusammenziehen und Milch freigeben (auch die Gebärmutter wird gleichzeitig zu Kontraktionen angeregt). Die Milch gelangt in kleine Milchgänge und von da aus in die »Milchseen«, die direkt unter dem Warzenhof, dem dunklen Bereich um die Brustwarze herum, liegen. Von hier aus wird die Milch durch die winzigen Öffnungen in Ihrer Brustwarze hinausbefördert. Anfangs scheint viel zuviel Milch da zu sein, doch allmählich steht aufgrund der Menge, die Ihr Baby trinkt, das richtige Angebot zur Verfügung.

Den »Milchspendereflex« spüren Sie möglicherweise als Prickeln in den Brüsten, es kann jedoch ein paar Wochen dauern, bis sich diese Empfindung einstellt. Dieser Milchspendereflex kann auftreten, wenn Sie lediglich ans Stillen denken oder erst, nachdem Ihr Baby schon ein oder zwei Minuten saugt. Deshalb ist es wichtig, das Kind nicht schon nach ein paar Minuten von der Brust zu nehmen, wie es Müttern oft geraten wird. Wenn Sie das Baby von der Brust nehmen, bevor der Milchspendereflex eingesetzt hat, wird die Milchbildung eingeschränkt, und die Milch versiegt allmählich.

Am besten schauen Sie beim Stillen überhaupt nicht auf die Uhr. Lassen Sie Ihr Kind solange trinken, bis es zufrieden ist, und geben Sie ihm dann die andere Seite. Wichtig ist, daß das Baby bei jedem Stillen die Brust leertrinkt, denn die Zusammensetzung der Milch ändert sich während des Trinkens ständig, und die nahrhafteste Milch kommt am Schluß. Säuglinge brauchen unterschiedlich lange, bis sie mit dem Trinken fertig sind, doch gewöhnlich schlafen sie selig ein, wenn es genug ist.

Stillen Sie Ihr Baby nach Bedarf. Anfangs kommt es Ihnen wahrscheinlich so vor, als würden Sie Ihre ganze Zeit mit Stillen verbringen, doch vergessen Sie nicht, daß ihr Kind in Ihrem Bauch an ständige Nahrungsversorgung gewöhnt war. Allmählich bildet sich ein Rhythmus von Stillen und Verdauen heraus.

Legen Sie das Baby richtig an, um wunde Brustwarzen zu vermeiden:

1. Setzen Sie sich aufrecht auf einen bequemen Stuhl oder auf das Bett. Schon bald werden Sie auch in der Seitenlage stillen können, wobei das Baby an Sie gekuschelt neben Ihnen liegt. (Falls Sie einen Kaiserschnitt hatten, müssen Sie Ihr Kind gleich in dieser Haltung stillen.)
2. Achten Sie darauf, daß Sie Ihr Kind ganz bequem »Bauch an Bauch«

im Arm halten, das heißt, der Mund des Babys liegt der Brustwarze direkt gegenüber, und sein Körper liegt parallel an Ihrem.

3. Damit das Kind die Brustwarze gut mit seinem Mund ergreifen kann, warten Sie am besten, bis es den Mund weit öffnet. Manchmal müssen Sie es dazu mit der Brustwarze ein wenig an der Unterlippe necken.
4. Wenn es den Mund weit geöffnet hat, ziehen Sie es zur Brust hin, nötigenfalls mit Ihrer freien Hand. Achten Sie darauf, daß das Baby auch einen Teil des Warzenhofs und nicht nur die Brustwarze in den Mund bekommt. Vor allem der Bereich unterhalb der Brustwarze ist wichtig; er sollte zum größten Teil im Mund des Säuglings verschwinden, es sei denn, Sie haben sehr große Warzenhöfe.

Dieses Baby hat nicht richtig angesaugt, es hat nur die Brustwarzenspitze im Mund.

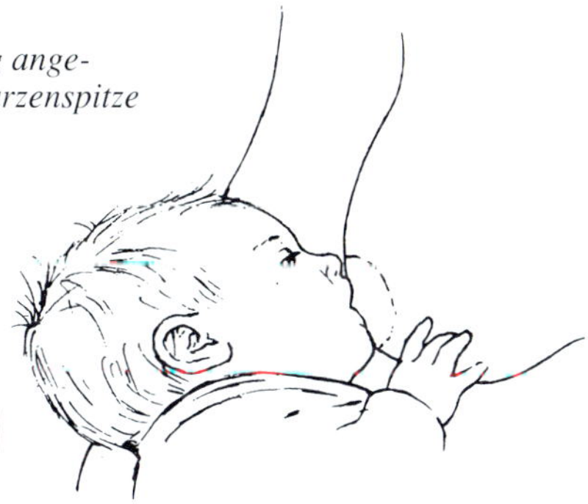

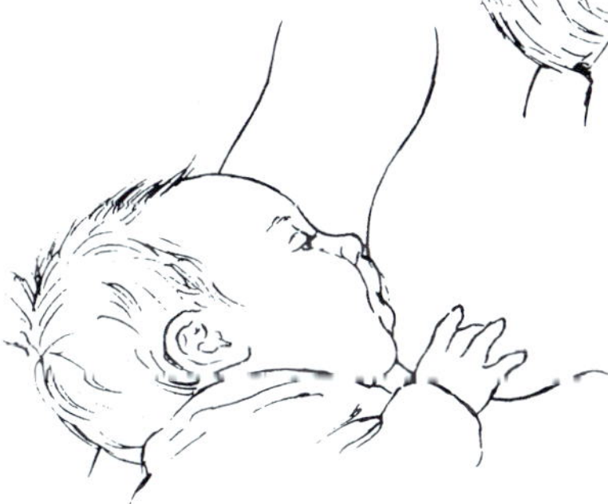

Wenn das Baby richtig angesaugt hat, nimmt es die Brustwarze und einen Teil des Warzenhofs in den Mund, die Unterlippe ist nach außen gestülpt.

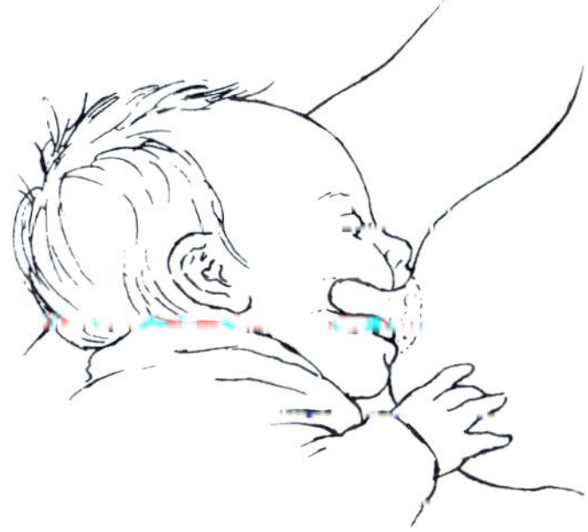

Wenn das Baby richtig angelegt ist, reicht die Brustwarze bis zum Gaumen. Durch rhythmische, wellenartige Bewegungen mit der Zunge wird die Milch herausgesaugt und fließt in den Rachen des Babys.

Denken Sie daran, daß Ihr Baby die Milch aus der ganzen Brust und nicht nur aus der Brustwarze bekommt. Das Kind muß Ihre Brust »melken«, indem es die Milchseen hinter den Warzenhöfen mit rhythmischen Bewegungen des Unterkiefers massiert. Sobald das Baby die Brustwarze und den Warzenhof im Mund hat, wird durch die Massagebewegungen des Kiefers und der Zunge der Milchfluß ausgelöst. Wenn der Säugling richtig angelegt ist, reicht die Brustwarze bis nach hinten zum Gaumen hin. (Damit Sie sich vorstellen können, wie das geht, nuckeln Sie am besten einmal kurz an Ihrem Daumen.)
Wenn Ihr Baby die Brustwarze und den Warzenhof richtig im Mund hat, können die meisten Stillprobleme vermieden werden. Mit ein wenig Beschwerden und wunden Brustwarzen können Sie rechnen, doch durch das fortwährende Stillen werden die Brustwarzen abgehärtet, und das unangenehme Gefühl läßt nach. Falls es zu Schwierigkeiten kommt, setzen Sie sich so bald wie möglich mit einer Stillberaterin der La Leche Liga oder Arbeitsgemeinschaft Freier Stillgruppen in Verbindung (s. »Adressen«). Am besten nehmen Sie schon vor der Geburt Kontakt zu einer Stillgruppe in Ihrer Nähe auf, vor allem bei Zwillingen.

Die Pflege der Brust

Folgende Ratschläge können nützlich sein:

- ☐ Massieren Sie gegen Ende der Schwangerschaft Ihre Brüste nach dem Bad mit Mandelöl (die Brustwarzen dabei aussparen, denn Öl macht sie zu weich). Besorgen Sie sich ein gutes Stillbuch (s. »Literatur«).
- ☐ Verwenden Sie nie Seife an den Brüsten, denn dadurch wird die natürliche Oberflächenbefeuchtung entfernt.
- ☐ Waschen Sie in den Stillpausen die Brust nicht ab. Die Milch enthält natürliche antiseptische Stoffe. Ein Bad oder einmal Duschen pro Tag genügt, um Ihre Brüste zu reinigen.
- ☐ Lassen Sie nach dem Stillen die Brustwarzen an der Luft trocknen.

- ☐ Tragen Sie einen gut sitzenden Baumwoll-BH, der sich vorne öffnen läßt.
- ☐ Verwenden Sie waschbare (oder wegwerfbare) Stillkompressen, die keinen Kunststoff enthalten, und waschen Sie diese häufig.
- ☐ Wenn die Brustwarzen wund werden, tragen Sie nach dem Stillen homöopathische Calendula-Creme auf. Das schadet dem Baby nicht.
- ☐ Lassen Sie möglichst viel frische Luft an wunde Brustwarzen. Leichte Sonnenbestrahlung über einen kurzen Zeitraum hilft ebenso.
- ☐ Wenn Sie Ihr Baby von der Brust wegnehmen müssen, dann lösen Sie zuerst den Saugschluß, indem Sie Ihren kleinen Finger in den Mundwinkel des Babys schieben.

Neugeborenengelbsucht

Etwa die Hälfte aller Babys bekommt in der ersten Lebenswoche eine leichte Gelbsucht; die Haut und der Augapfel werden dabei gelblich. Das gelbe Pigment ist der Gallenfarbstoff Bilirubin, den die Leber des Kindes in den ersten Lebenstagen noch nicht völlig abbauen kann. Frühgeborene sind anfälliger für Gelbsucht, und manche Experten sind der Ansicht, daß das Abklemmen der Nabelschnur bevor die Plazenta geboren ist die Gelbsuchthäufigkeit erhöht.[40]

Ein Baby mit Neugeborenengelbsucht sollte oft angelegt werden, denn es braucht viel Flüssigkeit. Trinkt das Kind gut, hat es keine Vorteile, ihm Wasser oder Zuckerwasser zu geben). Wenn die nackte Haut des Babys dem Sonnenlicht ausgesetzt ist, hilft das ebenfalls.

Ist das Kind munter, und trinkt es gut an der Brust, handelt es sich wahrscheinlich um eine leichte Gelbsucht, die harmlos verläuft. In schweren Fällen ist jedoch eine Phototherapie angesagt. Erkundigen Sie sich, ob es für eine Phototherapie in Ihrer näheren Umgebung UV-Lampen zum Ausleihen gibt, damit Sie Ihr Kind zuhause behandeln können.

Das Stillen in den ersten Lebensmonaten

Nach ein oder zwei Wochen macht Ihnen das Stillen wahrscheinlich mehr Spaß, so daß Sie beide etwas davon haben. Muttermilch ist die beste Nahrung für Ihr Kind; während des ganzen ersten Lebensjahres bietet sie ihm die richtigen Nährstoffe. Auch wenn Sie Ihr Baby ab dem vierten bis sechsten Monat an feste Nahrung gewöhnen, sollte Muttermilch möglichst zwölf Monate lang oder auch länger ein wichtiger Bestandteil der Ernährung Ihres Kindes bleiben. Keine andere Nahrung bietet dem Baby in so vollkommener Weise alle nötigen Nährstoffe wie die Muttermilch. Säuglingsnahrung auf der Basis von Kuhmilch kann nötigenfalls ein Ersatz sein, denn sie ist so zusammengesetzt, daß sie der Muttermilch so weit wie möglich ähnelt. Doch kann sie die dynamischen, lebendigen Eigenschaften der Muttermilch nicht völlig nachahmen, zudem enthält sie Kuhmilcheiweiß, das auf die Bedürfnisse von Kälbern abgestimmt ist. Muttermilch fördert die Entwicklung des Gehirns des Babys und enthält lebenswichtige Immunglobuline, die das Immunsystem des Neugeborenen für sein ganzes Leben stärken und seine Gesundheit schützen helfen.

- ☐ Wenn die Situation es zuläßt, dann lassen Sie Ihr Kind so lange trinken, wie es mag. Schauen Sie nicht auf die Uhr. Bei einem gestillten Baby ist es ganz normal, daß es prall und rund ist – das gibt sich, wenn es beweglicher wird.
- ☐ Legen Sie Ihr Baby so oft an, wie es mag. Die Stillrhythmen sind ganz unterschiedlich. Es kann sein, daß Ihr Kind am Spätnachmittag fast ununterbrochen trinkt, dafür am Morgen weniger, oder umgekehrt.
- ☐ Stillen Sie Ihr Kind ab, wenn es von selbst soweit ist. Die Stillbeziehung kann vier bis fünf Jahre lang andauern; für einige Mütter und ihre Babys ist das völlig normal. Es gibt keine Regeln, wichtig ist jedoch, daß Ihr Kind in den ersten sechs Lebensmonaten gestillt wird. Wenn Ihnen das Stillen ein Jahr lang oder länger möglich ist, bringt das für Ihr Baby viele Vorteile mit sich.

10 Übungen nach der Schwangerschaft

In den ersten Wochen sind Sie hauptsächlich damit beschäftigt, Ihr Baby kennenzulernen und es zu versorgen. Sie brauchen sehr viel Ruhe und eine gute Ernährung und werden wahrscheinlich wenig Zeit und Lust dazu haben, ein Übungsprogramm zu absolvieren. In den vielen Stunden, die Sie damit verbringen, Ihr Kind zu stillen, haben Sie Gelegenheit, sich auszuruhen, sich zu entspannen und die tiefe Atmung anzuwenden (s. S. 76f.). Damit Ihr Körper in den nächsten Monaten allmählich wieder die Formen wie vor der Schwangerschaft annimmt, sind ein paar wenige Übungen unbedingt erforderlich. Sie werden wahrscheinlich auch feststellen, daß Ihnen ein kurzes Übungsprogramm hilft, entspannt zu bleiben und mit Ihrer Müdigkeit oder der nachlassenden Energie – häufige Zustände in der Anfangszeit mit einem Neugeborenen – fertigzuwerden.

Das folgende Programm mit den allernotwendigsten Übungen ist so aufgebaut, daß der Körper durch jede Übung gestärkt und für die nächste vorbereitet wird; die Übungen sollten also in der angegebenen Reihenfolge durchgeführt werden. Sie können am ersten Tag nach der Geburt beginnen und allmählich alle Übungen für die ersten sechs Monate darauf aufbauen. Jede Übungsfolge ist als Programm für eine Woche vorgesehen, doch macht es gar nichts aus, wenn Sie zehn Tage oder länger brauchen, bis Sie mit der nächsten Übungsfolge weitermachen können. Wichtig dabei ist, daß Sie Ihren eigenen Rhythmus finden und die Übungen in Ihren Tagesablauf integrieren, der ja von den Bedürfnissen des Babys bestimmt wird. Diese gehen natürlich vor.

Die Schwerpunkte das Übungsprogramms für die Zeit nach der Geburt liegen in den nachfolgend aufgezählten Bereichen.

- ☐ Stärkung und Festigung der Beckenbodenmuskulatur und Rückbildung der Gebärmutter
- ☐ Stärkung des unteren Rückens, der während der Schwangerschaft viel Gewicht übernehmen mußte
- ☐ Stärkung des Bauchmuskeltonus und Kräftigung und Förderung der Elastizität der Bauchdecke
- ☐ Lösung von Spannungen in den Schultern und im Hals, also von Körperbereichen, die durch das stundenlange Umhertragen des Babys stark beansprucht sind
- ☐ Verbesserte Durchblutung der Brüste, Kräftigung der Haltemuskulatur der Brüste und gute Haltung
- ☐ Beibehaltung der größeren Beweglichkeit und Elastizität der Gelenke, die eine Begleiterscheinung der Schwangerschaft sind, und gleichzeitige Kräftigung der Bänder
- ☐ Erleichterung für den Beckenbereich und Wiederherstellung der normalen Krümmung der Wirbelsäule
- ☐ Abhilfe bei Müdigkeit und Förderung einer guten körperlichen Durchlässigkeit und Durchblutung
- ☐ Entspannung

Schwimmen und Spazierengehen sind eine wunderbare Ergänzung dieses Übungsprogramms und machen Ihnen und dem Baby Spaß.
Beginnen Sie während des Stillens auf gar keinen Fall eine Diät. Sie werden ganz von selbst wieder schlank, wenn Sie sich vernünftig und ausgewogen ernähren und sich ausreichend bewegen.
Viele der Übungen sind Ihnen bereits aus dem Schwangerschaftsprogramm wohlvertraut.

1. Woche

1. Legen Sie sich am ersten oder zweiten Tag nach der Geburt im Bett auf den Bauch, spannen Sie zwei- oder dreimal die Beckenbodenmuskeln an, und lassen Sie sie wieder locker (s. S. 118ff.). Ruhen Sie sich dann aus. Machen Sie das mehrmals am Tag.

Wenn die Milch einschießt und Ihre Brüste sehr berührungsempfindlich sind, ist es wahrscheinlich bequemer, sich ein Kissen unter die Rippen zu legen oder die Übungen nur auf dem Rücken mit angewinkelten Knien zu machen.

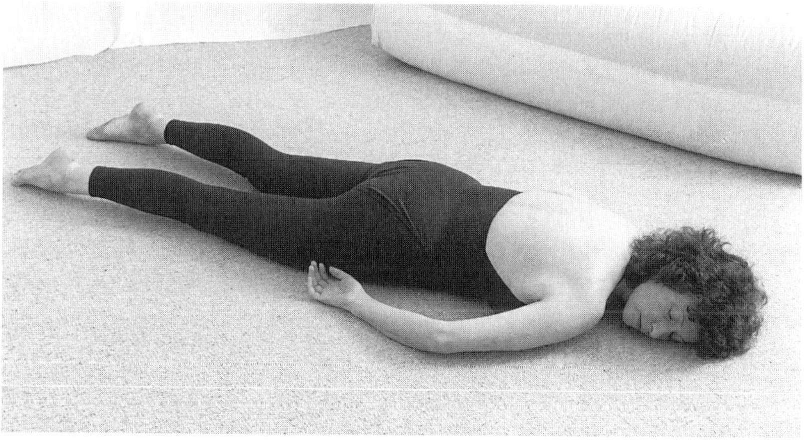

Haltung für die Beckenbodenübung nach der Geburt

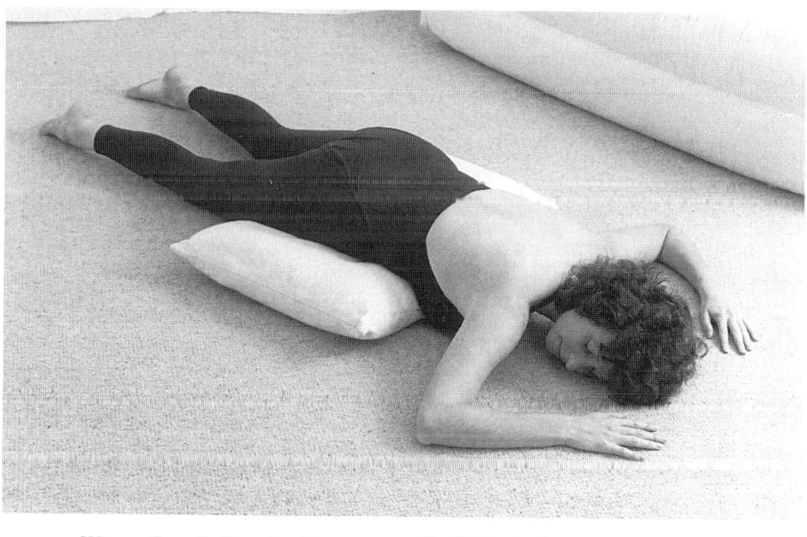

Wenn Ihre Brüste berührungsempfindlich sind, versuchen Sie es mit dieser Haltung.

2. Legen Sie sich in der Grundhaltung mit dem Rücken auf den Boden (s. S. 121), die Hände liegen auf Ihrem Bauch, die Knie sind gebeugt. Atmen Sie wie zuvor tief ein und aus, doch konzentrieren Sie sich jetzt darauf, beim Ausatmen die Bauchmuskeln anzuspannen und nach unten zur Wirbelsäule zu ziehen und sie beim Einatmen loszulassen.
3. Spannen Sie in der gleichen Haltung zehnmal den Beckenboden an, halten Sie die Spannung, und lassen Sie dann locker. Wiederholen Sie das zehnmal.
4. Nachdem Sie überprüft haben, ob Ihr gerader Bauchmuskel auseinandergewichen ist (Rektusdiastase), können Sie mit der Übung zur Kräftigung des Bauchmuskeltonus (s. S. 93f.) beginnen, doch lassen Sie dabei die Füße am Boden. Wiederholen Sie das bis zu zehnmal. Achtung: Diese Übung bis zur 7. Woche nur sehr vorsichtig probieren; erst den Beckenboden kräftigen!
5. Heben Sie in der gleichen Haltung das Becken an (s. S. 121ff.), und machen Sie die Übung zur Lösung des Lendenbereichs (s. S. 123), um Ihr Rückgrat zu stärken.
6. Legen Sie sich flach auf den Rücken, und legen Sie Arme und Beine bequem gespreizt am Boden ab. Legen Sie sich bei Bedarf ein Kissen unter die Knie. Ziehen Sie das Kinn zur Brust, um Ihren Nacken zu entspannen, und schließen Sie die Augen. Atmen Sie tief durch die Nase ein und aus, und spüren Sie die Atembewegung in Ihrem Bauch. Bei jeder Ausatmung entspannen Sie nach und nach jeden Körperteil und denken daran, Unterkiefer und Augen ganz locker zu lassen. Spüren Sie, wie die Rückseite Ihres Körpers den Boden berührt. Lassen Sie mit jeder Ausatmung Spannung abfließen, so daß Ihr Körper der Schwerkraft nachgibt, während Sie sich immer tiefer entspannen. Bleiben Sie mindestens 10 Minuten in dieser Haltung, und kriechen Sie unter eine bereitliegende Decke, falls es Ihnen kalt wird.
   Diese Entspannungshaltung sollten Sie täglich entweder am Ende der Übungssequenz oder auch ohne vorherige Übungen 10 bis 20 Minuten lang einnehmen. Das kann fast so entspannend sein wie ein paar Stunden Schlaf und ist daher wahrscheinlich die wichtigste Übung für die Zeit nach der Geburt.

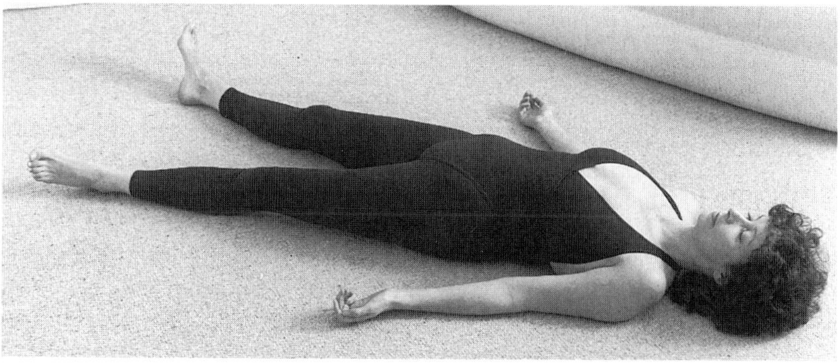

Völlige Entspannung

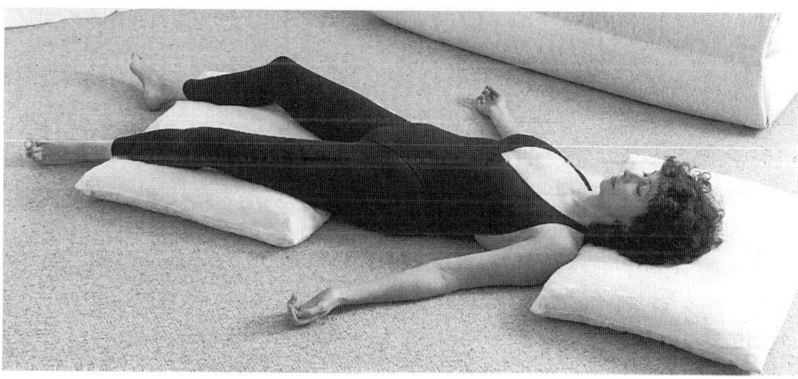

Damit Sie es beim Entspannen noch bequemer haben, legen Sie sich ein Kissen unter den Kopf und unter die Knie.

2. Woche

7. Nehmen Sie den Schneidersitz dazu (s. S. 79).
8. Machen Sie im Knien ebenfalls die Übung »Beckenheben«(s. S. 89f.).

3. Woche

9. Knien Sie zusätzlich mit gespreizten Beinen (s. S. 85).
10. Machen Sie die Übung zur Drehung der Wirbelsäule (s. S. 87).

4. bis 6. Woche

11. Führen Sie zusätzlich die gesamte Übungsfolge VI zur Entspannung der Schultern (s. S. 108ff.) aus.

7. Woche bis 6. Monat

12. Nehmen Sie das Beinespreizen an der Wand (s. S. 95, Schritt 1 bis 3) hinzu.
13. Machen Sie zusätzlich den Schulterstand (Abb. s. S. 293):

Vorsicht
Beginnen Sie erst mit dieser Übung, wenn Sie keine Blutungen mehr haben. Drehen Sie dabei nicht den Kopf zur Seite. Wenn Sie unterbrechen müssen, dann beenden Sie die Haltung langsam.

Legen Sie sich auf den Rücken mit dem Po in Wandnähe, so wie bei der Übung zum Beinespreizen an der Wand. Beugen Sie die Knie, und stellen Sie die Füße nebeneinander. Entspannen Sie die Schultern, und legen Sie die Arme mit den Handflächen nach unten ab, parallel zum Körper. Ziehen Sie das Kinn zum Brustbein, um den Nacken zu entspannen und zu dehnen (*a*). Atmen Sie tief in den Bauch, lassen Sie die gesamte Wirbelsäule los, vor allem im Lendenbereich, im Nacken und in Schulterhöhe.
Ziehen Sie die Ellenbogen nahe zu sich heran, und lassen Sie sie beim Ausatmen seitlich zu Boden sinken. Drücken Sie dann die Füße fest an die Wand, und heben Sie den Körper an, wobei Sie den oberen Rücken mit den Handflächen an den Rippen abstützen. Lassen Sie Hals und Schultern entspannt, und heben Sie den Rücken nur so weit, wie es ohne Anstrengung geht. Machen Sie den Rücken gerade, die Füße bleiben dabei an der Wand und die Ellenbogen unten (*b*). Anfangs kommt Ihnen Ihr Becken wahrscheinlich sehr schwer vor, und es macht Ihnen Schwierigkeiten, den oberen Rücken mit den Händen abzustützen, doch wenn Sie regelmäßig üben, entspannt sich Ihr Hals, und Ihr Becken wird leichter. Konzentrieren Sie sich darauf, daß Sie beim Ausatmen die Ellenbogen sinken lassen. Bleiben Sie ein paar Sekunden lang so, und kommen Sie dann beim Ausatmen wieder zum Boden zurück. Umfassen Sie Ihre Knie (*e*), um den Lendenbereich zu entspannen, bevor Sie sich wieder hinsetzen.

a

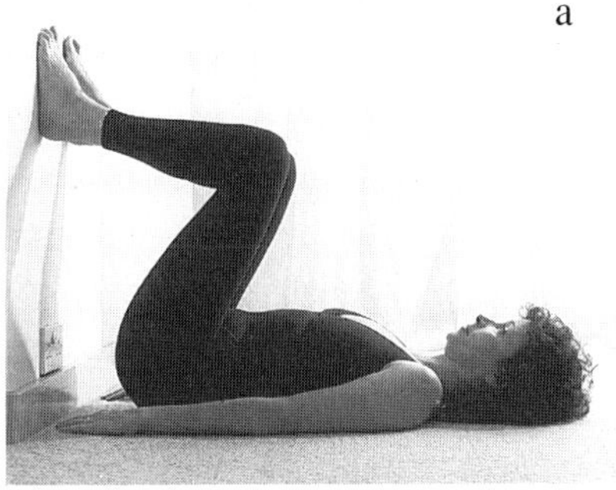

b

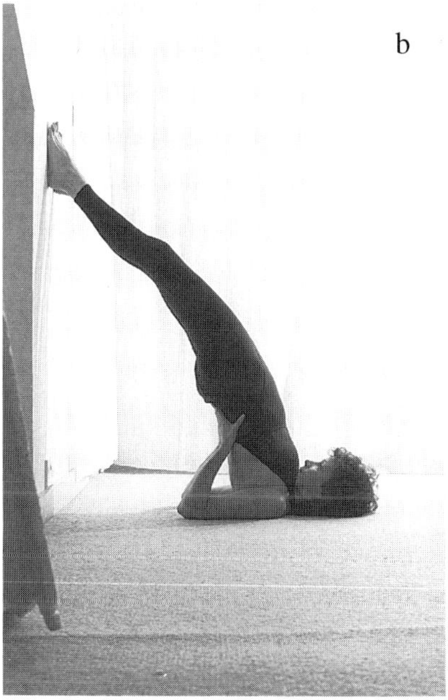

c

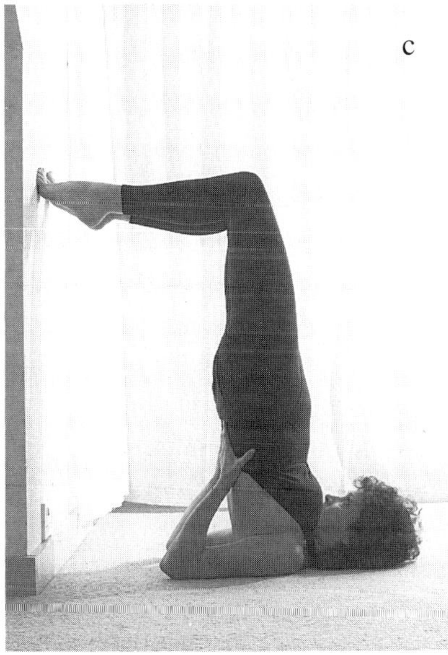

d

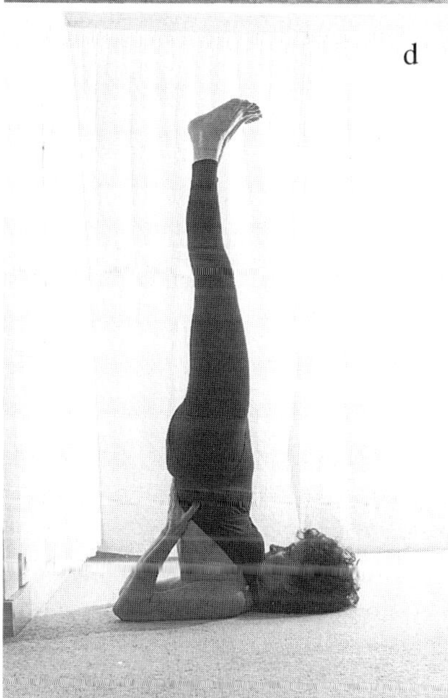

e

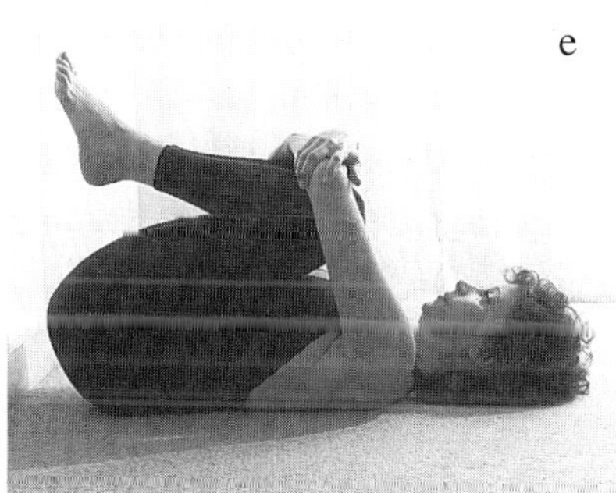

Wenn Ihnen diese Übung mit der Zeit leichter fällt, dann machen Sie die Beckenbodenübung, bevor Sie die Haltung beenden: Ziehen Sie zehnmal beim Anspannen den Beckenboden nach unten zum Nabel hin, bleiben Sie einen Moment so, und lassen Sie dann locker.

Können Sie Ihre Beine besser gerade halten, dann beugen Sie die Knie, und drücken mit den Fußspitzen gegen die Wand, um das Becken über die Schultern hinaus anzuheben (90 Grad-Winkel). (*c*) Die Ellenbogen sind dabei nahe am Körper und die Handflächen an den hinteren Rippen. Lassen Sie beim Ausatmen die Ellenbogen zum Boden sinken. Spannen Sie nun zehnmal den Beckenboden an. Legen Sie dann die Wirbelsäule sanft am Boden ab, und umfassen Sie Ihre Knie. (*e*) Nach einiger Zeit können Sie diese Übung auch mit gestreckten Beinen ausführen. *(d)*

Diese Übung macht den Beckenbereich leichter und unterstützt die Rückbildung des Beckenbodens und der Gebärmutter. Nach den ersten Wochen, sollten Sie die Beckenbodenübungen immer in dieser Haltung machen. Wenn Sie das täglich üben, kann dadurch ein Gebärmuttervorfall behoben werden, Krampfadern, Hämorrhoiden und Krampfadern in der Scheide werden dadurch gelindert. Durch den Schulterstand lösen sich auch Spannungen im oberen Rücken, im Hals und in den Schultern. Außerdem dient diese Übung dem endokrinen System, da Sie dadurch Ihr hormonelles Gleichgewicht schneller wiederfinden.

Die meisten dieser unverzichtbaren Übungsfolgen können Sie (mit Ausnahme der Haltung zur völligen Entspannung) in etwa 10 Minuten absolvieren. Wenn Sie feststellen, daß Sie nur für einige wenige Übungen Zeit haben, dann beginnen Sie mit dem Beinespreizen an der Wand, gehen Sie anschließend in den Schneidersitz und machen Sie zum Abschluß die Übung für den Bauchmuskeltonus und den Schulterstand.

Wenn Sie Zeit und Lust haben, machen Sie zusätzlich noch folgende Übungen: Sitzen mit weit gespreizten Beinen (s. S. 83f.), Übungsfolge V: Stehende Haltungen (s. S. 100ff.), »Der Hund« (s. S. 113ff.) und Übungsfolge VIII: Entspannung der Wirbelsäule (s. S. 121ff.), wobei Sie Übung E weglassen. Hören Sie immer mit der Übung zur völligen Entspannung auf. In den kommenden Monaten werden Sie dann soweit sein, daß Sie mit den Yogaübungen für Fortgeschrittene weitermachen können.

Überraschende Geburt: Für den Partner

Wenn die Geburt unmittelbar bevorsteht und Sie mit der Frau allein sind, also keine Hebamme oder keinen Arzt erreichen können, dann beachten Sie das Folgende:

- ☐ Versuchen Sie, ruhig zu bleiben, und machen Sie einige tiefe Atemzüge mit langem Ausatmen. *Sehr schnell verlaufende Geburten sind in den meisten Fällen völlig komplikationslos.* Sie brauchen sich wirklich nur ganz auf das zu konzentrieren, was vor sich geht.
- ☐ Geben Sie der werdenden Mutter Zuversicht, indem Sie sie ein oder zwei Minuten in die Arme nehmen. Schlagen Sie ihr vor, in den Vierfüßlerstand (s. S. 90) oder in die Knie-Ellenbogen-Lage (s. S. 172f.) zu gehen, während Sie alles vorbereiten. Diese Haltungen bewirken, daß die Wehen etwas abgeschwächt werden und helfen der Mutter, ruhiger zu werden und sich weniger ausgeliefert zu fühlen. Geben Sie ihr ein großes Kissen, falls eines vorhanden ist.
- ☐ Holen Sie einige saubere Handtücher und Laken und wenn möglich eine Decke, um Mutter und Baby damit zuzudecken, außerdem ein Frottee- oder Moltontuch, um das Neugeborene darin einzuwickeln.
- ☐ Schließen Sie alle Fenster und versuchen Sie, den Raum zu erwärmen, denn beide brauchen viel Wärme.
- ☐ Wenn Zeit dazu ist, dann bringen Sie einen Kessel voll Wasser zum Kochen. Holen Sie ein Glas Wasser, eine Schüssel, eine Rolle Toilettenpapier und saugfähige Watte. Waschen Sie sich sorgfältig die Hände.
- ☐ Massieren Sie sanft den unteren Rücken der Schwangeren (Kreuzgegend). Geben Sie ihr schluckweise Wasser zu trinken, und wirken Sie beruhigend auf sie ein. Legen Sie ein sauberes Laken, ein Handtuch oder neues Zeitungspapier unter sie. Ein sauberes Handtuch oder eine

Decke sollten griffbereit sein, um das Baby darin einwickeln zu können. Legen Sie das Tuch oder die Decke an die Heizung, damit sie angenehm warm wird.

- ☐ Geben Sie nun der Frau Ihre ungeteilte Aufmerksamkeit. Sie kann, an ein Kissen oder einen Sitzsack gelehnt, in die Hocke gehen, falls ihr das lieber ist als der Verfüßlerstand. Jede Haltung, für die sie sich entscheidet, ist in Ordnung.
- ☐ Sie müssen sich jetzt nur konzentrieren und aufmerksam beobachten, wie das Baby langsam zum Vorschein kommt; für alles andere sorgt Ihre Intuition.
- ☐ Lassen Sie der Natur ihren Lauf. Ermuntern Sie die Frau, sich Zeit zu lassen, sich zu öffnen und das, was in ihr vorgeht, zuzulassen. Wenn sie Panik bekommt, dann atmen Sie tief mit ihr zusammen und konzentrieren Sie sich dabei auf die Ausatmung. Schlagen Sie ihr vor, das Baby auszuatmen und nicht mit aller Kraft hinauszupressen. Erinnern Sie sie daran, sich zu entspannen und es geschehen zu lassen.
- ☐ Wenn der Gebärenden übel wird oder sie erbrechen muß, ängstigen Sie sich nicht. Das ist eine normale Begleiterscheinung des Austreibungsreflexes.
- ☐ Wird von der Frau Stuhl ausgeschieden, wischen Sie ihn mit Toilettenpapier oder Watte ab – immer von der Scheide weg!
- ☐ Erscheint der Kopf des Babys, unterstützen Sie ihn sanft mit einer Hand.
- ☐ Das Baby kann mit einer einzigen Wehe oder auch mit mehreren kommen. Nehmen Sie das Baby in Empfang, ohne an ihm zu ziehen. Überlassen Sie die Arbeit der Gebärmutter, nehmen Sie das Baby einfach mit Ihren Händen entgegen. Lassen Sie den Kopf ein wenig nach unten hängen, das erleichtert die Geburt der Schultern.
- ☐ Hat sich die Nabelschnur um den Hals des Kindes gewickelt, wie es recht häufig vorkommt, legen Sie das Baby sanft bäuchlings auf ein Handtuch im Bett oder auf dem Boden. Lösen Sie dann ganz ruhig die Nabelschnur vom Hals, und entwirren Sie sie nötigenfalls.
- ☐ Befindet sich die Frau in der Hocke, so halten Sie das Kind für eine halbe Minute zwischen deren Füßen mit dem Gesicht nach unten, damit Schleim und Fruchtwasser abfließen können, und geben Sie es ihr anschließend in die Arme.

- ☐ Ist die Mutter im Vierfüßlerstand, halten Sie das Baby eine Weile mit dem Gesicht nach unten, und geben Sie es dann der Frau durch ihre Beine hindurch.
- ☐ Die Mutter sollte nun mit ihrem Kind aufrecht sitzen, damit das restliche Fruchtwasser abfließen kann. Wird es sehr naß, kann sie den Platz wechseln und sich auf einem sauberen Laken oder auf Handtüchern niederlassen.
- ☐ Halten Sie Mutter und Kind mit Decken, Tüchern, Mänteln oder was immer Sie zur Hand haben, schön warm. Auch der Oberkopf des Babys sollte bedeckt sein.
- ☐ Setzen Sie sich, und genießen Sie einige friedliche Augenblicke mit der Frau und dem Neugeborenen. Unterstützen Sie die Mutter dabei, ihr Baby anzulegen, denn dadurch wird ihre Gebärmutter zu Wehen angeregt.
- ☐ Telefonieren Sie nun nach einer Hebamme oder einem Arzt.
- ☐ Wird die Plazenta ausgeschieden, fangen Sie sie in einer Schüssel auf. Durchtrennen Sie die Nabelschnur nicht! Sie wird auspulsieren, und dann schließen sich die Blutgefäße von selbst.
- ☐ Nachdem die Plazenta geboren wurde, sollte die Gebärmutter die Größe und Festigkeit einer Grapefruit annehmen. Wenn das nicht der Fall ist, sollten Sie oder die Frau ihren Bauch fest massieren und die Gebärmutter dazu bringen, daß sie sich zusammenzieht.
- ☐ Wenn vorrätig, geben Sie der Mutter etwas Arnika oder Notfalltropfen aus der Bachblütentherapie (s. S. 250) und vielleicht eine Tasse Tee mit Zucker oder Honig.
- ☐ Holen Sie nun das zuvor gekochte, abgekühlte Wasser, um damit den Genitalbereich der Mutter zu waschen. Noch besser ist es, wenn die Frau sich über eine Schüssel mit dem warmen Wasser hockt und sich selbst wäscht. Legen Sie ihr dann eine Binde oder ein sauberes Handtuch zwischen die Beine, und geben Sie ihr frische Unterwäsche.
- ☐ Lassen Sie die Frau mit ihrem Kind nicht allein.

Wenn das Baby im Taxi oder an einem anderen sehr ungewöhnlichen Ort zur Welt kommt, sollten Sie vor allem entspannt bleiben, die Mutter beruhigen, das Baby in Empfang nehmen und dafür sorgen, daß beide sehr warm eingewickelt sind, bevor Sie Hilfe holen.

Anhang

Dank

An erster Stelle möchte ich allen Müttern und ihren Familien danken, deren Erfahrungen in dieses Buch eingeflossen sind.
Mein Dank geht ebenso an alle, die mir bei der Realisation geholfen haben, besonders an Anthea Sieveking für die Photos, an Linda Ziedrich für die amerikanische Ausgabe, an Penny Simkin für ihre einfühlsamen redaktionellen Empfehlungen und an die Mitglieder der Harvard Common Press. Nicht zuletzt danke ich Sheila Kitzinger dafür, mir Zugang zur Harvard Common Press ermöglicht zu haben, und Jennifer Starisky als ranghöchster Hebamme am Garden Hospital für die Zusammenstellung der Klinikstatistiken von 1990 speziell für dieses Buch.
Ich bin meinen Kolleginnen Lolly Stirk und Yvonne Moore dankbar für ihre Hilfe beim Aufbau des Trainingskurses zur Vermittlung der aktiven Geburt, Yehudi Gordon, Michel Odent und allen Hebammen für ihre Pionierarbeit, gleichfalls den Yoga-Lehrerinnen Mina Semyon, Mary Stuart und Lolly und John Stirk für ihre Anregungen.
Tiefsten Dank an Carole Eliott für ihren Beistand und ihrem Mann Norman Stannard für seine heilende Kraft. Am meisten möchte ich meinen vier Kindern danken, die mir zu der wundervollen Erfahrung zu gebären und ihre Mutter zu sein verhalfen, und meinem Mann, Keith Brainin, für seine Ermutigung und liebevolle Unterstützung.

Anmerkungen

1 Prentice, A. / Lind, T., »Fetal Heartrate Monitoring During Labour – Too Frequent Intervention, Too Little Benefit?«, in: *Lancet* 2, Nr. 8572, Dez. 1987, S. 1375-1377.

2 Korte, Diana / Scaer, Roberta, *A Good Birth, a Safe Birth: Choosing and Having the Childbirth Experience You Want*, Boston, Harvard Common Press, überarbeitete Neuauflage 1992.

3 Haire, Doris, »The Cultural Warping of Childbirth«, in: *Childbirth Educator*, Frühjahr 1987.
Doris Haire ist Medizinsoziologin, Präsidentin der American Foundation for Maternal and Child Health (Stiftung für die Gesundheit von Mutter und Kind), Begründerin der CEA, ehemalige Päsidentin des ICEA und ehemalige Vorsitzende des amerikanischen Frauengesundheitsnetzwerks National Women's Health Network.

4 Haire, Doris, »Drugs in Labour«, in: *Childbirth Educator*, Frühjahr 1987.

5 Bowes, W. u.a., »The Side Effects of Obstetrical Medication on Fetus and Infant«, in: *Monographs of the Society for Research in Child Development* 35, No. 137, Juni 1970.
Brazelton, T.B.,»Effect of Maternal Medications on the Neonate and His Behavior«, in: *Journal of Pediatrics* 58, 1961, S. 513-518.
Rosenblatt, D., »The Influence of Maternal Analgesia on Neonatal Behavior«, in: *Journal of Obstetrics and Gynaecology of the British Commonwealth* 88, April 1981, S. 398-406.
Kron, R., »Newborn Sucking Behaviour Affected by Obstetric Sedation«, in: *Journal of Pediatrics* 37, 1966, S. 1012-1016.

6 Rosenblatt, D., »The Influence of Maternal Aanalgesia on Neonatal Behavior«, a.a.O.

7 British Medical Journal 1, Nr. 6052, Januar 1977, S. 14-16.

8 Rosenblatt, D., »The Influence of Maternal Analgesia on Neonatal Behavior«, a.a.O.

9 Haire, Doris, »The Cultural Warping of Childbirth«, a.a.O.

10 Hubinot, P. u.a., »Effects of Vacuum Extractor and Obstetrical Forceps on the Foetus and Newborn – a Comparison«, World Congress on Gynaecology and Obstetrics, Sydney, Australien, 1967.

11 Rosenblatt, D., »Epidural Bupivacaine«, in: *Journal of Obstetrics and Gynaecology of the British Commonwealth* 88, April 1981, S. 407- 417.
Johnson, W., »Regionals Can Prolong Labour«, in: *Medical World News*, Oktober 1971, S. 41.
Potter, N. / Macdonald, R.D., »Obstetric Consequences of Epidural Analgesia on Nulliparous Patients«, in: *Lancet* 1, Nr. 7708, Mai 1971, S. 1031-1034.
Hellmann, L. / Pritchard J., *Williams Obstetrics*, Appleton-Century-Crofts, NY, 14. Aufl. 1971.

12 Haire, Doris, »Drugs in Labour«, a.a.O.
13 Taylor, R. W. / Taylor M., »Misuse of Oxytocin in Labour«, Leserbrief in *Lancet* 1, Nr. 8581, Februar 1988, S. 352.
Chalmers, I./ Campbell, H. / Turnbull, A., »Use of Oxytocin and Incidence of Neonatal Jaundice«, in: *British Medical Journal* 2, S. 116.
14 Steer, P. u.a., *Journal of Obstetrics and Gynaecology of the British Commonwealth* 92, November 1985, S. 1120-1126.
Fields, H., »Induction of Labour: Methods, Hazards, Complications and Contraindications«, in: *Hospital Topics*, Dezember 1968, S. 63-68.
Fields, H., »Complications of Elective Induction«, in: *Obstetrics and Gynaecology* 15, 1960, S. 476-480.
Liston, W.A. / Campbell, A.J., »Dangers of Oxytocin Induced Labour to the Fetus«, in: *British Medical Journal* 3, Nr. 5931, September 1974, S. 606-607.
15 Dunn, P.M., »François Mauriceau (1637-1709) and Maternal Posture for Parturition«, in: *MIDIRS Midwifery Digest* 1, Nr. 2, Juni 1991, S. 71.
16 Englemann, G.J., *Labor Among Primitive Peoples*, Cleveland, Burke, 1882.
17 Russell, J.G.B., *»Moulding of the Pelvic Outlet«, in: Journal of Obstetrics and Gynaecology of the British Commonwealth* 76, 1969, S. 817-820.
18 Scott, D.B. / Kerr, N.G., »Interior Vena Caval Pressure in Late Pregnancy«, in: *Journal of Obstetrics and Gynaecology of the British Commonwealth* 70, 1963, S. 1044-1049.
19 Flynn, A.M./ Kelly, J. / Hollins, G. / Lynch, P.F., »Ambulation in Labour«, in: *British Medical Journal*, August 1978, S. 591-593.
20 Caldeyro-Barcia, R., »The Influence of Maternal Position on Time of Spontaneous Rupture of the Membranes, Progress of Labour and Fetal Head Compression«, in: *Birth and the Family Journal* 6, Nr. 1, Frühjahr 1979, S. 7-15.
21 Mitre, I.N., »The Influence of Maternal Position on Duration of the Active Phase of Labour«, in: *International Journal of Gynaecology and Obstetrics12,* Nr. 5, September 1984, S. 181-183.
22 Lui, Y.C., »Effects of an Upright Position During Labour«, in: *American Journal of Nursing* 74, 1974, S. 2202-2205.
Lui, Y.C., »Position During Labour and Delivery: History and Perspective«, in: *Journal of Nurse-Midwifery* 24, 1979, S. 23-26.
23 Dunn, P.M., »Posture in Labour«, in: *Lancet* 1, Nr. 8062, März 1978, S. 492-497.
24 Botha, M.C., »The Management of the Umbilical Cord in Labour«, in: *South African Journal of Obstetrics and Gynaecology* 6, Nr. 2, 1968, S. 30-33.
25 Blankfield A., »The Optimum Position for Childbirth«, in: *Medical Journal of Australia* 2, 1965, S. 666-668.
Howard, F.H., »Delivery in the Physiologic Position«, in: *Obstetrics and Gynaecology* 11, 1958, S. 318-322.
Gritsivk, I., »Position in Labour«, in: *Obsetrics Gynaecology Observer*, September 1968.

Newton, N. / Newton, M., »The Propped Position for the Second Stage of Labour«, in: *Obstetrics and Gynaecology* 15, 1960, S. 28-34.
26 Odent, Michel, »Toward Less Mechanized Childbirth: The Pithiviers Experience«, in: *Advances in International Maternal and Child Health* 5, herausgegeben von Jelliffe, B.D. / Jelliffe, E.F.P., Oxford, Clarendon Press, 1985.
27 In *Planned Home Birth in Industrialized Countries*, einem Bericht, den Michel Odent für die WHO (Kopenhagen, Welt-Gesundheitsorganisation, 1991) geschrieben hat, stellte er fest: »Vor allem müssen wir der allgemeinen Verbreitung der Ansicht entgegenwirken, daß eine Hausgeburt gefährlich ist... Das beste Mittel, das wir an der Hand haben, um diese Überzeugung in Frage zu stellen, sind die Statistiken aus den Niederlanden... Die Niederlande sind die einzige Industrienation, in der ein Drittel aller Geburten zu Hause sattfindet. Die Niederlande sind auch das einzige Land, in dem die Säuglingssterblichkeit niederiger als 10 Promille und die Müttersterblichkeit niedriger als 1 Promille ist, die Kaiserschnittrate beträgt etwa 6 Prozent.«
28 *MIDIRS Database on Position und Ambulation in Labour*, Bristol, Midwives Information and Resource Service.
29 Odent, Michel, »The Fetus Ejection Reflex«, in: *Birth* 14, Juni 1987.
Newton, N., »The Fetus Ejection Reflex Revisited«, in: *Birth* 14, Juni 1987.
Newton, N. / Foshee, D. / Newton, M., »Experimental Inhibition of Labour through Environmental Disturbance«, in: *Obstetrics and Gynaecology* 67, 1966, S. 371-77.
30 Kitzinger, Sheila (Hrsg.), *Episiotomy – Physical and Emotional Aspects*, London, National Childbirth Trust, 1981, S. 6.
31 Sidenbladh, Eric, *Wasserbabies*, Synthesis Verlag, 1983.
Daniels, Karil (Hrsg.), *The Water Baby Information Book*, San Franzisko, Point of View Productions, 1990.
32 Odent, Michel, »Birth under Water«, *Lancet* 2, Nr. 8355/8356, Dezember 1983, S. 1476-77.
33 Odent, Michel, *Erfahrungen mit der sanften Geburt*, Kösel 1986.
34 Odent, Michel, »Birth under Water«, a.a.O.
35 Internationale Kontakte zum Thema Wassergeburt unterhält Karil Daniels von Point of View Productions.
36 Odent, Michel, »Birth under Water«, a.a.O.
37 Rosenthal, M., »Water Birth: An American Experience«, in: *The Water Baby Information Book*, Daniels, Karil (Hrsg.), a.a.O.
38 Igor Tscharkowskij vertritt die Ansicht, daß es unwahrscheinlich ist, durch die Anwesenheit des Partners im Becken das Infektionsrisiko zu erhöhen, wenn die Frau und Ihr Partner auch sonst zusammenwohnen, also das gleiche Keimmilieu haben.
39 Odent, Michel, *Von Geburt an gesund*, Kösel, 1986.
40 Inch, Sally, *Birthrights: A Parent's Guide to Modern Childbirth*, London, Green Print Merlin Press, 2. Aufl. 1989.

Manifest für Aktive Geburt

1. Bei jeder Geburt, die unbehindert vor sich gehen kann, besteht ein deutlicher Bewegungsdrang: Die Frau geht umher, steht auf, geht in die Hocke, kniet, legt sich hin und bewegt ihren Körper, um die bequemste und geeignetste Haltung zu finden. Bei einer natürlich verlaufenden, gesunden Eröffnungsphase und Geburt kann es keine fixierte Haltung geben, denn wenn eine Frau ihren Instinkten folgt, ist die Geburt ein aktiver Vorgang, eine Abfolge sich immer wieder verändernder Haltungen. Die Geburt ist keine passive »Entbindung« oder Niederkunft.

2. Forschungsergebnisse zeigen, daß auf der ganzen Welt Frauen auch heute hauptsächlich in aufrechter oder hockender Haltung gebären, wobei sie meist abgestützt sind. Ganz unabhängig von Rasse oder Stammeszugehörigkeit, ob in Afrika, Amerika, in Asien oder anderswo, es überwiegen immer aufrechte Haltungen. Für Frauen in »primitiven« Gesellschaften sind das ganz spontane, natürliche Haltungen. Von Historikern werden die Erkenntnisse der Ethnologen bestätigt: In allen Zeiten wurden bevorzugt aufrechte Haltungen eingenommen.

3. Die meisten Frauen in der westlichen Welt werden in Kliniken eingewiesen, wo sie in liegender Haltung gebären sollen. Das ist eine unlogische und unnötige Praktik. Wegen dieser Fixiertheit auf eine bestimmte Haltung wird eine Geburt in modernen Kliniken täglich komplizierter und teurer, aus einem völlig natürlichen Vorgang wird ein medizinischer Ablauf, die gebärende Frau wird zur passiven Patientin. Keine andere Gattung nimmt in einer so entscheidenden Situation eine derartig unvorteilhafte Haltung ein.

4. Untersuchungen zeigen ernste Nachteile der liegenden Gebärhaltung auf:

- ☐ Das Liegen auf dem Rücken ist die einzige Haltung, bei der Druck auf die großen Blutgefäße entlang der Wirbelsäule ausgeübt wird. Druck auf die große Herzarterie (Aorta descendens) kann zum fötalen Distreß-Syndrom führen, weil der Blutfluß zur Gebärmutter und zur Plazenta behindert wird. Eine Kompression der großen Hohlvenen, die zum Herzen führen (Vena cava inferior), blockiert den Blutrückfluß und trägt zu niedrigem Blutdruck und anderen Kreislaufproblemen bei.
- ☐ Die liegende Haltung macht sich die Beweglichkeit der Beckenmuskulatur nicht zunutze. Die Unterstützung des Geburtsvorgangs durch das Beugen der Knie und Hüften wird außer Acht gelassen: Es entsteht ein spitzer Winkel, wenn die Knie nahe an den Brustkorb gebracht werden (wie bei der Hocke), das Becken wird dabei maximal geöffnet und geweitet; in der liegenden Haltung jedoch wird der Beckenausgang durch das auf dem Kreuzbein ruhende Körpergewicht maximal verengt, womit etwa 30 Prozent verlorengehen gegenüber dem maximalen Öffnen des Beckens in der Hocke.
- ☐ Beim Liegen ohne Beugung des Rumpfes ist die Kraftanstrengung der Gebärmutter gegen die Schwerkraft gerichtet. Jeder Gegenstand fällt leichter zur Erde als sich parallel zur Erdoberfläche zu bewegen (Newtonsches Gesetz

der Schwerkraft), daher ist es vorteilhafter, ein Baby zur Erde hin hinauszuschieben als in der Horizontalen. In der liegenden Haltung wird Energie verschwendet, unnötige Anstrengungen und Schmerzen entstehen, und die Dauer der Geburt verlängert sich.

- ☐ Beim Liegen während der Geburt dehnt sich das Dammgewebe auf Kosten des hinteren Bereichs ungleichmäßig aus, wodurch sich das Risiko eines Dammrisses oder die Notwendigkeit eines Dammschnitts erhöht. Belastung und Schmerzen sind mit Sicherheit größer.

5. Das Wechseln der Haltungen ist wichtiger, als eine einzige optimale oder bestmögliche Haltung während der Geburt einzunehmen. Die Hocke entspricht jedoch am meisten den Naturgesetzen und gilt daher als die physiologische Haltung. Eine Gebärhaltung ist physiologisch wirksam, wenn

- ☐ kein Druck auf die Blutgefäße ausgeübt wird,
- ☐ das Becken voll bewegungsfähig ist,
- ☐ der Körper mit der Schwerkraft zusammenwirkt

Gegen Ende der Schwangerschaft ist die abgestützte Hocke besonders wirkungsvoll. Die Hocke bewirkt

- ☐ maximalen Druck im Beckenraum,
- ☐ minimale Muskelanstrengung,
- ☐ optimale Entspannung des Dammgewebes und
- ☐ optimale Sauerstoffversorgung des Kindes.

In der Hocke ist der Eintritt des kindlichen Kopfes oder eines anderen vorangehenden Teils in das mütterliche Becken leichter. Die direkte Einwirkung des kindlichen Kopfes auf den Muttermund wird unterstützt, weil der Beckeneingang nach vorne geneigt und der Beckenausgang nach unten gerichtet ist, wodurch ein günstiger Durchtrittswinkel entsteht.

6. Wir sind der Überzeugung – und zahlreiche Untersuchungen der letzten 50 Jahre liefern die Beweise –, daß bei einer aktiven Geburt folgende Vorteile gegeben sind:

- ☐ Der naturliche Rhythmus und der Ablauf der Geburt werden nicht unterbrochen.
- ☐ Die Gebärmutterkontraktionen sind stärker, regelmäßiger und häufiger.
- ☐ Das Verstreichen und Öffnen des Muttermundes wird begünstigt.
- ☐ In den Wehenpausen ist eine völlige Entspannung möglich, wobei der Gebärmutterdruck gleichbleibend höher ist.
- ☐ Die Eröffnungs- und die Austreibungsphase sind kürzer.
  Vergleichende Untersuchungen haben in der Gruppe, die in aufrechter Haltung geboren hat, festgestellt, daß der Zeitraum um über 40 Prozent kürzer war.
- ☐ Aktiv zu gebären ist angenehmer, weniger belastend und weniger schmerzhaft, so daß ein geringerer Bedarf an Schmerzmitteln besteht.
- ☐ Das Neugeborene ist in einem besseren Zustand.
- ☐ Die Frauen haben das Gefühl, vollkommen an ihrer Geburt beteiligt zu sein und Einfluß darauf zu haben. Viel häufiger erleben sie die Geburt als eine wunderbare, freudige Erfahrung.

7. Nach einer aktiven Geburt hat die Mutter das Gefühl, ihr Kind selbst zur Welt gebracht zu haben, anstatt von ihm »entbunden« worden zu sein. Sie und ihr Baby waren gemeinsam ganz und gar an der Geburt beteiligt; sie sind beide wach, ohne Medikamenteneinwirkung und gesund, wenn sie sich kennenlernen. Das ermöglicht mit Sicherheit die bestmögliche Entstehung einer Eltern-Kind-Bindung.

8. Die Geburt jedes Kindes ist für eine neue Familie nicht nur Anlaß zum Feiern, sondern sie ist ein kritisches, unsicheres Ereignis, das mit Ungewißheit über den endgültigen Ausgang verbunden ist. Die Fähigkeit zu gebären und die Kenntnisse der Geburtshelfer werden in jeder Gesellschaft gewürdigt. Wir meinen aber, daß in der modernen westlichen Welt aufgrund der technischen Entwicklung die Fähigkeiten der Geburtshelfer gegenüber den Fähigkeiten der Gebärenden zuviel Gewicht bekommen haben, so daß die meisten Frauen das Zutrauen in ihre eigenen Fähigkeiten und ihr Geschick zu gebären, verloren haben.
Im Leben einer jeden Frau ist Geburt eine Ausnahmesituation, eine Bewährungsprobe, zum Teil auf Instinkt und Intuition und zum Teil auf Geistesgegenwart beruhend. Bei den meisten Dingen ist Geistesgegenwart und Geschick erforderlich, und Geburt ist da keine Ausnahme. Wir sind der Überzeugung, daß dieses Gleichgewicht der Fähigkeiten und Kräfte durch eine Förderung der Fähigkeiten und der Kraft derer wiederhergestellt werden muß, die Leben spenden – der Frauen.

9. Angesichts der Forschungsergebnisse, der neuesten Ergebnisse von Untersuchungen und des überlieferten instinktiven Verhaltens ist es absehbar, daß gewisse Veränderungen in bezug auf die Haltungen in der Eröffnungsphase, die Gebärhaltungen und die Vorbereitung der Frauen auf die Geburt unabdingbar sind. Eine werdende Mutter benötigt nicht nur Wissen über die Schwangerschaft, die Wehen und die Geburt, das Wachstum und die Entwicklung des Babys, sondern auch eine entsprechende körperliche Vorbereitung. Sie sollte die Wirkung verschiedener aufrechter Haltungen kennen und dahin gelangen, daß sie sich in diesen Haltungen wohl fühlt, um bei der Geburt ihrer Kinder sich aktiv und effektiv selbst helfen zu können.
Einen großen Vorteil bedeutet es für die Frau außerdem, wenn sie lernt, innerlich ruhig zu werden und besser in Kontakt mit ihrem inneren Selbst und ihren instinktiven Fähigkeiten zum Gebären zu sein.

10. Schließlich bestehen für Frauen, die selbst eine aktive Geburt erlebt haben, und für alle, die sowohl bei aktiven als auch bei passiven Geburten dabei waren, keinerlei Zweifel, daß eine aktive Eröffnungsphase und eine aktive Geburt leichter, sicherer und befriedigender für die Mutter und das Kind sind.
Wie unsere Kinder geboren werden, wirkt sich auf ihr Leben aus, und jede Verbesserung der Geburtserfahrung trägt zu einer besseren Welt bei. Landläufig wird unter einer natürlichen Geburt lediglich eine Geburt ohne Medikamente verstanden, wogegen eine aktive Geburt im wahrsten Sinne des Wortes eine wirklich natürliche Geburt ist.

Worterklärungen

Alkohol

Im Übermaß genossen kann er für Ihr Baby schädlich sein. Gelegentlich ein Glas Wein ist unbedenklich. Während der Geburt bewirkt Alkohol, daß die Wehen aufhören; er wird daher zur Verhinderung einer drohenden Fehlgeburt eingesetzt.

Anämie

Wenn Sie anämisch sind, kann Ihr Baby darunter leiden, weil weniger Sauerstoff in die Plazenta gelangt. Die Wahrscheinlichkeit, daß es nach der Geburt zu heftigen Blutungen kommt, ist ebenfalls größer, und Sie sind sehr infektionsanfällig.
Nehmen Sie viel eiweißreiche Nahrung zu sich (Leber ist zusätzlich besonders eisenhaltig), außerdem grünes Blattgemüse und getrocknete Aprikosen. Nehmen Sie zusätzlich Vitamin B, B 12 und C. Auch Mineralwasser, das Eisen enthält, oder Eisentabletten, die Ihnen Ihr Arzt verschreibt, können helfen. Eisenhaltiges Mineralwasser bekommen Sie im Naturkostladen. Sie können auch einen Arzt für Naturheilkunde oder einen Homöopathen aufsuchen, da es unterschiedliche Mittel zur Abhilfe bei Anämie gibt.

Blasenentleerung

Während der Geburt sollten Sie jede Stunde ihre Blase entleeren. Nach der Geburt kann es brennen, wenn Sie Hautabschürfungen haben, gerissen sind oder einen Dammschnitt hatten. Es hilft, wenn Sie eine Schüssel mit warmem Wasser und etwas Calendulatinktur benutzen oder auf der Toilette aus einer Kanne warmes Wasser zwischen Ihre Beine rinnen lassen. Siehe auch »Heilkräuter«.

Blutdruck

Unter Blutdruck wird der Druck verstanden, der vom Blut auf die Wände der Blutgefäße ausgeübt wird. Die Systole wird gemessen, wenn der Herzmuskel sich zusammenzieht und das Blut in den Körper pumpt, die Diastole bezeichnet den Druck der Arterien, wenn sich das Herz zwischen zwei Schlägen entspannt. Aufgezeichnet wird der Druck im Verhältnis von Systole zu Diastole, zum Beispiel 115/70. Der normale systolische Druck liegt zwischen 100 und 125, wobei es Abweichungen gibt, der diastolische Druck meistens zwischen 60 und 80.
Gute Ernährung mit reichlich Eiweiß und Übungen während der Schwangerschaft tragen zur Erhaltung des normalen Blutdrucks bei. Ihr Blutdruck wird die ganze Schwangerschaft hindurch und während der Geburt gemessen. Ein leichter Anstieg gegen Ende der Schwangerschaft ist normal, doch wenn die Diastole um bis zu 15 ansteigt, gilt das als Bluthochdruck. SIH, schwangerschaftsinduzierter Hochdruck, kann, muß aber nicht, ein Symptom für Präeklampsie sein.
Die Symptome von leichter Präeklampsie sind hoher Blutdruck mit Ödemen

(Wasseransammlungen) und Eiweiß im Urin. Wenn Sie Präeklampsie haben, ist es am sichersten, Ihr Kind in der Klinik zur Welt bringen. Bettruhe und gute Ernährung wirken einer leichten Präeklampsie entgegen. Neueste Untersuchungen haben ergeben, daß es nicht ratsam ist, salzlos zu essen, zusätzliches Eiweiß jedoch hilfreich ist. Das Problem bei dieser Komplikation besteht darin, daß Sie sich völlig gesund fühlen, jedoch unbedingt behandelt werden müssen.
Heutzutage wird aus einer Präeklampsie selten eine Eklampsie. Die Symptome hierbei sind Kopfschmerzen, Benommenheit, Reizbarkeit, Übelkeit, Sehstörungen und Schmerzen im Oberbauch. Wenn Eiweiß im Urin ist, kann das ein Zeichen für eine Unterfunktion der Plazenta sein, was zu einer Frühgeburt oder einer Unterversorgung des Babys führen kann. Aus diesem Grund leiten Mediziner die Geburt ein, falls der Zustand der Präeklampsie andauert.
Bluthochdruck hängt manchmal mit emotionalen Belastungen zusammen, doch das muß nicht so sein. Homöopathische und naturheilkundliche Mittel können zur Behandlung von hohem Blutdruck eingesetzt werden.
Wenn Sie das Bett hüten müssen, dann stehen Sie alle paar Stunden auf, machen eine halbe Stunde lang einige leichte Yogaübungen und legen sich anschließend wieder hin. Dadurch halten Sie Ihren Körper beweglich, bleiben bei guter Laune, und möglicherweise sinkt Ihr Blutdruck.

Blutungen

In den ersten drei Schwangerschaftsmonaten kommt es zum Zeitpunkt Ihrer Regel manchmal zu leichten Schmierblutungen. Gewöhnlich ist das kein Anlaß zur Sorge. Da Blutungen in der Schwangerschaft jedoch Anzeichen für mögliche Probleme sein könnten, sollten Sie sich Bettruhe gönnen, keine Übungen machen und sofort Ihren Arzt anrufen. Es gibt homöopathische und pflanzliche Mittel, die hierbei helfen können.

Brüste

Zur Vorbereitung Ihrer Brüste in der Schwangerschaft genügt es, wenn Sie sie nach dem Bad mit ein wenig Mandelöl (oder einem anderen Pflanzenöl) massieren. Waschen Sie die Brustwarzen nicht mit Seife, denn das beeinträchtigt den natürlichen Hautschutz. Tragen Sie einen bequemen, gut sitzenden Stütz-BH; er sollte möglichst aus Baumwolle sein.

Dammnaht

siehe »Heilkräuter« und »Homöopathie«

Distreß-Syndrom beim Fötus

Zu einem Distreß-Syndrom kommt es, wenn das Baby nicht genügend Sauerstoff erhält. Es macht sich meist durch folgende Symptome bemerkbar:

- Das Baby ist in einem schlechten Zustand, wenn die Herztöne langsamer oder schneller werden und ständig über oder unter den normalen Werten von 120 bis 160 Schlägen pro Minute liegen.

- ☐ Wenn das Baby während der Wehen unter Sauerstoffmangel leidet, dann entspannt sich meist der Afterschließmuskel, und es gelangt Kindspech (Mekonium), der erste Darminhalt des Kindes, ins Fruchtwasser und färbt es grünlich oder bräunlich. Getrübtes Fruchtwasser ist nicht immer ein Zeichen für einen schlechten Zustand des Babys, wenn jedoch gleichzeitig die Herztöne unregelmäßig sind, geht es dem Kind wahrscheinlich nicht gut. Atmet das Baby Mekonium ein, kann dies die Lungen verstopfen und zu Atemproblemen führen.
  Um die Farbe des Fruchtwassers festzustellen, ist es nicht nötig, die Fruchtblase zu sprengen.

Einige Ursachen für fötalen Distreß:
- ☐ Es wird Druck auf die große Hohlvene ausgeübt (zum Beispiel durch die Rückenlage der Mutter).
- ☐ Die Geburt dauert sehr lange.
- ☐ Die Geburt wurde zu früh eingeleitet.
- ☐ Schmerzmittel wie Dolantin, die sich dämpfend aufs mütterliche Nervensystem auswirken, behindern den Blutfluß zwischen Mutter und Kind.
- ☐ Plazentaunterfunktion
- ☐ Vorfallen, Verschlingung oder Kompression der Nabelschnur
- ☐ Diabetes oder Gestose bei der Mutter

Möglichkeiten zur Vermeidung oder Linderung von fötalem Distreß:
- ☐ Bleiben Sie während der Geburt aktiv und aufrecht.
- ☐ Wenn die Herztöne des Babys unregelmäßig werden, dann wechseln Sie die Haltung, gehen Sie in eine aufrechte oder kniende Position.
- ☐ Kommt es in der Austreibungsphase zu fötalem Distreß, dann ist die aufrechte abgestützte Hocke die beste Möglichkeit, das Baby rasch zu gebären.
- ☐ Es kann sein, daß Zange, Saugglocke, Dammschnitt oder Kaiserschnitt nötig werden, um das Baby möglichst schnell auf die Welt zu bringen.

Eisen
siehe »Anämie«

Essen während der Geburt

Bei Geburtsbeginn hat Ihr Körper die Tendenz, sich zu entleeren. Es ist daher nicht günstig, wenn Sie nun umfangreiche oder schwer verdauliche Mahlzeiten zu sich nehmen. Wenn Sie jedoch eine lange Geburt vor sich haben, brauchen Sie etwas zu essen, um bei Kräften zu bleiben, sonst fühlen Sie sich irgendwann so erschöpft und matt, daß die Geburt nicht mehr vorangeht (medizinisch wird das als Ketose bezeichnet). Wird bei einer Urinuntersuchung Azeton festgestellt, ist das ein Anzeichen für Ketose.
In vielen Kliniken wird es den Frauen untersagt, während der Geburt zu essen (für den Fall eines Notkasierschnitts), statt dessen werden sie zur Vermeidung

einer Ketose an einen Tropf mit Traubenzuckerlösung angeschlossen. Der Nachteil besteht darin, daß die Mütter dabei liegen müssen und unbeweglich sind – und Hunger haben.

Eine Ketose läßt sich folgendermaßen vermeiden:

- ☐ Essen Sie bei Wehenbeginn eine leichte Mahlzeit, zum Beispiel eine Scheibe Toast, ein Ei, Joghurt mit Weizenkeimen und Honig oder Suppe.
- ☐ Wenn Sie während der Geburt Hunger bekommen, essen Sie eine leichte Zwischenmahlzeit oder ein paar Löffel leichte, nahrhafte Suppe.
- ☐ Nehmen Sie hin und wieder etwas Zucker in Form von Honig zu sich, den Sie in warmem Wasser oder Tee auflösen, oder trinken Sie Apfelsaft oder roten Traubensaft. Wenn eine leichte Ketose auftritt, nehmen Sie Glukosetabletten, und trinken Sie in jeder Wehenpause schluckweise Fruchtsaft (keinen Zitronensaft). Ist die Geburt richtig in Gang gekommen, möchten Sie wahrscheinlich nur noch ab und zu einen Schluck Wasser trinken – Sie brauchen auch nicht mehr.

Ihr Mann oder Partner nimmt sich am besten eine kleine Mahlzeit in die Klinik mit, denn meist bekommt man auf der Entbindungsstation nichts zu essen.

Fehlgeburt

Wenn es zu plötzlichen Blutungen, Schmerzen im Bauch oder Wehen kommt, legen Sie sich ins Bett, rufen Sie sofort Ihren Arzt an, und trinken Sie etwas Brandy oder Whisky. Viele Frauen erleben eine Fehlgeburt und brauchen Zeit, dies zu überwinden. Daß Sie trauern, ist völlig normal. Es empfiehlt sich, Yogaübungen zu machen, bevor Sie wieder schwanger werden. Lassen Sie sich durch Beratungsgespräche psychisch unterstützen, falls Sie das Bedürfnis danach haben.

Geburtseinleitung

Gewöhnlich beginnt die Geburt, wenn dafür die Zeit gekommen ist. Natürliche Möglichkeiten der Geburtseinleitung:

- ☐ Sich lieben. In der Samenflüssigkeit sind natürliche Prostaglandine enthalten, die den Muttermund erweichen; auch die Entspannung und der Orgasmus können bewirken, daß die Geburt in Gang kommt.
- ☐ Übungen
- ☐ Einlauf
- ☐ Rizinusöl (muß von der Hebamme oder vom Arzt angeordnet werden). Es führt zu Durchfall und wirkt wehenanregend.
- ☐ Ausgehen und es sich gut gehen lassen, ein oder zwei Glas Wein (nicht mehr) trinken.
- ☐ Akupunkturbehandlung
- ☐ Sanfte Massage des Muttermunds durch die Hebamme, um die Ausschüttung natürlicher Prostaglandine durch die kleinen Drüsen im Muttermund anzuregen. Wenn die Fruchtblase geplatzt ist, werden vaginale Untersuchungen am besten vermieden, da sich das Infektionsrisiko erhöht.

Siehe auch S. 230ff.

Geburtstermin

So wie der Zyklus bei allen Frauen unterschiedlich ist, dauert auch die Schwangerschaft unterschiedlich lange. Der errechnete Termin ist nur ein ungefähres Datum; es ist daher nicht ungewöhnlich, daß das Baby zwei oder sogar drei Wochen früher oder später zur Welt kommt. Wenn der Geburtstermin überschritten ist, dann ist das allein (ohne weitere Anzeichen für Komplikationen) kein ausreichender Grund, die Geburt künstlich einzuleiten. Eine sorgfältige Beobachtung und die Überwachung der Plazentafunktion (s. »Plazentainsuffizienz«) sind angebracht. Doch dies ist meist erst nötig, wenn der Geburtstermin um 14 Tage überschritten ist. Ebenso bedeutet es nicht, daß Ihr Kind ein Frühgeborenes ist, nur weil die Geburt zwei oder drei Wochen vor dem errechneten Termin beginnt (s. »Künstliches Sprengen der Fruchtblase«).

Gelbsucht

Etwa die Hälfte aller Babys bekommt in der ersten Lebenswoche eine leichte Gelbsucht. Sie sehen dann sonnengebräunt aus. Das kommt daher, weil die Leber des Kindes noch unreif ist und das Bilirubin nicht völlig abbauen kann. Frühgeborene bekommen häufiger Gelbsucht. Das Baby sollte sehr oft angelegt werden, denn es braucht viel Flüssigkeit; auch Sonnenlicht hilft. Manche Experten sind der Ansicht, daß es seltener zu Gelbsucht kommt, wenn die Nabelschnur erst abgeklemmt wird, nachdem die Plazenta geboren ist. Untersuchungen haben gezeigt, daß es keine Vorteile hat, dem Baby Wasser oder Zuckerwasser zu geben. Stillen nach Bedarf und Sonnenlicht sind die besten Mittel. Bei starker Gelbsucht wird die Phototherapie angewendet.

Hämorrhoiden

Hämorrhoiden sind Krampfadern im Anus. Spannen Sie morgens vor dem Aufstehen und nachts vor dem Einschlafen 50 mal den Afterschließmuskel an (ähnlich wie bei der Beckenbodenübung, nur daß Sie sich jetzt auf den After konzentrieren). Gehen Sie bei der Beckenbodenübung in die Knie-Ellbogen-Position. (Bei extremen, vortretenden Hämorrhoiden gehen Sie besser nicht in die Hocke, sondern setzen Sie sich auf einen Schemel.) Sorgen Sie dafür, daß Sie keine Verstopfung bekommen, und wenden Sie homöopathische Mittel oder Kompressen mit Calendula oder Zaubernuß an. Fragen Sie auch Ihren Arzt um Rat.

Hausgeburt

Holen Sie ausreichend Informationen ein. Fragen Sie zunächst Ihren Arzt, ob er auch Hausgeburten betreut. Ist das nicht der Fall, dann erkundigen Sie sich nach Kollegen, die Hausgeburten begleiten. Wenn er Ihnen niemanden nennen kann, wenden Sie sich an das örtliche Gesundheitsamt; es wird Ihnen Adressen von Hebammen schicken, die zu Hausgeburten kommen. Sie können sich auch an die Hebammenverbände (s. »Adressen«) wenden.

Hefepilz

Joghurt wirkt lindernd und kann Hefepilz beseitigen (an der befallenen Stelle anwenden). Wenn das nicht hilft, können Sie es mit einer Spülung mit warmer Natriumbicarbonat-Lösung versuchen. Ziehen Sie einen Homöopathen zu Rate.

Heilkräuter

Kräutertees

Hier einige Teesorten, die besonders wohltuend in der Schwangerschaft sind. Sie können sie nach eigenem Geschmack mischen oder jeweils nur eine Sorte aufbrühen: Himbeerblätter (gut für die Gebärmutter), Kamille (beruhigend), Hagebutte (Vitamin C-haltig), Brennessel (ausgezeichnetes eisenhaltiges Tonikum für das Blut), Fenchel (verdauungsfödernd), Zitronenverbene (schmeckt gut), Limonenblüten (beruhigend).

Kräuterbad für die Zeit nach der Geburt

Ein Kräuterbad ist ein beruhigendes, heilendes, antiseptisch wirkendes Wundermittel bei Dammrissen, Abschürfungen und Dammschnitten. Als Zutaten benötigen Sie: Hirtentäschel, Uva-ursi, Beinwell, 3 Knoblauchknollen. Die Kräuter bekommen Sie in guten Naturkostläden. Zubereitung s. S. 278.

Homöopathie und andere natürliche Helfer

Die folgenden Mittel werden in der Schwangerschaft und bei der Geburt allgemein empfohlen; setzen Sie sich jedoch mit einem Homöopathen in Verbindung, auch um die Dosierung zu bestimmen.

Das von John Damonte entwickelte *Schwangerschaftsprogramm* ist für die allgemeine Anwendung bei jeder Schwangeren geeignet, die sicher gehen möchte, daß sie und ihr Baby die ganze Schwangerschaft, Geburt und Stillzeit hindurch fit und gesund bleiben. Es handelt sich um Gewebesalze, die den Stoffwechsel im Körper fördern. Wenn Sie diese Mittel nehmen, brauchen Sie kein zusätzliches Eisen, es sei denn, Sie leiden unter Anämie.

Nehmen Sie täglich folgende Mittel:

2. und 6. Monat: CALC FLUOR + MAG PHOS + FERR PHOS
3. und 7. Monat: CALC FLUOR + MAG PHOS + NAT MUR
4. und 8. Monat: CALC FLUOR + NAT MUR + SILICA
5. und 9. Monat: CALC FLUOR + FERR PHOS + SILICA

CALC FLUOR fördert unter anderem die Elastizität der Gefäße und des Gewebes, verringert das Risiko von Rissen und die Wahrscheinlichkeit eines Dammschnitts. MAG PHOS hilft bei Sodbrennen und Verdauungsproblemen. FERR PHOS regt die Eisenabsorption an und hilft so, eine Anämie zu verhindern. NAT MUR unterstützt den Flüssigkeitshaushalt, im Gleichgewicht zu bleiben. SILICA stärkt Knochen und Sehnen bei Mutter und Kind.

Die Homöopathie kann bei vielen kleineren Schwangerschaftsbeschwerden wie Übelkeit, Wasseransammlungen, Sodbrennen, hohem Blutdruck usw. Abhilfe schaffen und auch vorhandene chronische Beschwerden lindern, doch sollten Sie unbedingt vorher einen Homöopathen um Rat fragen. Es gibt auch einige Mittel, die allen Schwangeren bei der Geburt helfen und die Sie unbedenklich nehmen können (lassen Sie sich von Ihrem Apotheker dabei beraten). Sie lösen keine Wechselwirkungen mit anderen Mitteln oder Medikamenten aus und sind auch für das Baby gut:

Arnika
Dieses Mittel ist sehr wichtig bei der Schmerzlinderung. Es wirkt außerdem lindernd bei Quetschungen, Schockzuständen, Ängsten und Blutungen, trägt zur Erweichung des inneren Gewebes bei und verhindert Schwellungen. Nehmen Sie etwa alle halbe Stunde eine Dosis, sobald die Wehen schmerzhaft zu werden beginnen oder nach Bedarf. Nehmen Sie es nach der Geburt weiterhin dreimal täglich, wenn Sie wund sind oder Hautabschürfungen haben.

Akonit
Dies ist ein gutes Mittel, wenn Sie ängstlich oder unruhig sind. Nehmen Sie es während der Geburt jede halbe Stunde oder nach Bedarf.

Kali Phos
Dieses Mittel hilft, wenn Sie gegen Ende der Geburt müde und erschöpft sind. Nehmen Sie es jede halbe Stunde oder nach Bedarf.

Bach-Notfalltropfen
Die Notfalltropfen, die aus fünf Blütenessenzen zusammengesetzt sind, unterstützen Sie, wenn während der Geburt die Schmerzen oder die Panik zu groß werden. Nehmen Sie 10 Tropfen in etwas Wasser, oder geben Sie eine Pipette voll direkt in den Mund. In der Übergangsphase ist dieses Mittel besonders hilfreich. Eine Pipette voll kann während der gesamten Geburt immer wieder in Ihr Trinkwasser gegeben werden. Wenn Ihr Partner sich bei der Geburt unwohl fühlt, ist das auch für ihn eine gute Hilfe.

Calendula-Muttertinktur
Dieses Mittel hat heilende und antiseptische Wirkung und kann anstelle eines synthetischen Antiseptikums verwendet werden. Geben Sie 10 Tropfen in einen Eierbecher mit warmem, abgekochtem Wasser, um den Nabelstumpf des Babys damit zu reinigen. Zur Anwendung nach einer Dammnaht nehmen Sie 10 Tropfen auf eine Schüssel mit warmem, abgekochtem Wasser (machen Sie das in den ersten Tagen nach der Geburt, nachdem Sie die Blase entleert haben). Benutzen Sie diese Tinktur in den ersten Tagen nach der Geburt bei Kompressen, für die Sie einen warmen, sterilisierten Naturschwamm verwenden. Calendulacreme (nicht Salbe) wirkt lindernd bei wunden Brustwarzen.
Wenden Sie die Tinktur während der ganzen Kleinkindzeit bei Infektionen, Schnittwunden, Hautabschürfungen und Wunden an. Es gibt auch Calendulapuder, der gut für den Nabelstumpf und die Hautfalten des Babys geeignet ist.

Belladonna
Dieses Mittel ist sehr gut, wenn die Milch einschießt, um bei gestauten Brüsten Erleichterung zu bringen. Nehmen Sie es jede halbe Stunde, wenn der Milcheinschuß für Sie sehr unangenehm ist.

Häufig auftretende Schwierigkeiten beim Zahnen können durch *Chamomilla* (in der von Ihrem Arzt verordneten Potenz) gelindert werden. Auch bei anderen häufigen Problemen wie Blähungen und Wundsein können homöopathische Mittel Abhilfe schaffen. Es gibt beruhigende und heilende homöopathische Mittel wie *Hypercal* oder *Calendula* und ein wunderbares Mittel bei Brandblasen, das in jedem Medizinschrank zu finden sein sollte. Fragen Sie bei Ihrem Homöopathen oder Apotheker nach.

Ketose
siehe »Essen während der Geburt«

Kopfschmerzen
Kopfschmerzen können in der Schwangerschaft häufiger auftreten. Ernähren Sie sich gut, schlafen Sie viel, und überfordern Sie sich nicht. Wenn Sie spüren, daß Sie Kopfschmerzen bekommen, machen Sie die Kopf- und Nackenübungen (s. Übung V.B, S. 102). Machen Sie einige Dehnübungen zur Lockerung der Schultern (s. 3. Kapitel). Entspannen Sie sich eine Weile in einem abgedunkelten Zimmer, und atmen Sie dabei tief. Setzen Sie sich mit Ihrem Arzt in Verbindung, wenn Sie heftige Kopfschmerzen haben oder wenn diese sehr häufig auftreten. Osteopathie kann sehr hilfreich sein.

Krämpfe
Krämpfe treten in den Beinen auf; die Ursache dafür ist nicht völlig geklärt. Doch meist tragen häufige Übungen (s. Übung VII.A, S. 111) dazu bei, daß die Krämpfe aufhören. Wenn Sie einen Krampf bekommen, strecken Sie die Ferse vor, ziehen Sie die Zehen zu sich hin, und massieren Sie kräftig die Muskeln. Wenn Sie zum ersten Mal Dehnübungen machen, kommt es in der knienden Haltung oft zu Krämpfen. Das geht mit der Zeit vorüber. Kalzium kann helfen (achten Sie darauf, daß es ein Magnesium-Kombinationspräparat ist).

Krampfadern
Die Übung (Übung II.D, S. 83f.) »Beine spreizen« unterstützt den Blutrückfluß in den Oberkörper. Machen Sie die Übung zweimal täglich 10 Minuten lang. Alle in diesem Buch empfohlenen Übungen sind günstig und fördern Ihren Kreislauf, aber vermeiden Sie alle Übungen, die schmerzhaft für Sie sind. Vermeiden Sie auch, lange zu stehen, und setzen Sie sich nach Möglichkeit bei der Hausarbeit. Stützstrümpfe und Beinwell, wenn es an der betroffenen Stelle angewendet wird, können helfen.

Künstliches Sprengen der Fruchtblase

Das Sprengen der Fruchtblase erfolgt mit einem Instrument, das wie eine Häkelnadel aussieht und durch den Muttermund eingeführt wird, um die Fruchtblase zu öffnen, von der das Baby umgeben ist. Dadurch fließt das Fruchtwasser ab, und die Wehen werden meist stärker. Dieser Eingriff erfolgt, um die Wehen einzuleiten oder zu verstärken; in manchen Kliniken ist er eine Routinemaßnahme. Normalerweise platzt die Fruchtblase vor Wehenbeginn, während der Wehen oder bei der Geburt von selbst, am häufigsten jedoch gegen Ende der Eröffnungsphase. Gewöhnlich besteht keine Notwendigkeit zur künstlichen Sprengung der Fruchtblase – unter Umständen ist dies mit einigen Nachteilen verbunden (Vor- und Nachteile müssen daher gut gegeneinander abgewogen werden):

- Das Fruchtwasserpolster zwischen dem Kopf des Babys und der kontrahierenden Gebärmutter fließt ab, so daß durch die kraftvollen Gebärmutterkontraktionen mehr Druck auf den Kopf des Babys ausgeübt wird.
- Außerdem besteht ein erhöhtes Infektionsrisiko, da der Schutz durch eine intakte Fruchtblase und das Fruchtwasser nicht mehr gegeben ist.
- Die Wehen können nach einem künstlichen Sprengen der Fruchtblase plötzlich sehr viel heftiger und schmerzhafter werden. Es kann daher für die Gebärende sehr schwierig sein, mit der stark angestiegenen Intensität der Wehen zurechtzukommen.
- Dem Baby ist es wahrscheinlich angenehmer, ein Wasserpolster zwischen seinem Körper und der sich heftig zusammenziehenden Gebärmutter zu haben.

Manchmal wird die Fruchtblase auch deshalb gesprengt, weil es Anzeichen für einen schlechten Zustand des Kindes gibt (zum Beispiel unregelmäßige Herztöne); der Zustand des Babys kann dann anhand der Farbe des Fruchtwassers beurteilt werden. Wenn das Fruchtwasser Mekonium enthält (Darminhalt des Babys), ist es grün oder braun gefärbt. Das kann ein Zeichen dafür sein, daß das Baby in einem schlechten Zustand war oder ist. Eine Beurteilung des Fruchtwassers ist auch ohne Öffnen der Fruchtblase mit Hilfe eines Amnioskops möglich. Um zur Überwachung der kindlichen Herztöne am Kopf des Babys eine Kopfschwartenelektrode anzubringen, wird ebenso die Fruchtblase gesprengt.

Ödeme

siehe »Wasseransammlungen«

Orgasmus

Das Liebesspiel und der Orgasmus sind in der Schwangerschaft für Sie genauso wohltuend wie sonst auch. Manche Frauen haben keine Lust auf Geschlechtsverkehr, wenn sie schwanger sind, manche dagegen mehr als je zuvor. Sanftes Liebesspiel kann Ihrem Baby nicht schaden. Probieren Sie es mit verschiedenen Haltungen, zum Beispiel abgestützt knien, die Knie-Ellbogen-Haltung einnehmen, seitlich aneinander liegen wie zwei Löffel usw. Achten Sie darauf, daß kein Gewicht Ihren Bauch belastet. Gegen Ende der Schwangerschaft ist Ihnen

wahrscheinlich weniger tiefes Eindringen oder Masturbieren angenehmer. Die Brustwarzen werden in der Schwangerschaft empfindlicher, und das Liebesspiel ist die beste Vorbereitung auf das Stillen.
Diese Zeit ist bestens zum Experimentieren geeignet!

Plazentainsuffizienz

Einer ungenügenden Funktion der Plazenta kann man durch gute Ernährung in der Schwangerschaft vorbeugen. Falls Verdacht darauf besteht, lassen Sie Tests machen. Beim Östrioltest wird die Östrogenmenge in Blut und Urin festgestellt. Wenn die Östriolausschüttung abnimmt, besteht die Möglichkeit, daß Ihre Plazenta nicht gut funktioniert. Falls lediglich der Geburtstermin überschritten ist, Sie aber keine Symptome aufweisen, ist eine Plazentainsuffizienz unwahrscheinlich.
Zinkpräparate helfen, wenn Ihr Baby für die Schwangerschaftsdauer zu klein ist; sie sollten aber in größerem zeitlichen Abstand zu Eisenpräparaten eingenommen werden.

Rhesusfaktor

Die meisten Menschen sind Rhesus-positiv, nur 15 Prozent sind Rhesus-negativ. Wenn Sie Rhesus-negativ sind und Ihr Mann Rhesus-positiv, dann kann es sein, daß Ihr Baby Rhesus-positiv ist. Vermischt sich in diesem Fall Ihr Blut mit dem Ihres Kindes (wozu es normalerweise nicht kommt), so würden Sie Antikörper bilden. Während der Schwangerschaft werden Blutuntersuchungen durchgeführt, um festzustellen, ob Sie Antikörper im Blut haben. Bei negativem Testergebnis gibt es nichts zu befürchten, wenn es Ihre erste Schwangerschaft ist.
Die größte Möglichkeit, daß es zu einer Vermischung Ihres Bluts mit dem des Babys kommt, besteht bei der Geburt (es passiert höchst selten), aber bis sich bei Ihnen Antikörper gebildet haben, ist das Kind bereits geboren. Ihr erstes Kind wäre also nicht davon betroffen. Es kann nach der Geburt eine Blutprobe aus dem Nabelblut des Babys entnommen werden, und wenn Ihr Kind Rhesus-positiv ist, sollten Sie innerhalb von 72 Stunden eine Injektion mit Gammaglobulinen bekommen, wodurch die Bildung von Antikörpern verhindert wird, die sonst ihr nächstes Kind schädigen könnten.
Die Gammaglobuline sind von großem medizinischen Nutzen. Bevor dieses Mittel entwickelt wurde, konnte es für eine Rhesus-negative Frau sehr schwierig sein, und manchmal mußte beim Baby ein vollständiger Blutaustausch vorgenommen werden, um die Antikörper aus seinem Kreislauf zu entfernen. Vorausgesetzt, Sie haben keine Antikörper im Blut, brauchen Sie sich in der Schwangerschaft und bei der Geburt keine Sorgen machen. Wenn Antikörper vorhanden sind, müssen Sie Ihr Kind in der Klinik zur Welt bringen.

Rückenschmerzen

Entgegen der landläufigen Meinung gehören Rückenschmerzen nicht zu den unvermeidbaren Begleiterscheinungen einer Schwangerschaft. Mit fortschreiten-

der Schwangerschaft erweichen sich aufgrund der Hormone in Ihrem Körper die Gelenke, und Ihr Körper muß sich auf das zunehmende Gewicht einstellen. Wenn es zu Rückenschmerzen kommt, dann hat das seine Ursache in einem strukturellen Ungleichgewicht, das sich vor der Schwangerschaft nicht bemerkbar gemacht hat.
Die Übungen in diesem Buch tragen zur Linderung oder Vermeidung von Rückenschmerzen bei, doch wenn sie andauern, sollten Sie einen Osteopathen aufsuchen, der Erfahrung mit Schwangeren hat. Die Schmerzen können in der Kreuzgegend sitzen, in den Hüft- oder Kreuzbein-Darmbein-Gelenken, im Lenden- oder Schulterbereich. Häufig treten auch Schmerzen in der Schambeinfuge, in den Innenseiten der Oberschenkel, im Leistenbereich, im Brustkasten, im Kopf und Nacken und in den Handgelenken auf. Dem kann durch die empfohlenen Übungen und durch einen guten Osteopathen abgeholfen werden.

Schlaflosigkeit
Bereitet Ihnen irgend etwas Sorgen und läßt Sie keinen Schlaf finden? Machen Sie Ihre Übungen, nehmen Sie vor dem Schlafengehen ein warmes Bad, und trinken Sie Milch oder Kamillentee. Manchmal hilft zusätzliches Kalzium. Wenden Sie sich an einen Homöopathen. Schlaflosigkeit ist gegen Ende der Schwangerschaft nichts Ungewöhnliches. Können Sie dem nicht abhelfen, so stehen Sie am besten auf, um etwas zu erledigen, und gehen Sie später wieder schlafen, wenn Sie müde geworden sind.

Schmerzen
siehe »Rückenschmerzen«

Schwangerschaftsstreifen
Sie treten seltener auf, wenn Sie in der Schwangerschaft Übungen machen und Ihren Körper mit einem guten Pflanzenöl regelmäßig massieren.

Sexualität in der Schwangerschaft
siehe »Orgasmus«

Sodbrennen
Sodbrennen ist eine häufige Erscheinung in der Schwangerschaft, die meist dadurch verursacht wird, daß die Klappe zwischen Speiseröhre und Magen durch Hormoneinwirkung erweicht ist (wie das auch mit den Gelenken geschieht), so daß die Nahrung aufsteigen kann. Essen Sie mehrmals am Tag kleine Mahlzeiten, und vermeiden Sie saure Nahrungsmittel. Versuchen Sie es mit Dehnübungen (s. Übungsfolge VI, S. 108ff).
Bereiten Sie sich einen Umeboshi-Saft: Nehmen Sie drei Umeboshi-Pflaumen (aus dem Naturkostladen), kochen Sie diese in 1 Liter Wasser, und bewahren Sie den Saft im Kühlschrank auf. Trinken Sie etwas davon, wenn Sie Sodbrennen haben. Das homöopathische Mittel Nux vomica kann bei heftigem Sodbrennen

helfen, nehmen Sie es jedoch keinesfalls regelmäßig. Essen Sie möglichst drei Stunden vor dem Zubettgehen nichts mehr.

Sport

Betreiben Sie Ihre bisherigen Sportarten weiter, vorausgesetzt Sie fühlen sich wohl dabei. Squash sollten Sie besser sein lassen, denn durch einen harten Aufprall des Balls auf Ihren Bauch könnte das Baby verletzt werden. Spazierengehen, Tanzen, Joggen (sehr gemäßigt und nur, wenn Sie daran gewöhnt sind) und Radfahren sind gut geeignet, vor allem Gehen und Schwimmen. Schwimmen ist besonders vorteilhaft; Sie können dabei die tiefe Atmung beim langsamen Brustschwimmen üben.

Stillen

Es empfiehlt sich, bereits vor der Geburt möglichst viel über Stillen und Babypflege in Erfahrung zu bringen. Eine aktive Geburt, an die sich ausreichend ungestörte Zeit zum Kennenlernen des Babys anschließt, bildet die Grundlage für eine gute Stillbeziehung. Wenn in die natürlichen körperlichen Vorgänge nicht eingegriffen wird, folgt ein Ereignis ganz natürlich auf das nächste (s. 9. Kapitel). In den ersten Tagen kann das Stillen allerdings Probleme bereiten, und manchmal ist ein guter Rat dringend nötig. Nehmen Sie schon in der Schwangerschaft Kontakt mit einer La Leche Liga-Stillgruppe oder einer Stillberaterin in Ihrer Nähe auf (s. »Adressen« und »Literatur«).

Übelkeit

Machen Sie täglich Ihre Übungen, und wenden Sie sich an Ihren Arzt. Homöopathische Mittel wie *Petrol* oder *Sepia* können sehr hilfreich sein, doch es ist wichtig, das richtige Mittel entsprechend Ihrer Konstitution herauszufinden. Essen Sie häufiger kleine Mahlzeiten, trinken Sie morgens gleich nach dem Aufwachen etwas Milch, und essen Sie ein Stück Zwieback, bevor Sie aufstehen. Tee aus einer Scheibe frischem Ingwer kann helfen. Am Ende der ersten drei Schwangerschaftsmonate ist die Morgenübelkeit meist überstanden. Auch zu anderen Tageszeiten kann Ihnen übel werden. Tee aus der nordamerikanischen Ulme (*slippery elm tea*) hilft manchen Frauen, ebenso ein Tropfen Pfefferminzöl auf einem Stück Würfelzucker.

Verstopfung

Das beste Mittel dagegen ist das Hocken, und zwar oft. Essen Sie außerdem Kleie und Trockenobst (zum Beispiel Backpflaumen) zum Frühstück. Es gibt auch pflanzliche und homöopathische Mittel dagegen. Achten Sie darauf, daß Sie reichlich trinken und viel Gemüse, frisches Obst und Salat essen. Stärke sollte aus Vollkornprodukten stammen, denn Stärke aus raffinierten Lebensmitteln wirkt meist stopfend. Gehen Sie bei Stuhldrang immer sofort auf die Toilette, denn ein Aufschub kann zu Verstopfung führen. Tägliche Spaziergänge und Übungen sind wichtig.

Vorzeitiger Sprung der Fruchtblase

Wenn die Fruchtblase vor dem Geburtsbeginn platzt, besteht ein erhöhtes Infektionsrisiko, denn dann ist das Fruchtwasser, von dem das Baby umgeben ist, nicht mehr nach außen hin versiegelt. Es kommt jedoch eher selten zu einer Infektion, und nach einigen Stunden setzen die Wehen ein, manchmal dauert es aber auch länger. Beginnen die Wehen nicht nach 12 Stunden, steigt das Infektionsrisiko nochmals. Es gab auch Fälle, bei denen die Frauen mehrere Tage warteten, ehe die Wehen einsetzten, ohne eine Infektion zu bekommen.
Zur Verhinderung einer Infektion müssen Sie sehr reinlich sein und sich jedesmal waschen, nachdem Sie auf der Toilette waren. Nehmen Sie kein Vollbad, duschen Sie oder knien Sie aufrecht in der Badewanne, um sich zu waschen. (Nachdem die Wehen eingesetzt haben, können Sie bedenkenlos in die Badewanne gehen.)
Knoblauchtabletten und Vitamin C haben eine natürliche antibiotische Wirkung und verhindern Infektionen, ohne Ihnen oder Ihrem Baby zu schaden. Nehmen Sie 7-8 Knoblauchkapseln und alle 2-3 Stunden 1 Milligramm Vitamin C, bis die Wehen einsetzen.
Eine Akupunkturbehandlung kann sehr wirkungsvoll zum Auslösen der Wehen sein. Achten Sie darauf, daß IhrAkupunkteur Erfahrung mit Schwangerschaft und Geburt hat. Wenn die Geburt nicht innerhalb von 24 Stunden beginnt, kann Ihre Hebamme Sie vielleicht unterstützen, indem sie den Muttermund massiert, um die Bildung von Prostaglandinen anzuregen, oder indem sie Ihnen Rizinusöl und einen Einlauf gibt. Vaginale Untersuchungen sollten nach Möglichkeit vermieden werden, um das Infektionsrisiko nicht noch weiter zu erhöhen.
Zeichen für eine Infektion sind unangenehm riechender Scheidenausfluß oder Fieber.

Wasseransammlungen (Ödeme)

Ödeme machen sich durch leichtes Anschwellen der Knöchel oder Finger bemerkbar und kommen gegen Ende der Schwangerschaft häufig vor. Eine homöopathische Behandlung kann sehr hilfreich sein. Wasseransammlungen sind meist kein Anlaß zu Besorgnis, solange Blutdruck und Urin in Ordnung sind, doch sollten Sie mit Ihrem Arzt darüber sprechen. Nach der Geburt verschwinden die Wasseransammlungen. Essen Sie deswegen nicht salzarm, und trinken Sie nicht weniger, sondern ernähren Sie sich gut mit viel Eiweiß, frischem Obst und Gemüse und Vollkornprodukten. Wenn das Gewebe sehr stark angeschwollen ist, kann das ein Anzeichen für Präeklampsie sein (s. »Blutdruck«).
Die Übung II.D, S. 83f., bewirkt, daß die Schwellungen nachlassen. Sie können sie mehrmals am Tag machen und die Beine beim Entspannen hochlegen.

Zwillinge

Wenn Sie Zwillinge erwarten, sind die auf Yoga basierenden Übungen in diesem Buch besonders nützlich. Achten Sie gegen Ende der Schwangerschaft darauf, daß Sie sich genügend Ruhe gönnen, und beachten Sie gewissenhaft die warnenden

Hinweise, wenn Sie die Übungsanweisungen durchlesen. Manchmal kommen Zwillinge zu früh auf die Welt, deshalb kann es wichtig sein, daß die Klinik mit einer Säuglingsintensivstation ausgestattet ist. Wenn es keine Komplikationen gibt und die Babys groß genug sind, bestehen gute Aussichten für eine aktive Geburt. Da Zwillinge meist kleiner sind, kann die Geburt sogar leichter sein; jedoch ist die Lage der Babys während der Geburt entscheidend. Wenn beide Babys mit dem Kopf nach unten liegen, ist das die beste Ausgangsposition für beide. Doch oft befindet sich das zweite Kind in der Steißlage. In diesem Fall ist eine aktive Geburt nur bei großer Sorgfalt der Geburtshelfer möglich. Bei Komplikationen werden geburtshilfliche Eingriffe vorgenommen. Manchmal liegt das zweite Kind in der Querlage und kann dann vor der Geburt manuell von außen in die Schädellage gedreht werden.
Nach der Geburt des ersten Babys kann sich die Mutter seiner gleich annehmen. Der erste Mutter-Kind-Kontakt wirkt sich wehenanregend aus, so daß der zweite Zwilling auch bald geboren werden kann. Die Nabelschnur muß nicht sofort abgeklemmt oder durchtrennt werden. Ist der zweite Zwilling erst da, werden schließlich beide Plazenten geboren.
Die abgestützte aufrechte Hocke (s. S. 182ff.) ist die beste Haltung für eine Zwillingsgeburt. Da die Plazentaansatzfläche bei Zwillingen größer ist, kann es zu stärkeren Blutungen kommen als bei nur einem Kind.
Es ist ratsam, sich schon vorher mit einer Stillgruppe in Verbindung zu setzen (s. »Adressen«), damit Sie nützliche Hinweise für das Stillen von Zwillingen bekommen. Tauschen Sie auch mit anderen Zwillingseltern Erfahrungen aus, und sorgen Sie dafür, daß Sie in den ersten Wochen sehr viel Hilfe zu Hause haben.

Literatur

Schwangerschaft / Geburt

Adam, Michael/Daimler, Renate/Korbei, Volker: *Rund ums Kinderkriegen. Das Wichtigste auf einen Blick.* Kösel, München 1997.
Albrodt, Dirk/Glowsky, Brigitte: *Blütenessenzen in der Schwangerschaft. Wohltuende Wirkung für mich und mein Baby.* Kösel, München 1998.
Balaskas, Janet: *Fit durch die 9 Monate - Fit für die Geburt. Leichte Übungen, die Spaß machen.* Kösel, München 1997.
Balaskas, Janet: *Väter begleiten die Aktive Geburt. Gemeinsam Schwangerschaft und Geburt erleben.* Kösel, München 1994.
Balaskas, Janet: *Yoga für Schwangere. Übungsprogramm mit Tonkassetten.* (2 Tonkassetten mit Begleitheft). Kösel, München ^{2}1998.
Balaskas Janet/Gordon, Yehudi: *Der große TRIAS-Ratgeber Schwangerschaft und Geburt. Mit ausführlichem Sonderteil für die ersten Monate: Mein Baby und ich.* Trias, Stuttgart ^{2}1997.
Dichler, Martina/Mauss, Susanne: *Demnächst zu dritt ... Was (werdende) Mütter sich von ihrem Partner wünschen.* Kösel, München 1999.
Doyle, Wendy: *Gesund leben für mein Baby. Ernährung und Wohlbefinden vor und in der Schwangerschaft.* Kösel, München 1998.
Jackson, Lucy: *Gymnastik in der Schwangerschaft. Auf den Körper hören und sich wohl fühlen.* Kösel, München 1998.
Kitzinger, Sheila: *Schwangerschaft und Geburt. Das umfassende Handbuch für werdende Eltern.* Kösel, München 91998.
Korbei, Volker/Adam, Michael: *Natürliche Geburten. Mit Tipps zur Babypflege.* Kösel, München ^{3}1999.
Leboyer, Frédérick: *Geburt ohne Gewalt.* Kösel, München ^{9}1998.
Przyklenk, Andrea: *Liebe und Sex junger Eltern. Ein Ratgeber für die Schwangerschaft und die Zeit danach.* Kösel, München 1996.
Stadelmann, Ingeborg: *Die Hebammensprechstunde.* I. Stadelmann, Ermengerst ^{8}1998.

Hausgeburt / Wassergeburt

Balaskas, Janet/Gordon, Yehudi: *Alles über die Wassergeburt. Der umfassende Ratgeber für werdende Eltern.* Kösel, München 1996.
Enning, Cornelia: *Erlebnis Wassergeburt. Ratgeber für Eltern und Geburtshelfer.* vgs, Köln 1995.
Kelm-Kahl, Inge: *Hausgeburt - besser für Mutter und Kind. Die neuen Erkenntnisse, die richtige Vorbereitung.* Rowohlt, Reinbek 1990.
Kitzinger, Sheila: *Hausgeburt. Ein Ratgeber für werdende Eltern.* Kösel, München 1994.

Kaiserschnitt / Frühgeburt

Jong, Theresia M. de/Kemmler, Gabriele: *Kaiserschnitt - Narben an Seele und Bauch. Ein Ratgeber für Kaiserschnittmütter.* Fischer, Stuttgart 1996.
Ludington-Hoe, Susan M./Golant, Susan K.: *Liebe geht durch die Haut. Eltern helfen ihrem frühgeborenen Baby durch die Känguruh-Methode.* Kösel, München 1994.
Strobel, Kornelia: *Frühgeborene brauchen Liebe. Was Eltern für ihr »Frühchen« tun können.* Kösel, München [4]1998.

Stillen

Cronjaeger, Marietta: *Das Stillkochbuch. Über 100 Rezepte - lecker und bekömmlich für Mutter und Baby.* Kösel, München [2]1999.
Kitzinger, Sheila: *Ich stille mein Baby. Umfassende Information und praktische Anleitung für junge Mütter.* Kösel, München [2]1999.
Lothrop, Hannah: *Das Stillbuch.* Kösel, München [24]1999.
Lothrop, Hannah: *Beim Stillen ganz gelassen sein. Massagen, Atem- und Körperübungen für Mütter.* (CD). Kösel, München 1998.
Trienekens, Frauke: *Das Still-Video.* (Videokassette). Kösel, München 1997.

Wochenbett / Leben mit einem Neugeborenen

Blume, Angelika/Bopp, Annette (Hrsg.): *Das erste Jahr. Das umfassende Handbuch für die junge Familie.* Kösel, München 1993.
Bloemeke, Viresha Julia: *Alles rund ums Wochenbett. Die ersten Monate der jungen Familie.* Kösel, München 1999.
Geisel, Elisabeth: *Tränen nach der Geburt. Wie depressive Stimmungen bewältigt werden können.* Kösel, München 1997.
Kirkilionis, Evelin: *Ein Baby will getragen sein. Alles über geeignete Tragehilfen und die Vorteile des Tragens.* Kösel, München 1999.
Loibl, Marianne: *Das Baby ist da - und jetzt geht's rund! Ein Überlebenshandbuch für junge Mütter.* Kösel, München 2000.
Riedel-Henck, Jutta: *Weinendes Baby - ratlose Eltern. Wie Sie sich und Ihrem »Schrei-Baby« helfen können.* Kösel, München 1998.
Sichtermann, Barbara: *Leben mit einem Neugeborenen. Ein Buch über das erste halbe Jahr.* Fischer, Stuttgart [20]1997.

Berührung / Massage

Hilsberg, Regina: *Körpergefühl. Die Wurzeln der Kommunikation zwischen Eltern und Kind.* Rowohlt, Reinbek 1985.
Laves, Clara U./Trienekens, Frauke: *Babymassage - Kontakt durch Berührung.* (Videokassette). Staude, Hannover 1996.
Leboyer, Frédérick: *Sanfte Hände. Die traditionelle Kunst der indischen Baby-Massage.* Kösel, München [17]1999.
Stillerman, Elaine: *Wohltuende Massagen in der Schwangerschaft.* Rowohlt, Reinbek 1999.

Adressen

Geburtsvorbereitung

Active Birth Centre, 55 Dartmouth Park Road, GB-London NW5 1SL
(Internationales Zentrum der Bewegung für Aktive Geburt, geleitet von Janet Balaskas und ihrem Mann, Keith Brainin; Ausbildungsintensivkurse zur Vorbereitung auf die aktive Geburt; Informationen und Versand von Unterrichtsmaterial; zwei Videokassetten von Janet Balaskas *Preparing for Active Birth* [Vorbereitung auf die Aktive Geburt] und *Active Birth and Water Birth at Home and in Hospital* [Aktive Geburt und Wassergeburt zu Hause und in der Klinik] sind dort erhältlich.)

Deutschland
GfG – Gesellschaft für Geburtsvorbereitung – Familienbildung und Frauengesundheit – Bundesverband e.V., Dellestr. 5, 40627 Düsseldorf, Tel.: 0211/25 26 07,
Fax: 0211/20 29 19
(Gegen Einsendung von DM 3,-- in Briefmarken erhältst du unsere Informationsbroschüre für werdende Eltern mit einer Liste von GfG-KursleiterInnen »rund um die Geburt« in deiner Region. Weiterhin kannst du Informationen anfordern über die von der GfG angebotenen zweijährigen Weiterbildungen zur GfG-Geburtsvorbereiterin [für die Leitung von Geburtsvorbereitungskursen] bzw. zur/zum GfG-FamilienbegleiterIn [für die Leitung von Eltern-Kind-Kursen nach der Geburt einschließlich Rückbildung/Neufindung].)

Sonne, Mond und Sterne, Zentrum für Geburt und Elternschaft, Mühlackerstr. 49, 75447 Diefenbach, Tel.: 07043/55 56
(Fortbildungen für Hebammen, Krankengymnastinnen und Geburtsvorbereiterinnen auf anthropologischer Grundlage; Förderung der menschengemäßen Geburt; Projekt Familienhebamme; Geburtshäuser, Seminare etc.)

Österreich
Eltern-Kind-Zentrum, Figulystr. 30, 4020 Linz, Tel.: 0732/66 96 11,
Fax: 0732/60 50 14

Eltern-Kind-Zentrum, Herrengasse 30/1, 5020 Salzburg, Tel.: 0662/804 75 66

Eltern-Kind-Zentrum, Adamgasse 4, 6020 Innsbruck, Tel.: 0512/58 19 97

Eltern-Kind-Zentrum, Laimgrubengasse 6, 6900 Bregenz, Tel.: 05574/629 82

Eltern-Kind-Zentrum, Bergmanngasse 10, 8010 Graz, Tel.: 0316/37 81 40,
Fax: 0316/37 81 40-22

Eltern-Kind-Zentrum, Rechter Iselweg 5, 9900 Lienz, Tel.: 04852/613 22
(Geburtsvorbereitung: Mutter-Kind-Gruppen u.a.)

Schweiz
Dachverband Schweizerischer Mütterzentren, c/o Sandra Hofmann, Ruchwiesenstr. 14, 8404 Winterthur, Tel.: 052/242 08 34, Fax: 01/625 12 20,
E-mail: sandra.hofmann@switzerland.org

Bezugsnachweis

Bezugsquelle für Wasserbecken: Aqua Birth Pools GmbH, Krähenbühl 6, CH-5642 Mühlau, Tel.: 056/670 25 15, Fax: 056/670 25 16
(Gebärbecken mobil oder zum Festeinbau im Spital, Vermietung tragbarer Gebärbekken für Hausgeburten; Broschüre mit Preisliste anfordern.)

Stillgruppen

Deutschland

La Leche Liga Deutschland e.V., Postfach 65 00 96, 81214 München, Infoline und Fax: 06851/25 24, E-mail: lld@bigfoot.com, Homepage: http:\\www.carpenet.de
(Die LLL-Beraterinnen leisten Hilfe durch monatliche Gruppentreffen und telefonische Beratung. Mit einem adressierten und frankierten Rückumschlag kann über das Postfach die LLL- Stillberaterinnenliste und die LLL-Publikationsliste bestellt werden. Anfragen zu akuten Stillproblemen werden umgehend an die zuständige Stillberaterin weitergeleitet. Die La Leche Liga verschickt außerdem gegen Rechnung *Das Handbuch für die stillende Mutter, Die LLL- Stillinformationsmappe, Schlafen und Wachen. Ein Elternbuch für Kindernächte* [William Sears] und viele andere Informationsschriften zum Stillen und für das Leben mit einem Baby. Über die La Leche Liga Schweiz sind außerdem viele Artikel rund um das Stillen erhältlich, von Brustpumpen über Lammfelle und Tragetücher oder -säcke bis hin zu Stillkleidung.
Die LLL-Gruppen sind wie alle Selbsthilfegruppen keine Organisationen mit großem Verwaltungsapparat. Die Gruppenleiterinnen sind Mütter kleiner Kinder, die in ihrer begrenzten Freizeit ehrenamtlich arbeiten. Darum bitte ein wenig Geduld haben, wenn es etwas dauert, bis die Briefe beantwortet werden.)

Arbeitsgemeinschaft Freier Stillgruppen (AFS) Bundesverband e.V., Gertraudgasse 4, 97070 Würzburg, Tel.: 0931/57 34 93, Fax: 0931/57 34 94
(Über diese Adresse werden Anfragen weitergeleitet und Informationen über nahegelegene Stillgruppen [z.Zt. ca. 800 Gruppen bundesweit] gegeben. Ein monatlich erscheinender Rundbrief kann abonniert werden; Broschüren zu verschiedenen Themen, z.B. Stillen, Stillen von Frühgeborenen, Stillen nach Kaiserschnitt, Stillen von Zwillingen, Ernährungsratgeber für Stillende, Beikost, Empfängnisverhütung, Stillprobleme etc., sowie das für Fachpersonal gedachte Buch *Stillen und Stillprobleme. Die Broschüre Die Stillgruppe - Gründung und Organisation* und alle anderen Materialien sind über die Geschäftsstelle erhältlich.)

Österreich

La Leche Liga Österreich, Postfach, 6240 Rattenberg, Tel./Fax: 0662/43 97 12, E-mail: gerhard-herlinde.fuessl@gmx.at
(s. Deutschland)

Schweiz

La Leche Liga Schweiz, Stillberatung, Postfach 197, 8053 Zürich, Tel./Fax: 052/243 11 44, E-mail: lllch-sekretariat@gmx.net oder lllch-versand@gmx.net
(s. Deutschland)

Hebammenverbände

Deutschland
Bund Deutscher Hebammen e.V., Geschäftsstelle: Postfach 17 24, 76006 Karlsruhe, Tel.: 0721/98 18 90, Fax: 0721/981 89 20

BfHD – Bund freiberuflicher Hebammen Deutschlands e.V., Clea Nuss-Troles, Geschäftsstelle: Am Alten Nordkanal 9, 41748 Viersen, Tel.: 02162/35 21 49, Fax: 02162/35 85 92, E-mail: BfHD@hebammen.de, Homepage: www.BfHD.de
(Adressen von Hebammen erfahren Sie von Ihrer Krankenkasse, vom Gesundheitsamt, aus dem Branchenfernsprechbuch oder von den genannten Verbänden; Adressen von Hebammen, die trauernde Eltern begleiten, können auch über die Hebammengemeinschaftshilfe in Erfahrung gebracht werden.)

Österreich
Österreichisches Hebammengremium, Postfach 584, 1061 Wien, Tel./Fax: 0222/597 14 04, E-mail: oehg@hebammen.at, Homepage: www.hebammen.at

Schweiz
Schweizerischer Hebammenverband, Zentralsekretariat: Flurstr. 26, 3000 Bern 22, Tel.: 031/332 63 40, Fax: 031/332 76 19, E-mail: hebammen@bluewin.ch
(Vermittelt Adressen der Sektionen in den einzelnen Kantonen, der Weiterbildungs-, Zeitungs- und Unterstützungskommissionen sowie ein Adressverzeichnis aller freiberuflichen Hebammen mit Tätigkeitsauflistung: veranstaltet und informiert über Weiterbildungsangebote und Kurse.)

Selbsthilfegruppen

Deutschland
NAKOS – Nationale Kontakt- und Informationsstelle zur Anregung und Unterstützung von Selbsthilfegruppen, Albrecht-Achilles-Str. 65, 10709 Berlin, Tel.: 030/891 40 19, Fax: 030/893 40 14
(Bei NAKOS erhalten Sie Informations- und Aufklärungsmaterial über Selbsthilfegruppen sowie Kontaktadressen von bundesweit tätigen Selbsthilfevereinigungen und solche von professionellen Selbsthilfekontaktstellen auf örtlicher Ebene. Anfragen bitte schriftlich mit einem adressierten und frankierten Rückumschlag – DIN A4/DM 3,-- Porto.)

Emotions Anonymous EA-Kontaktstelle, Katzbachstr. 33, 10965 Berlin, Tel.: 030/786 79 84
(Vermittelt Kontaktadressen in anderen Städten.)

Schweiz
Emotions Anonymous, Postfach 228, 4016 Basel, Tel.: 061/25 56 80
(s. Deutschland)

Geburtshäuser

Deutschland
Geburtshaus am Klausenerplatz für eine selbstbestimmte Geburt, Klausenerplatz 19, 14059 Berlin, Tel.: 030/325 68 09

Österreich
Geburtshaus Nußdorf, Heiligenstädter Str. 217, 1190 Wien, Tel.: 0222/37 49 37
Schweiz
Gebärstätte und Hebammenpraxis, St.-Jakobs-Str. 39, 4132 Muttenz

Weitere nützliche Adressen

Deutschland
Aktionskomitee »Kind im Krankenhaus« e.V., AKIK-Bundesverband, Geschäftsstelle: Kirchstr. 34, 61440 Oberursel, Tel.: 06172/30 36 00
(Informationen zu allen Themen bezüglich Kinder und Krankenhaus)

Bundeszentrale für gesundheitliche Aufklärung (BZgA), 51101 Köln, Tel.: 0221/89 92-0, Fax.: 0221/89 92-363, Homepage: http:\\www.bzga.de
(Die BZgA hat den gesetzlichen Auftrag, bundeseinheitliche Aufklärungsmaterialien zu erstellen und zu verbreiten. Kostenloses Informationsmaterial u.a. zur Sexualaufkärung, Familienplanung und Aids-Prävention. Unter der Bestellnummer 13010000 kann schriftlich eine Materialliste zur Sexualaufklärung und Familienplanung angefordert werden.)

Deutsche Liga für das Kind in Familie und Gesellschaft (Initiative gegen frühkindliche Deprivation) e.V., Dyroffstr. 12, 53113 Bonn, Tel.: 0228/26 26 25, Fax: 0228/26 45 15
(Setzt sich für humanitäre Erziehung und Humanisierung von Geburt und Wochenbett ein, verschickt Stillbroschüren und Poster)

Pro Familia, Deutsche Gesellschaft für Familienplanung, Sexualpädagogik und Sexualberatung e.V., Bundesverband, Stresemannallee 3, 60596 Frankfurt, Tel.: 069/ 63 90 02, Fax: 069/63 98 52
(Psychologische und medizinische Beratung in Bezug auf Sexualität, Verhütung, Schwangerschaftskonfliktberatung, Schwangerschaftsabbruch sowie Begleitung nach Verlust u.a.; Beratungsstellen von Pro Familia in den meisten Städten, s. Telefonbuch)

Österreich
NANAYA – Beratungsstelle für Schwangerschaft, Geburt und Leben mit Kindern, Zollergasse 37, 1070 Wien, Tel.: 0222/523 17 11, Fax: 0222/523 17 64, E-mail: nanaya@xpoint.at

Verein WEGE - Beratungsstelle für natürliche Geburt, Elternschaft und ganzheitliches Wachstum e.V., Eva und Roman Schreuer, Rankar 12, 4692 Niederthalheim, Tel.: 07676/70 17, Fax: 07676/73 65, E-mail: redaktion@wege.at

Register